PROF. DR. INGO FROBÖSE

DAS MUSKEL-WORKOUT

Über 100 hocheffiziente Übungen **ohne Geräte**

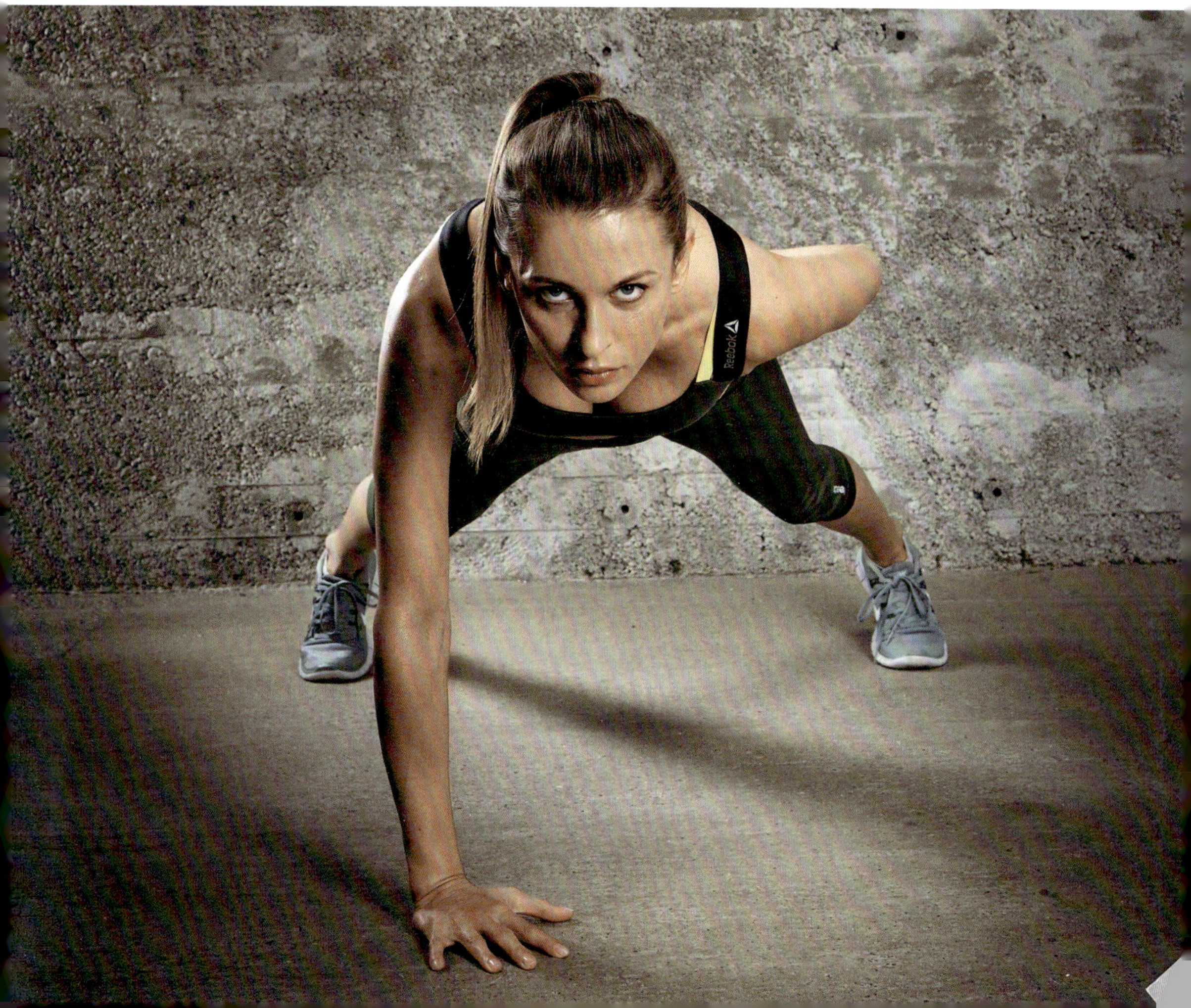

DIE GU-QUALITÄTS-GARANTIE

Wir möchten Ihnen mit den Informationen und Anregungen in diesem Buch das Leben erleichtern und Sie inspirieren, Neues auszuprobieren. Bei jedem unserer Produkte achten wir auf Aktualität und stellen höchste Ansprüche an Inhalt, Optik und Ausstattung. Alle Informationen werden von unseren Autoren und unserer Fachredaktion sorgfältig ausgewählt und mehrfach geprüft. Deshalb bieten wir Ihnen eine 100 %ige Qualitätsgarantie.

Darauf können Sie sich verlassen:
Wir legen Wert darauf, dass unsere Gesundheits- und Lebenshilfebücher ganzheitlichen Rat geben. Wir garantieren, dass:

- alle Übungen und Anleitungen in der Praxis geprüft und
- unsere Autoren echte Experten mit langjähriger Erfahrung sind.

Wir möchten für Sie immer besser werden:
Sollten wir mit diesem Buch Ihre Erwartungen nicht erfüllen, lassen Sie es uns bitte wissen! Nehmen Sie einfach Kontakt zu unserem Leserservice auf. Sie erhalten von uns kostenlos einen Ratgeber zum gleichen oder ähnlichen Thema. Die Kontaktdaten unseres Leserservice finden Sie am Ende dieses Buches.

GRÄFE UND UNZER VERLAG
Der erste Ratgeberverlag – seit 1722.

KGS

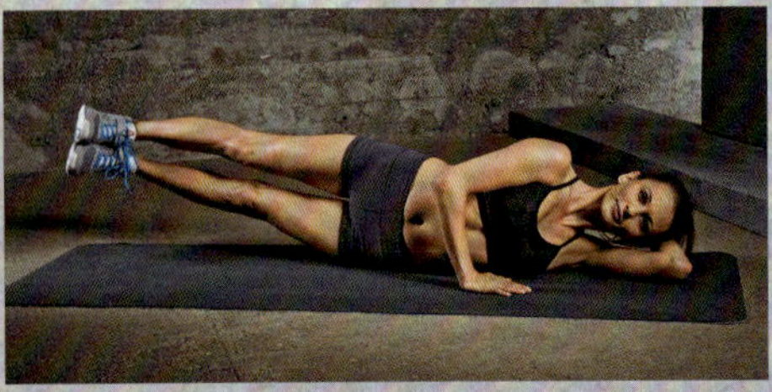

BASICS RUND UM DIE MUSKELN

RUND UMS MUSKEL-TRAINING

DIE ÜBUNGEN

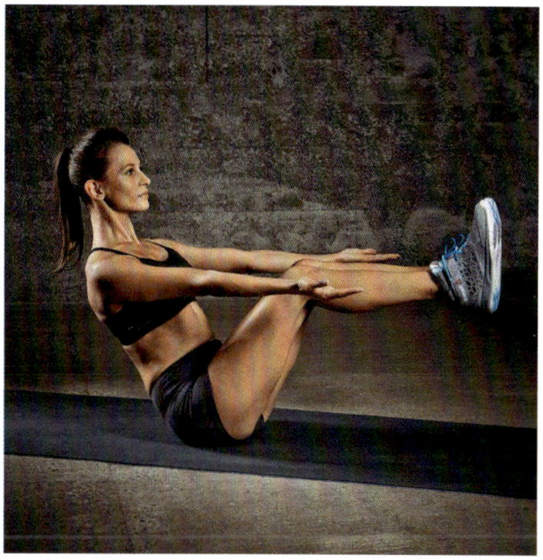

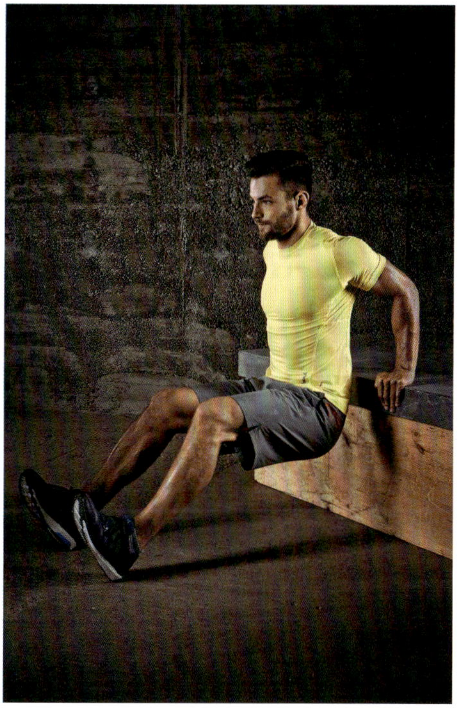

MUSKELN BRAUCHEN NÄHRSTOFFE

EIN WORT ZUVOR

Hätten Sie gedacht, dass eine einfache Wasserflasche das Zeug zum Fitnesshelfer hat? Und dass eine Bordsteinkante viel mehr sein kann als der Rand eines Bürgersteigs? Mit Ihrem eigenen Gewicht – oder einfachen Hilfsmitteln – können Sie Ihren Körper von Kopf bis Fuß trainieren, spielend einfach und effektiv. Und zwar jederzeit und überall. Wie das geht? Das erfahren Sie in diesem Buch: Mit einer Fülle abwechslungsreicher Übungen, die nur wenige Minuten kosten, in jeden Alltag passen und richtig Spaß machen. Die dafür nötige Expertise bringt Prof. Dr. Ingo Froböse von der Deutschen Sporthochschule in Köln ein. In Deutschland ist er die Nummer eins, wenn es um wissenschaftliche Fragen rund um Sport und Fitness geht. Lernen Sie von dem renommierten Experten, welche Art von Muskeltraining Sie im täglichen Leben stärker macht.

Vielleicht geht es Ihnen ähnlich: Die meisten von uns verbringen viele Stunden am Schreibtisch. In einem Tag, dicht gedrängt mit Aufgaben und Terminen, ist kaum Zeit für ein ausgiebiges Fitnessprogramm. Deshalb sind diese Übungen so brillant: Sie lassen sich mühelos in den Tagesablauf integrieren und machen uns fit für den Alltag. Grundlage ist das Functional Training, ein Mega-Trend in der Fitness-Szene, den Fitness First früh erkannt hat.

Unsere Mitglieder bei Fitness First trainierten bereits erfolgreich »freestyle«, als Functional Training nur einer kleinen Gruppe von Insidern bekannt war. Ein besonderer Motivationskick ist das Functional Training in kleinen Gruppen. Gehen auch Sie für sich den entscheidenden Schritt voran! Durchführen können Sie die Übungen immer und überall. Egal, ob Sie gerade im Büro auf einem Stuhl sitzen, im Park spazieren oder auf Ihren Anschlussflug warten. Sie werden merken: Schon nach kurzer Zeit werden Sie belastbarer und verbessern Ihre Leistungsfähigkeit. Denn anstatt einzelner Muskeln fordern Sie ganze Muskelgruppen und komplexe Bewegungsabläufe. Da sich die eingeübten Bewegungen im Alltag wiederholen, setzt sich das Training ständig fort. Zum Beispiel, wenn Sie vom Stuhl aufstehen, Ihr Kind hochheben oder den Staubsauger schwingen.

Studien haben gezeigt: High Intensity Intervall Training hat einen besonders großen Effekt auf den Körper. Wenn eine Übung intensiv und kurz, etwa 30 bis 40 Sekunden, ausgeführt wird, 15 bis 20 Sekunden pausiert und dann wieder mit hoher Intensität trainiert wird, und das 30 bis 40 Minuten lang, hat man den gleichen Effekt wie nach zeitintensivem Ausdauer- und Gerätetraining. Und: Der Nachbrenneffekt ist dreimal länger. Ob »Superman«,»Gleitende Kobra« oder »Walking Lunches« – bei dieser großen Auswahl und Vielfalt an Fitnessideen wird Ihnen garantiert nie langweilig!

Viel Spaß dabei wünscht Ihnen

Ihr Stefan Tilk
Geschäftsführer Fitness First

LIEBE LESERIN, LIEBER LESER,

ich arbeite seit mehr als 30 Jahren an der größten Sportuniversität der Welt – der Deutschen Sporthochschule Köln. Und darauf bin ich stolz. Dort erforschen meine Kollegen und ich Trainingsprogramme für alle Menschen, ob sie nun Spitzensportler, Olympiasieger, Fitnesssportler, Gesundheitssportler oder einfach nur Freizeitathleten sind oder werden wollen. Keine andere Universität auf dieser Welt kann auf so umfangreiche und effektive Programme zurückblicken. Wir haben es geschafft, viele Geheimnisse des Körpers zu entschlüsseln und vor allem für Sie nutzbar zu machen. Im Mittelpunkt unserer Forschungen stehen seit Jahrzehnten die Muskeln, denn nur diese sind der Garant für Höchstleistungen, für eine optimale Energieverbrennung des Körpers und für das Abnehmen. Sie stellen damit die Basis dar für alles, was wir tun. Muskeln lassen uns nicht nur besser und fitter aussehen, nein, sie sind das wichtigste und emotionalste Organ des Menschen und brauchen deswegen nur das Beste von uns – unsere Treue, Zuwendung und Zuneigung! Ohne Muskeln können wir nicht existieren und genau deswegen ist es für uns so wichtig, die Muskulatur so gründlich zu erforschen.

Die Geheimnisse der Muskeln und vor allem die dazu passenden Trainingsgrundsätze sowie die besten Übungen möchte ich Ihnen mit diesem Buch vorstellen. Ich zeige Ihnen Übungen und Trainingspläne, die Sie zu jeder Zeit, überall und zwischendurch durchführen können. Sie brauchen dazu keinerlei Geräte, sondern nur das beste »Trainingsgerät« der Welt – Ihren eigenen Körper. Jeden Ihrer mehr als 640 Skelettmuskeln können Sie präzise und gezielt trainieren, je nachdem, was Sie für ein Ziel haben: egal ob Sie eine Strandfigur, ein »Sixpack«, ein breites Kreuz, »dicke Muskeln« erreichen oder effektiv abnehmen wollen. Denn Muskeln sind echte Verwandlungskünstler, die zum hungrigen Energiefresser, kräftigen Muskelpaket, schnellen Sprinter oder langen, geschmeidigen Tänzer werden können. Alles ist möglich – ich biete Ihnen die Programme dazu!

Viel Zeit nimmt das auch nicht in Anspruch: Schon mit nur drei- bis viermal pro Woche Training von 20 bis 30 Minuten können Sie ein »anderer Mensch« werden – fit, schlank und stark bis in die letzte Haarspitze hinein. Die Programme sind für jedes Fitnessniveau geeignet und vor allem sind sie so effektiv, dass Sie rasch Erfolge spüren. Kombiniert mit Tipps zur Ernährung finden Sie Programme, die Ihre Muskeln zu einem echten Turbolader machen. Der Weg dahin ist nicht so schwierig, wie es für manchen auf den ersten Blick aussehen mag.

Tatsächlich hängt es nur von Ihnen ab, wie weit Sie kommen. Also fangen Sie gleich jetzt an. Es wird sich lohnen – es liegt von jetzt an nur noch an Ihnen. Denn mit diesem Buch haben Sie alles, was Sie brauchen! Ihre Muskeln jedenfalls werden das Buch lieben!

Viel Erfolg wünscht
Ihr

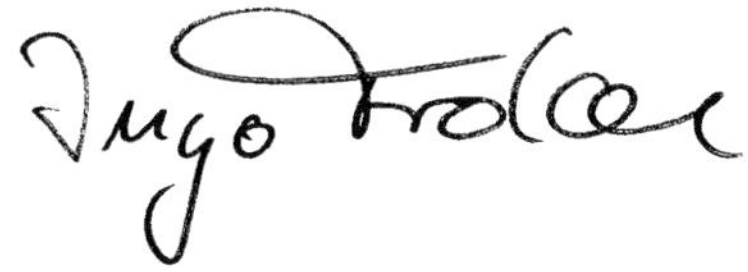

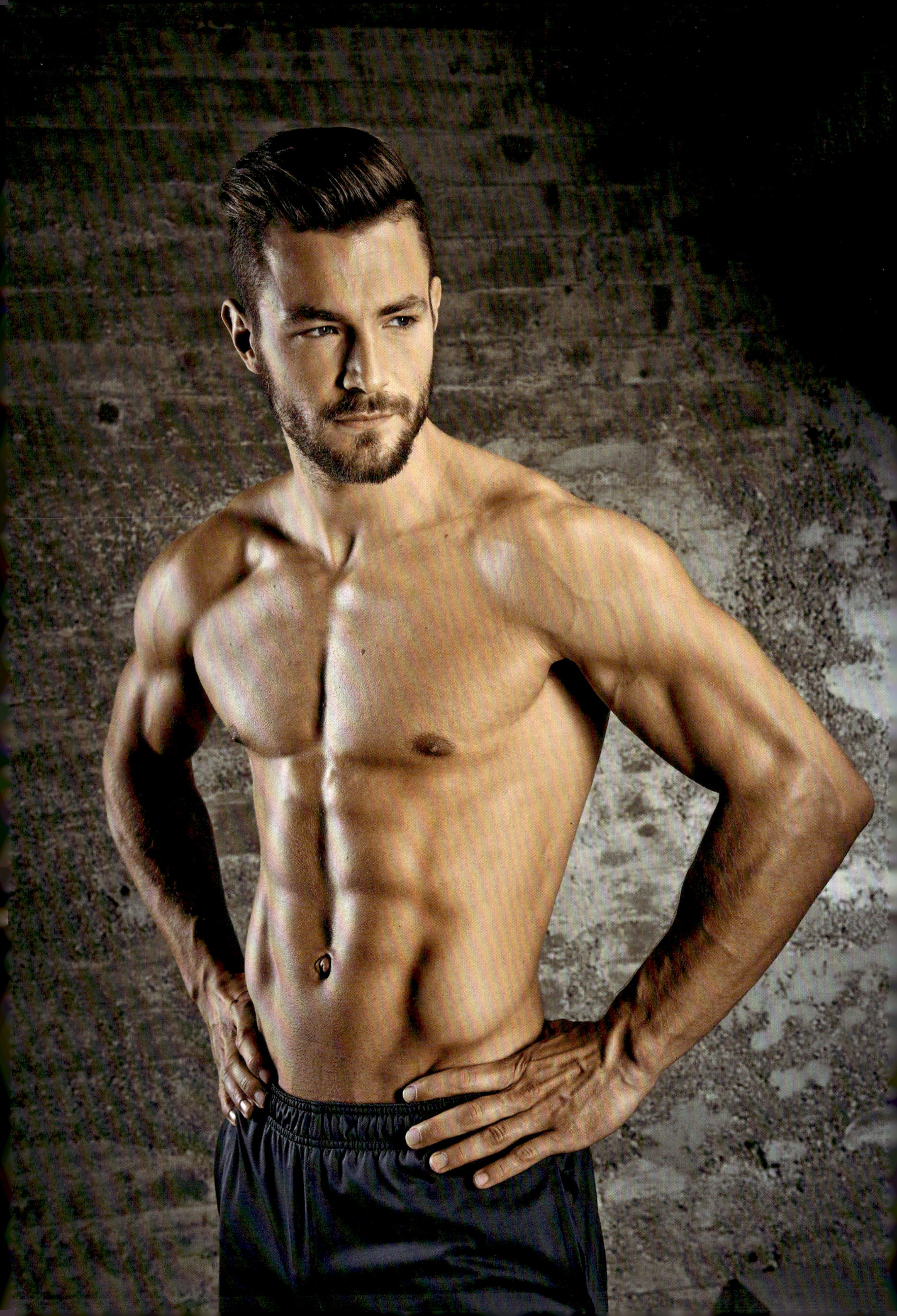

BASICS RUND UM DIE MUSKELN

656 Muskeln hat jeder Mensch und die sind längst nicht alle gleich. Sie unterscheiden sich in vielerlei Hinsicht, was ihren Aufbau, ihre Form, Größe und Aufgabe anbelangt. Gerade diese Vielfalt der Muskeln ist es, die uns einerseits eine große Beweglichkeit ermöglicht und andererseits Kraft, Schnelligkeit und Ausdauer verleiht. Wenn Sie verstehen, wie Ihre Muskulatur funktioniert, können Sie sie noch gezielter und damit erfolgreicher trainieren.

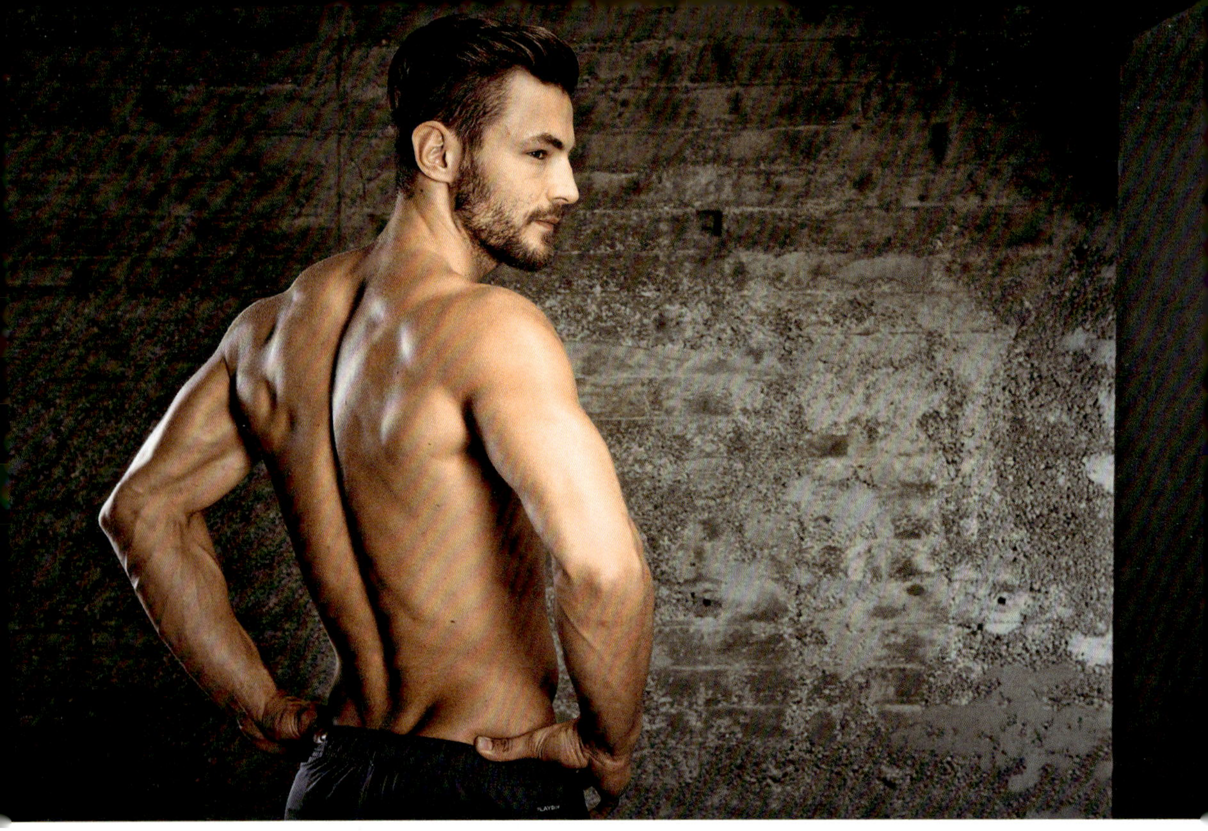

MUSKELN – WAS SIE SO WERTVOLL MACHT

Das lateinische Wort »musculus« heißt übersetzt »Mäuschen«. Das ist ein niedliches Wort für diese Kraftbündel, ohne die wir absolut unbeweglich wären. Normale Sportler besitzen etwa 40 Prozent Muskelmasse, was je nach Körpergewicht ungefähr 20 bis 30 Kilogramm entspricht. Bei gut trainierten Muskeln kann die Muskulatur bis zu 65 Prozent des gesamten Körpergewichts erreichen. Solche »Muskelpakete« im wahrsten Sinne des Wortes lassen uns aber nicht nur muskulös aussehen: Muskeln übernehmen in unserem Organismus viele wichtige Funktionen und Rollen, die weit über die reine Bewegung hinausgehen und die sie meist unbemerkt, aber äußerst effizient für uns erfüllen:

- Muskeln beeinflussen den Stoffwechsel.
- Muskeln verbrennen Nährstoffe und erzeugen Energie für alle Bewegungen.
- Muskeln wärmen.
- Muskeln produzieren Botenstoffe.
- Muskeln regulieren die Gehirnfunktion.
- Muskeln fördern die Immunabwehr.
- Muskeln schützen die inneren Organe.

Mehr als 640 Skelettmuskeln besitzt jeder menschliche Körper. Sie sind alle recht unterschiedlich in Größe, Form und Faserarchitektur. Einige Muskeln sind besonders lang, wie etwa der »Schneidermuskel« des Oberschenkels *(Musculus sartorius)*, der eine Länge von 40 Zentimetern erreichen kann.

Besonders breit dagegen ist der *Musculus latissimus* am Rücken, während unser Gesäßmuskel, *der Musculus gluteus maximus,* kräftig und fleischig ist. Unser kleinster Muskel ist winziger als ein Millimeter und befindet sich im Innenohr – der *Musculus stapedius*.

KOMPLEXES ZUSAMMENSPIEL

Diese Muskeln bewegen die etwa 220 gelenkigen Verbindungen des menschlichen Skeletts. Damit das funktioniert, bestehen Muskeln aus lang gestreckten, faserartigen Muskelzellen – Muskelfasern genannt –, die sich zusammenziehen können und so die Bewegung ermöglichen und Kräfte entwickeln. Ausgelöst werden diese sogenannten Kontraktionen der Muskeln durch Impulse des Nervensystems, die bis zu den Muskeln reichen.

Dabei dürfen wir uns die Muskeln niemals alleine oder losgelöst vorstellen, sondern ein Muskel agiert immer mit anderen im Team: So üben die Muskeln über ihr zugehöriges Bindegewebe, die sogenannten Faszien, Druck und Zug auf die verbundenen Strukturen aus, also auf Knochen und Gelenke. Muskeln erzwingen Bewegungen, indem sie Zug auf Sehnen ausüben, die diesen wiederum auf die Knochen übertragen, an die sie angeheftet sind.

An der harmonischen Ausführung von Bewegungen sind meist viele Muskeln beteiligt, deren »Verhalten«, also Anspannung oder Entspannung, exakt aufeinander abgestimmt sein muss. Wie eine Straßenkarte durchziehen die Bahnen des Muskel-Faszien-Systems den gesamten Körper und sorgen dafür, dass Ganzkörperbewegungen möglich sind, Kräfte absorbiert und abgegeben werden und auch die Kommunikation des Körpers mit seinen unterschiedlichen Anteilen reibungslos, still und ohne Verzögerungen abläuft. Muskeln sind also nicht nur »Beweger«, sondern mit all ihren »Verbündeten« Garant für unsere Leistungen und auch für unser Wohlergehen. Ohne Muskeln und Faszien gäbe es keine Bewegungen, keine Aktivitäten und auch keine Fettverbrennung, denn Muskeln sind nun einmal unser größtes Stoffwechselorgan. Auf diese Stoffwechselfunktion werfen wir kurz einen Extra-Blick, weil Sie vielleicht zu den Lesern gehören, die nicht nur ihre Muskeln trainieren, sondern auch abnehmen wollen. Beides hängt eng miteinander zusammen, wie Sie gleich sehen werden.

MUSKELN – UNSER STOFFWECHSEL-TURBO

Ihre durchschnittlich 30 Kilogramm Muskeln verbrennen täglich 1500 Kilokalorien in Ruhe – auch wenn Sie nichts tun. Auf ein Jahr gerechnet verbrennt Ihre Muskulatur also etwa 550 000 Kilokalorien. Das entspricht dem Ver-

INFO

SIE SIND DIE BESTE TRAININGSMASCHINE

- Mit dem eigenen Körper trainieren, das kann wirklich jeder – Einsteiger, Fortgeschrittene und Cracks.
- Die Workouts funktionieren in Minutenschnelle – jederzeit und überall.
- Jede Trainingseinheit mit dem eigenen Gewicht und in »Freiheit« ist hocheffektiv und extrem unaufwendig. Denn es werden, wie sonst häufig üblich, nicht nur einzelne Muskeln trainiert, sondern mehrere Muskeln gleichzeitig.
- Functional Training: der Garant für Ihre optimale Fitness!

brauch von etwa 80 Kilogramm reinem Fett – und das nur in Ruhe. Wenn Sie sportlich aktiv sind, kommt leicht das Doppelte zusammen. Muskeln sind also der größte Verbrennungsmotor unseres Körpers und genau deswegen auch das größte Stoffwechselorgan.
Das heißt auch, dass Sie ohne Muskeln und ohne Muskeltraining niemals dauerhaft abnehmen können. Muskeln sind ein regelrechter Abnehm-Turbo, weil dadurch rund um die Uhr, also 24 Stunden täglich, mehr Energie verbraucht wird – und das auch im Ruhezustand. Diesen Abnehm-Turbo müssen Sie zünden, wenn die Pfunde nachhaltig schmelzen sollen. Dazu sollten Sie wie bei einem Motor Ihren Muskel-Turbo tunen, indem Sie den fiktiven Hubraum und auch die PS steigern. Sie wissen ja, dass Autos mit mehr Hubraum und mehr PS auch deutlich mehr Sprit – sprich: Energie – verbrauchen. Genau das sollten Sie sich für Ihren Körper zunutze machen. Mehr Muskel-Hubraum und mehr Muskel-PS können Sie nämlich nur über regelmäßiges, konzentriertes Training erreichen.

HUBRAUM UND PS FÜR'S ABNEHMEN

Damit Ihr Stoffwechsel mehr Hubraum bekommt und dann mehr Energie verbrennen kann, müssen Sie den Hubraum der Muskeln vergrößern. Das erreichen Sie durch gezieltes Muskeltraining, und zwar besonders der großen Muskelgruppen an Beinen, Gesäß und Rumpf. Damit die Muskeln aber wachsen, Eiweiß einlagern und so zu einem Energiefresser werden, gilt es den richtigen Trainingsreiz zu setzen. Am besten geht das mit dem Hoch-Volumen-Training, wie ich es Ihnen auf Seite 25 erläutere. Muskeln wachsen nämlich dann besonders und bekommen mehr Hubraum, wenn sie energetisch ausgelastet werden. Das kennen Sie sicher auch, denn dann »brennen« die Muskeln richtig. Den Hubraum steigern Sie also, indem Sie Ihre Muskeln zum Brennen bringen.

Der Stoffwechsel-»Turbo«

Mehr PS bekommen Ihre Muskeln, indem Sie sowohl die Ausdauer der Muskeln als auch die Anzahl der trainierten Muskelfasern vergrößern. Dazu nutzen Sie am besten meine Trainingsmethoden mit dem eigenen Körpergewicht. Die Anzahl der Kraftwerke in jeder einzelnen Muskelzelle erhöhen Sie durch hohe Belastungen und schnelle Bewegungen. So kann jede Zelle mit der Zeit immer mehr Energie verbrauchen. Beides, Hubraum und PS, sind untrennbar miteinander verbunden. Wenn Sie Gewicht verlieren wollen, dann nutzen Sie dies und machen aus Ihren Muskeln einen »Stoffwechsel-Turbo«. Besser und einfacher können Sie nicht abnehmen – und vor allem sehen stramme Muskeln auch noch gut aus.

BEIM MUSKELAUFBAU NICHT AN KALORIEN SPAREN!

Umgekehrt ist wichtig zu wissen: Wer an Muskelmasse zulegen möchte, der darf nicht an Kalorien sparen! Wer allerdings abnehmen möchte, der muss weniger Kalorien aufnehmen als benötigt werden. Die positive oder negative Kalorienbilanz (zu viel oder zu wenig Kalorien) spielt gerade für den Muskelaufbau oder -abbau eine enorm wichtige Rolle. Sie ist oft viel wichtiger als die kurzfristig korrekte Versorgung mit Eiweißen, Fetten oder Kohlenhydraten. Zwar können Sie kurzfristig und rasch auch Muskeln aufbauen, wenn Sie sich zu wenig Kalorien zuführen. Bei gleichzeitiger intensiver Kohlenhydratzufuhr kann es dann auch gelingen, trotz Kaloriendefizit einen anabolen (eiweißaufbauenden) Effekt zu erzielen.

GEWEBESTRUKTUREN ERHALTEN

Langfristig jedoch geht das schief, denn dann greift der Organismus auch auf die Muskeln zurück, um sein Kaloriendefizit zu beheben und baut Muskelstrukturen ab, obwohl Sie die doch gerade behalten und vermehren wollen. Die Wissenschaft bezeichnet dies als katabolen, also eiweißabbauenden Prozess.

Muskeln brauchen Energie

Wenn Sie also abnehmen wollen, dann können Sie für höchstens vier bis sechs Wochen auch ein kalorisches Defizit eingehen – der Grundumsatz jedoch stellt die untere Grenze dar (siehe rechte Spalte).

Wer dagegen Muskelmasse aufbauen möchte, der sollte seinen täglichen Kalorienbedarf immer 300 bis 400 Kilokalorien oberhalb seines Grundumsatzes festlegen.

ABNEHMEN UND SCHLANK WERDEN – SO GEHT ES!

Wer abnehmen möchte, hat nur einen Weg – es müssen Kalorien eingespart oder verbraucht werden, um die leidigen Fett-»Reserven« in Form von Polstern und Rettungsringen an Bauch und Po verschwinden zu lassen. Auf der anderen Seite muss aber auch gegessen werden – nur dann hat der Jo-Jo-Effekt keine Chance. Abnehmen durch kurzfristige Kalorienreduktion wie bei vielen Diäten führt langfristig zu einer Gewichtszunahme.

MUSKELN MACHEN SCHLANK

Aus diesem Dilemma kommen Sie nur heraus, indem Sie mithilfe der Muskeln Ihren Körper zu einer »Rund-um-die-Uhr-Verbrennungsmaschine« machen. Dabei stehen die Muskeln und deren Leistungsfähigkeit im Mittelpunkt – nicht das Kaloriensparen!

Denn Muskeln machen aus Ihrem Körper einen »Rennwagen«, der 24 Stunden am Tag mehr »Sprit« verbraucht, selbst wenn er im Leerlauf fährt und Sie auf der Couch herumlümmeln oder sogar nachts, wenn Sie schlafen.

So geht es:

1. Bauen Sie Muskelmasse auf und versorgen Sie Ihren Körpermotor so mit mehr Verbrennungsöfen (Mitochondrien). Er hat dadurch täglich einen erhöhten Energiebedarf.

2. Verbessern Sie Ihre Muskelkraftausdauer und steigern Sie dadurch die Anzahl der Brennöfen in den Zellen und die lokalen Stoffwechselprozesse.

3. Machen Sie ergänzend zu Ihrem Muskeltraining mit dem eigenen Körpergewicht regelmäßig, zwei- bis dreimal pro Woche, eine kleine Ausdauereinheit von 30 bis 45 Minuten Sport.

4. Essen Sie im Biorhythmus. Das bedeutet: Essen Sie dreimal am Tag und verzichten Sie dabei auf sämtliche Kohlenhydrate am Abend. Also am besten:
   - morgens: kohlenhydratreich
   - mittags: vitalstoffreich
   - abends: eiweißreich

5. Keine Zwischenmahlzeiten! Dazu zählen auch die »süßen Limonaden« oder der leckere Milchkaffee in der Pause.

6. Essen Sie mindestens so, dass alle wichtigen Vitalfunktionen kalorisch gesichert sind. Dabei berechnen Sie Ihren Bedarf, den sogenannten Grundumsatz, wie folgt:
   - Frauen: 0,9 × kg Körpergewicht × 24 = Grundumsatz
   - Männer: 1,0 × kg Körpergewicht × 24 = Grundumsatz

   Dabei setzen Sie beim Körpergewicht Ihr »Normalgewicht« ein (Körpergröße in Zentimetern minus 100).

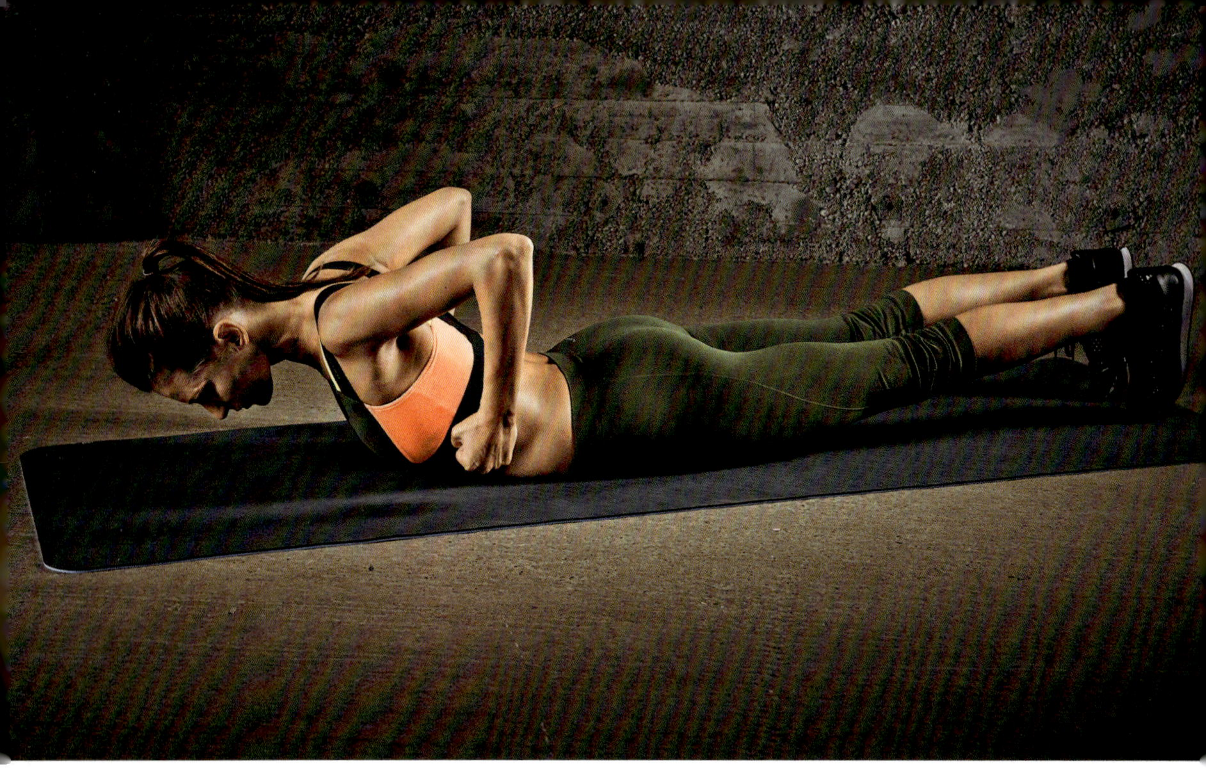

MUSKELN UND IHRE FASERN

Muskel ist nicht gleich Muskel und als Wissenschaftler unterscheide ich zunächst zwischen glattem und quergestreiftem Muskelgewebe: Die glatten Muskeln wie beim Herzen oder beim Darm können wir nicht bewusst steuern, denn sie sind unverzichtbar für unser Leben und arbeiten deswegen automatisch. Anders sieht es aus mit der quergestreiften Muskulatur: Das sind die Muskeln unseres Skeletts, mit denen wir Lasten heben, lange gehen und sehr schnell laufen oder filigrane Bastelarbeiten erledigen. Diese Muskeln können wir beeinflussen – und mit unserem Körpergewicht trainieren.

Damit wir solche doch sehr unterschiedlichen Bewegungen ausführen können, besteht diese quergestreifte Skelettmuskulatur aus mehreren Faserarten: aus roten, weißen und Zwitter-Fasern. Ihr jeweiliger Anteil ist individuell unterschiedlich und hängt in erster Linie von unserem Erbgut ab: Er lässt sich nur in engen Grenzen durch gezieltes Training beeinflussen. In diesem Fall gilt also tatsächlich die alte Weisheit »aus einem Ackergaul wird nie ein Rennpferd«. Entsprechend wird aus einem Ausdauerathleten nie ein Muskelprotz. Aber im Rahmen der jeweiligen Möglichkeiten können beide durch gezieltes Training und die passende Ernährung das Beste aus sich herausholen.

Damit Sie später bei den Übungen wissen, was gerade mit Ihren Muskeln passiert und warum Sie die Übung (ab Seite 28) genau so machen sollen, schauen wir uns den Muskelaufbau und die unterschiedlichen Typen der Muskulatur im Folgenden genauer an.

INFO

DIE MUSKELTYPEN

Bei den Muskeln unterscheiden wir verschiedene Formen. Diese Unterscheidung ergibt sich aus ihrem anatomischen Aufbau, und zwar aus der Gestalt der Muskeln und der Anordnung der Fasern. Danach unterscheiden wir:

- Spindelförmige Muskeln wie den *Musculus biceps* oder *Musculus triceps* am Oberarm
- Dreiteilige Muskeln wie den Deltamuskel am Schultergelenk
- Vielfach gezackte Muskeln wie den *Musculus serratus* am Rumpf
- Gefiederte Muskeln wie den vierköpfigen Oberschenkelmuskel
- Mehrbäuchige Muskeln wie zum Beispiel die Bauchmuskeln

Gefiederte Muskeln bestehen aus vielen kleineren Muskelfasern, die an der gleichen Sehne ansetzen. Dadurch können große Kräfte bei ganz geringem Platzbedarf entwickelt werden. Spindelförmige Muskeln haben vielfach einen großen Bewegungsumfang und können sich dabei stark verkürzen.

Die Muskeln sind meist sehr gut mit Nerven und Blutgefäßen ausgestattet, denn die Ersteren werden für die Weiterleitung der Reize und Letztere für die Versorgung mit Nährstoffen und Sauerstoff benötigt. Normalerweise begleiten eine Arterie und eine Vene jeden einzelnen Nerv, der durch die Faszie (siehe auch Seite 16) in den Muskel eintritt. Dort teilen sich dann die Blutgefäße in ein Netzwerk feinster Mini-Gefäße, die Kapillaren, die jede einzelne Faser wie ein Spinnennetz umgarnen. Die Hauptelemente des Muskels sind letztlich die Fasern.

WEISSE FASERN FÜR DIE SCHNELLIGKEIT

Unter dem Mikroskop sind große weiße Muskelfasern zu erkennen. Sie können enorme Kräfte entfalten, allerdings nur für kurze Zeit: Wenn Sie zum Bus rennen oder eine neue Kommode hineinschleppen müssen, aktivieren Sie die weiße Muskulatur genauso wie bei blitzschnellen Reaktionen, etwa beim Auffangen eines heruntergestoßenen Glases oder beim Ausgleichen eines Stolperns. Da diese Muskelfasern nicht so gut durchblutet sind – daher kommt ihre weiße Farbe – und deswegen schlechter mit Nährstoffen versorgt werden, ermüden sie schneller als die roten Fasern.

Für höhere Belastungen im Alltag, in der Freizeit oder im Sport müssen sie konsequent trainiert werden, und zwar durch gezieltes Muskeltraining. Denn damit die weißen Muskelfasern mehr leisten können, müssen sie größer werden. Das erreichen Sie, indem Sie Ihre Muskulatur bewusst hohen Belastungen aussetzen, und zwar so hohen, dass Sie ein »Brennen« spüren. Dann verhindert die starke Muskelspannung die Blutzirkulation und es kommt zu winzigen, mikroskopisch kleinen Rissen in der Eiweißstruktur der Muskeln. Wenn Ihr Organismus diese Risse repariert – bevorzugt tut er dies nachts und benötigt dazu Eiweiß aus der Nahrung (siehe ab Seite 150) –, baut er ein paar mehr Eiweißmoleküle als nötig ein, damit der

Muskel für zukünftige Anstrengungen besser gewappnet ist. Dieses Mehr an Proteinen ist das Muskelwachstum, das wir durch gezielte Übungen erreichen wollen. Es dauert natürlich einige Wochen, bis dieses Wachstum richtig sichtbar wird. Im Inneren des Muskels passiert jedoch trotzdem schon viel.

Besonders wenn Sie diese weißen Fasern maximal herausfordern, werden Ihre Muskeln schnell zum »Spitzensportler«. Gerade die weißen Fasern brauchen und lieben hohe, intensive Beanspruchungen. Bei geringen Belastungen beteiligen sie sich gar nicht erst an der Muskelarbeit – sie lassen andere Fasern arbeiten und schlafen weiter.

Wecken Sie Ihre weißen Fitnesssportler also mit hohen Belastungen und schnellen Bewegungen auf, dann wird Ihr Muskel rasch leistungsfähig wie ein Auto mit Turbomotor. Denn mehr und aktivere weiße Muskelfasern bedeuten auch mehr PS für die Muskeln.

ROTE FASERN FÜR DIE AUSDAUER

Ganz anders verhält es sich mit den roten Muskelfasern: Sie sind klein und gut durchblutet, werden also übers Blut ständig mit Nährstoffen versorgt. Deswegen ermüden sie nur sehr langsam und sind bestens geeignet für filigrane und lang andauernde Arbeiten wie das Schreiben oder Stricken oder andere Tätigkeiten, für die keine große Kraft nötig ist. Denn hohe Kräfte entfalten können diese Muskelfasern ebenso wenig wie schnell reagieren. Sie ziehen sich nämlich langsam zusammen und heißen deshalb auch Slow-Twitch-Fasern. Das klingt vielleicht ein wenig »lahm«, aber tatsächlich bewältigen wir mit diesen Muskeln den größten Teil unseres Alltags. Solange sie ausreichend Sauerstoff bekommen, können sie hervorragende Dauerleistungen bringen. Durch ihr gezieltes Training können Sie die Koordination

Die Kraftkammer des Muskels: Über 200 Millionen Sarkomere befinden sich in einem Muskel und arbeiten für Sie!

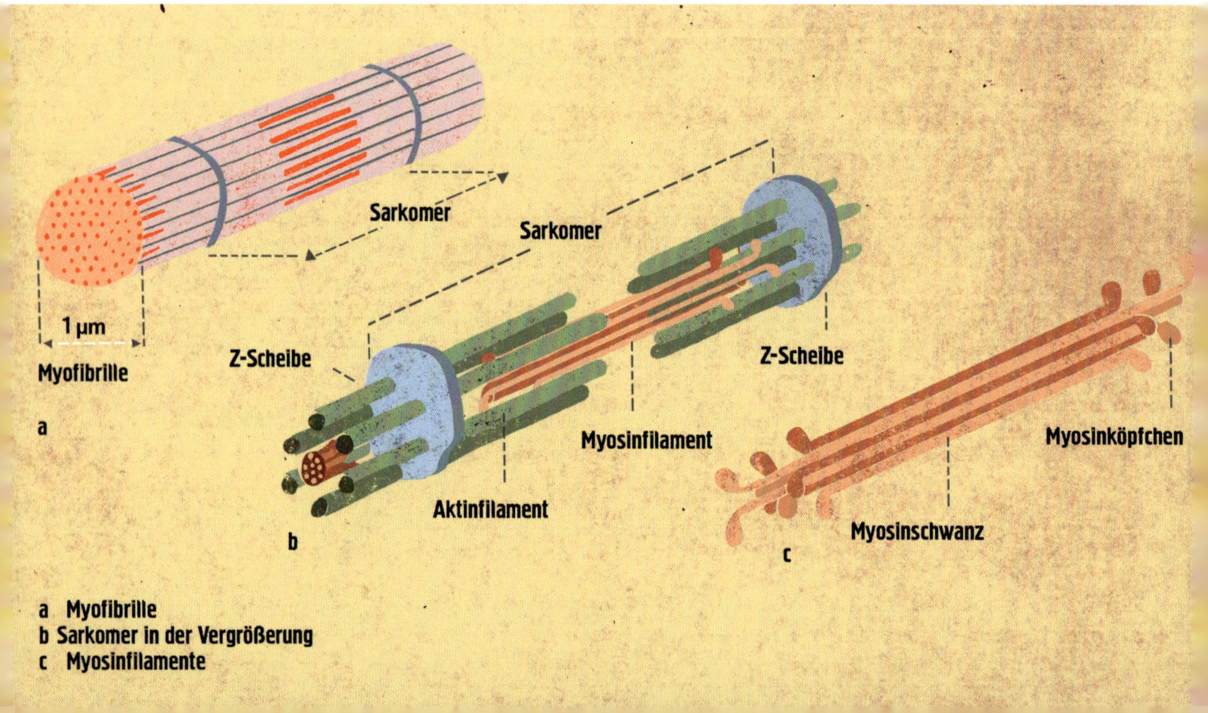

und die Kraftausdauer der großen Muskelgruppen verbessern, und zwar vor allem an den Beinen und am Rumpf. Werden die roten Fasern dadurch noch besser als bisher mit Nährstoffen und Sauerstoff versorgt, ermüden sie später. Das klappt nur, wenn die Muskelspannung nicht zu hoch ist. Denn die Blutzirkulation und damit die Sauerstoffversorgung muss für diese Fasern immer gewährleistet sein: Das erreichen Sie mit vielen Wiederholungen bei niedriger Intensität. Dabei wird eine Menge Energie verbrannt – ein schöner Nebeneffekt des Kraftausdauertrainings: Sie nehmen ab (solange Sie nicht mehr essen als vorher).

DIE ZWITTER-FASERN

Wissenschaftlich nennen wir sie »intermediäre Fasern« – letztlich sind es »Zwitter-Fasern«, die von den beiden Hauptfasern jeweils einige Merkmale in sich vereinen. Die Zwitterfasern besitzen eine größere Ausdauer als die weißen Fasern, weil sich in ihnen mehr Mitochondrien befinden – das sind die winzigen Kraftwerke in den Zellen, die die Energie für alle Aufbauprozesse im Körper bereitstellen. Auf der anderen Seite können sie aber mehr Kraft entwickeln als die langsamen roten Fasern. Deshalb werden diese Fasern sowohl bei einem Training mit »geringen Gewichten« als auch bei höheren Intensitäten stimuliert.
Um sie gezielt zu trainieren, empfehlen sich daher besonders »mittelschwere« Belastungen mit zehn bis zwölf Wiederholungen.

WAS IM INNEREN DER MUSKELFASER PASSIERT

Jede Muskelfaser enthält bis zu 1000 sogenannte Myofibrillen, die sich aus den Proteinen Aktin und Myosin sowie anderen Proteinen zusammensetzen. Daran erkennen Sie recht gut

INFO

MUSKELFASERN KÖNNEN SICH WANDELN

Die Fasertypen eines Muskels sind nicht ein Leben lang exakt festgelegt. Durch intensives Training oder auch durch Nichtstun kann die Faserstruktur eines Muskels verändert werden.
Vor allem die intermediären Fasern, die den weißen Muskelfasern physiologisch näher stehen, können sich sehr schnell und einfach je nach Ausrichtung des Trainings und des Trainingsreizes zu weißen oder roten Muskelfasern entwickeln.

die besondere Bedeutung der Proteine für den Muskelaufbau, denn diese sorgen für die Anspannung des Muskels. Die beiden Hauptproteine Aktin und Myosin gleiten nämlich bei jeder Kontraktion ineinander, wodurch sich der Muskel zusammenzieht und Kraft entfaltet. Jeweils am Ende sind diese wichtigen Bausteine der Muskelfaser fixiert. Von diesem Fixpunkt ausgehend kann das Zusammenziehen koordiniert und reibungslos ablaufen. Die Strecke zwischen den Fixpunkten ist die kleinste Baueinheit der Muskelfaser und wird als Sarkomer bezeichnet. Das Sarkomer ist quasi die »Kraftkammer« des Muskels: Dort entstehen die Kräfte und genau dort schlägt sich das Training nieder und zeigt seine Wirkung.
Gehen wir von einer durchschnittlichen Länge einer Muskelfaser von 10 Zentimetern aus, dann befinden sich darin etwa 40 000 dieser winzig kleinen Sarkomere, die längs in Reihe geschaltet hintereinanderliegen und sich bei jedem Liegestütz oder jeder Kniebeuge ineinan-

INFO

SATELLITENZELLEN – DIE TRAININGSRESERVE

Satellitenzellen sind unspezifische menschliche Zellen, die zu neuen Muskelzellen werden können. Es handelt sich um sogenannte »muskelständige« Stammzellen. Sie dienen der Muskulatur als »Notfallzellen« und werden dann benötigt, wenn Muskeln repariert werden müssen, aber auch, wenn durch das Training zum Beispiel beim Muskelwachstum ein erhöhter Zellbedarf entsteht. Diese Zellen liegen normalerweise »schlafend« zwischen den aktiven Muskelfasern. Vermutet wird, dass diese Satellitenzellen bei Gewebeschädigungen durch Muskeltraining angeregt werden, sich zu teilen, und die »verletzten« Fasern oder Gewebeanteile ersetzen oder auffüllen. Tatsächlich scheinen diese Zellen besonders beim Muskelaufbautraining eine bedeutsame Rolle zu spielen, weil sie die Anzahl der Zellen in den Muskelfasern aufstocken und so der Muskel wächst.

derschieben. 200 Millionen Sarkomere befinden sich also durchschnittlich in einem normalen Muskel und arbeiten für Sie.

UNTERSCHÄTZTE FASZIEN

Ein Skelettmuskel besitzt aber auch zahlreiche Anteile aus Bindegewebe. Besonders den Faszien, den bindegewebigen Hüllen der Muskeln, fällt als aktiven »Kraftüberträgern«, aber auch als »Kommunikatoren« im Körper eine große Bedeutung zu, die bisher noch weitgehend unbeachtet war.

DIE KRAFTÜBERTRÄGER

Das »muskuläre Bindegewebssystem« ist also nicht nur für den Zusammenhalt und die Verbindung der Muskelfaserbündel unverzichtbar, sondern es überträgt auch die Kräfte und lässt Sie dadurch Ihre Übungen korrekt ausführen. Daher geht die Wissenschaft inzwischen davon aus, dass eben nicht nur der Muskel allein, sondern auch die Beschaffenheit dieser »myofaszialen Strukturen« die Kraft und Kraftausbeute mitkontrolliert und mitbestimmt.

Praktischerweise müssen Sie sich um die Faszien nicht kümmern, solange sie intakt sind, denn sie werden bei Ihrem Workout unmittelbar mitstimuliert. Wenn Sie trainieren, wird also die Stabilität des gesamten Körpers gefördert, nicht nur die Muskulatur gekräftigt. Speziell wenn Sie unsere komplexen Ganzkörperübungen ausführen, werden diese myofaszialen Strukturen mitaktiviert, die in der Regel in »festen« Bahnen oder anatomischen Linien im Körper verlaufen. Manche dieser Bahnen erstrecken sich im wahrsten Sinn des Wortes von Kopf bis Fuß. Genau deswegen sollten Sie Muskeln immer ganzheitlich und »mehrdimensional« trainieren. Das funktioniert tatsächlich am besten mit dem eigenen Körpergewicht und ohne Geräte.

Aktive Körperstrukturen

Der Wissenschaftler Dr. Robert Schleip geht sogar so weit und beschreibt, dass die Faszien aktive Strukturen sind und sich ebenfalls zusam-

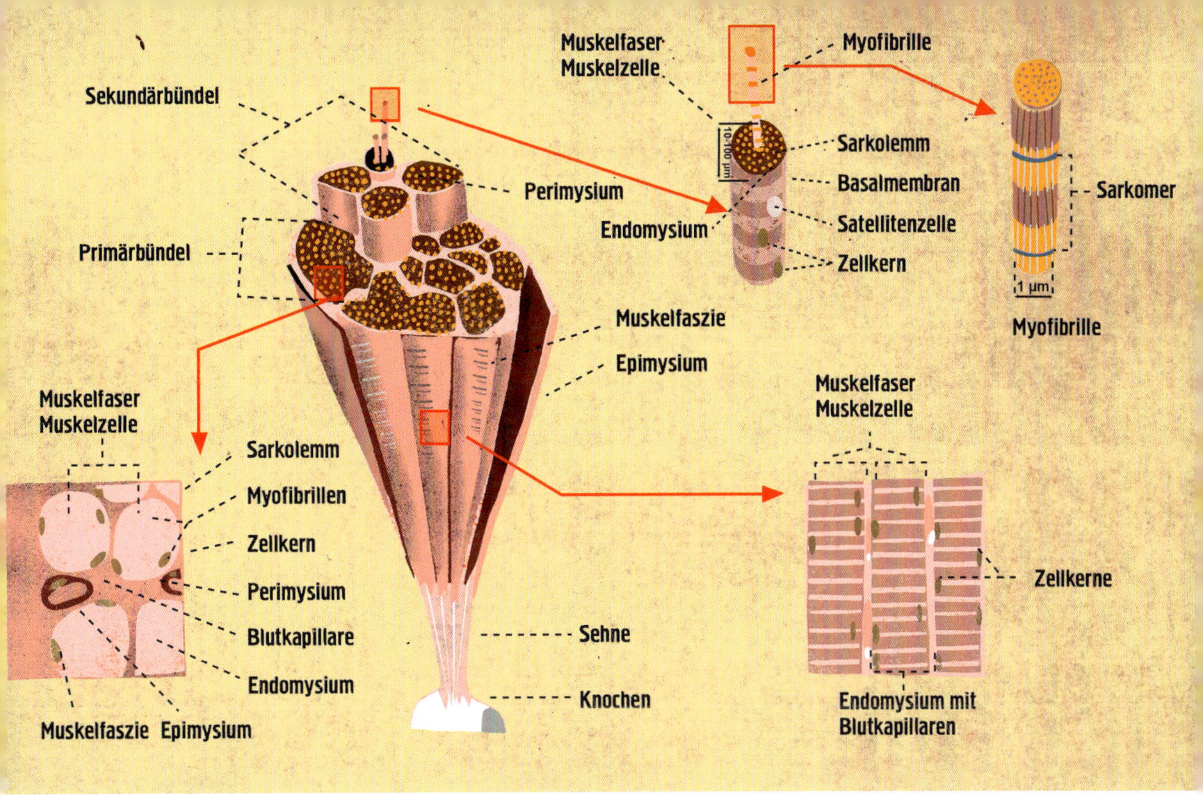

Muskel ist nicht gleich Muskel: der Aufbau des quergestreiften Skelettmuskels

menziehen können. Das lässt ihre Bedeutung für die Kraftentfaltung und Fitness natürlich noch weiter ansteigen. Umso wichtiger wird bei einem wirklich effizienten Training also, dass wir den Körper von Kopf bis Fuß trainieren – eben nicht nur einzelne Muskelgruppen.

WENN FASZIEN PROBLEME HABEN

Da Faszien so eng mit den Muskeln verbunden sind, spricht die Wissenschaft bei Problemen von sogenannten »myofaszialen Beschwerden«, die sich ganz häufig im Sport und nach intensivem Training finden. Da Faszien jede einzelne Muskelfaser, aber auch ganze Muskeln umschließen, sind sie sowohl für die Funktionsfähigkeit der Muskeln als auch für die Koordination zuständig. Funktioniert dieses myofasziale System nicht, dann haben Sportler massive Schmerzen in der betroffenen Region und auch über mehrere Gelenke hinweg. Außerdem sind die Muskelfasern sehr viel anfälliger für Verletzungen, die Beweglichkeit ist meist deutlich eingeschränkt, es kommt zu Kraftverlust und einer gestörten Eigenwahrnehmung. Oft befinden sich diese Beschwerden nah am Knochen, weil sich dort, wo die Faszie in den Knochen übergeht, Spannungsanomalien stärker bemerkbar machen.

Richtig behandeln

Treten solche Probleme auf, dann begeben Sie sich am besten in die Hände eines erfahrenen Physiotherapeuten mit Erfahrung in der Therapie von faszialen Beschwerden. Fragen Sie, ob er nach dem sogenannten »Faszien-Distorsionsmodell« arbeitet, das auch wissenschaftlich seine breite Anerkennung gefunden hat. Präventiv gilt es daher auch immer an die Faszien im Training mitzudenken und ganz viele Beweglichkeitsübungen durchzuführen, damit die Faszien ihrem Chef, der Muskulatur, auch wirklich folgen können!

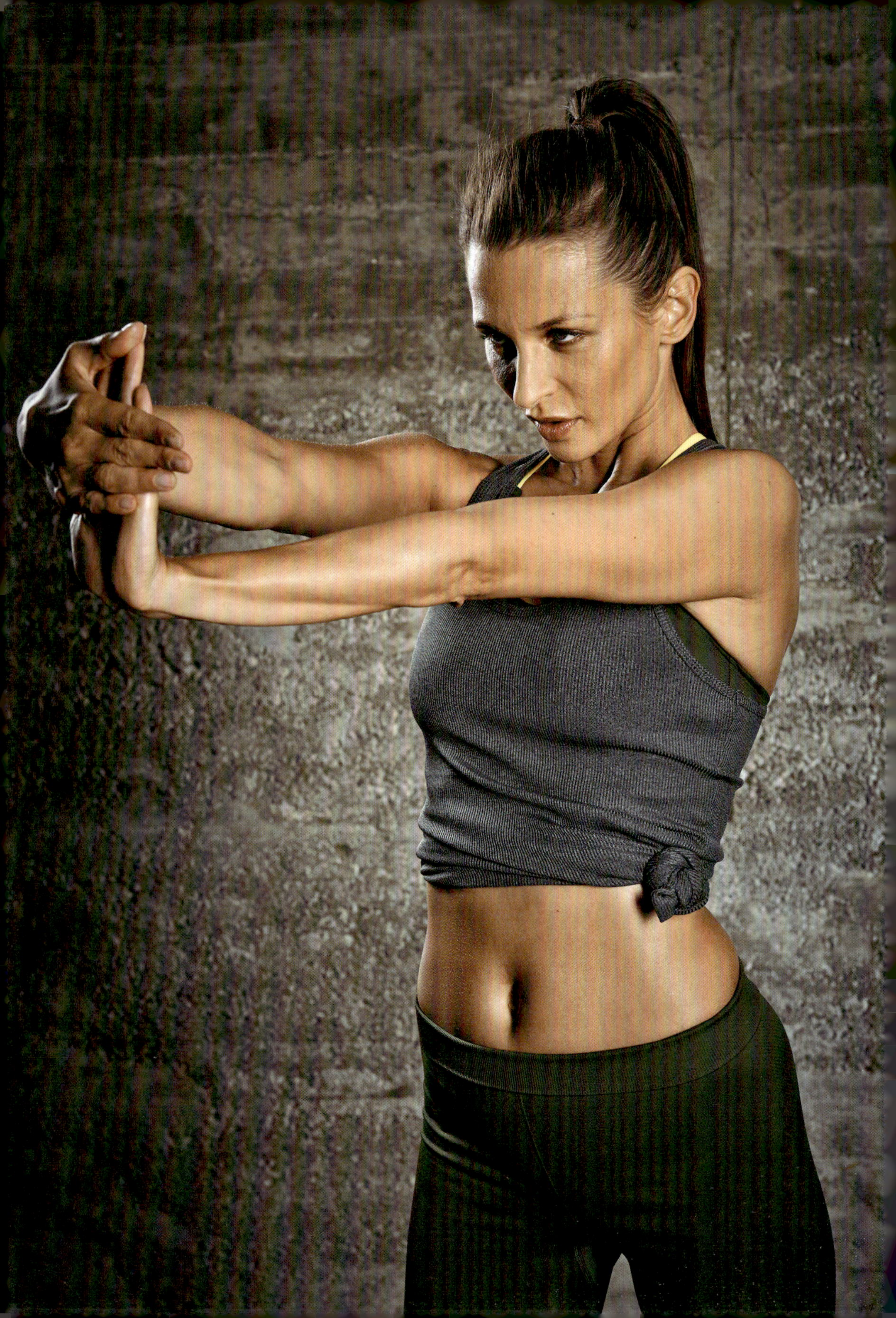

RUND UMS MUSKEL-TRAINING

Geschmeidige Muskeln, ausdauernde Muskeln, elegant aussehende Muskeln, dicke Muskeln – Ihre Muskulatur kann ganz unterschiedliche Eigenschaften haben. Welche das sind, entscheiden Sie! Sie bestimmen, ob Ihre Muskeln nur stärker oder auch größer werden sollen. Denn die optimale Kraft aus der Muskulatur rauszuholen, heißt nicht automatisch, auszusehen wie ein Bodybuilder. Entdecken Sie die vielfältigen Möglichkeiten, mit denen Sie Ihre Muskeln beeinflussen können und erkennen Sie, wie wichtig die richtige Intensität ist. Denn in Kombination mit unseren Trainingsgrundsätzen zu Anzahl der Wiederholungen, Pausen und Sätzen schaffen Sie es, die Muskeln so zu tunen, dass sie sich so anpassen, wie Sie es brauchen und wünschen.

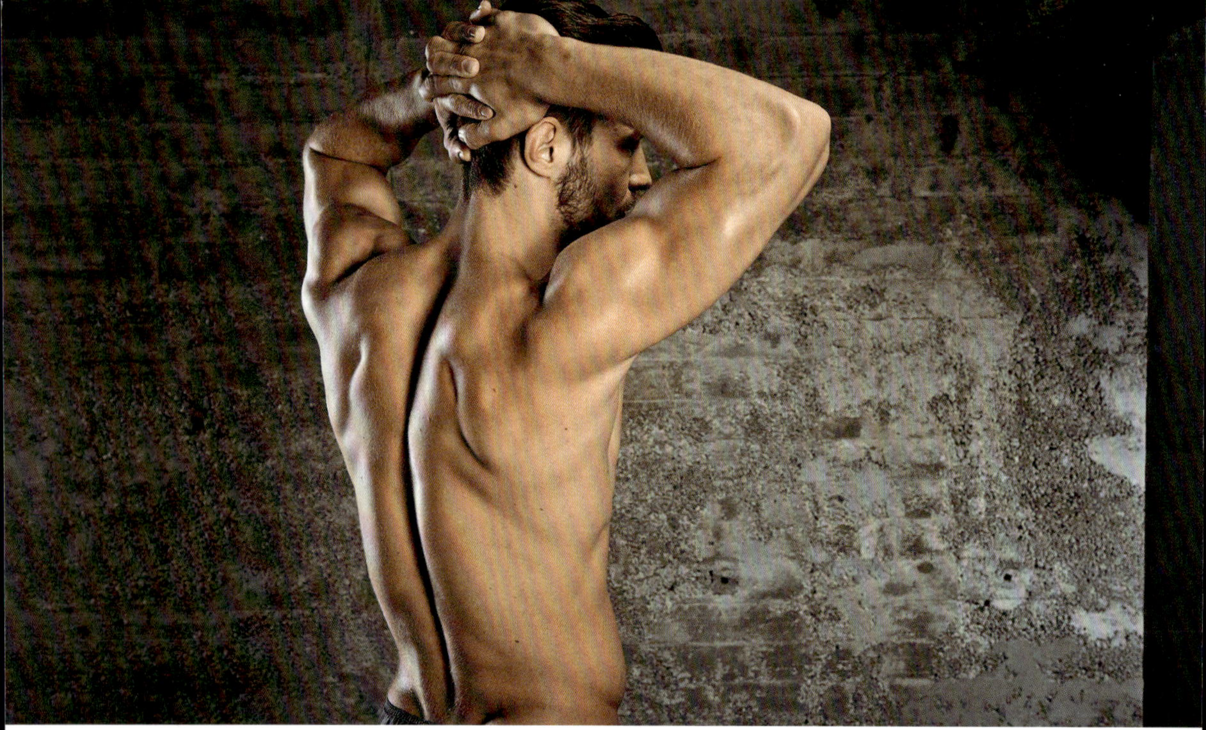

DIE VIER WEGE DES MUSKELTRAININGS

Muskeln sind echte Verwandlungskünstler. Je nachdem wie wir sie im Training belasten, verändern sie ihr Aussehen und ihre Leistungsfähigkeit. So können sie sich aufplustern, sich schlank und definiert oder ausdauernd und koordiniert entwickeln oder einfach nur wahnsinnig stark werden. Und nutzen wir sie nicht, dann können sie sogar ganz verschwinden – das ist sicher der schlechteste Weg.
Zielgerichtet können wir vier verschiedene Anpassungsreaktionen der Muskeln auf das Training erreichen, die sie auf der hinteren Innenklappe in der Übersicht sehen. Je nachdem, welche Absicht Sie haben, greifen Sie zu der einen oder anderen Methode: Der Muskel passt sich dann so an, wie Sie es wollen.

I VERBESSERUNG DER MUSKELKOORDINATION

Zur Verbesserung der muskulären Koordination muss das Muskelzusammenspiel optimal abgestimmt funktionieren – etwa wie bei einem Tänzer. Darum liegt der Schwerpunkt des Trainings auf der Verbesserung der Zusammenarbeit der Muskeln untereinander. Denn nur wenn die Muskeln im Krafteinsatz und der zeitlichen Abfolge optimal abgestimmt sind, können Sie eine Hantel heben, eine Tasse oder ein Ei in die Hand nehmen oder die letzte Treppenstufe herunterspringen und sanft landen. Bei diesen und allen anderen Aktivitäten müssen Muskeln ihre Arbeit und Leistung so aufeinander abstimmen,

dass die Kräfte jedes Einzelnen zusammen eine fließende und harmonische Bewegung ergeben – genauso, wie wir es bei Tänzern bewundern können. Ohne viel Kraft aufzuwenden, sind dann große Sprünge und tolle Leistungen möglich. Denn eine gute muskuläre Koordination hilft Energie sparen, weil nur das, was wirklich gebraucht wird, auch Energie benötigt und in die Bewegung einbezogen wird.
Gut koordinierte Bewegungen und Muskelarbeit sehen also nicht nur toll aus, sondern verbessern auch die Leistung. Erreichen können Sie eine verbesserte Muskelkoordination durch alle haltenden stabilisierenden Übungen oder Ganzkörperübungen (siehe Core-Training ab Seite 115).

2 VERBESSERUNG DER LOKALEN MUSKELAUSDAUER

Einen schweren Gegenstand länger halten zu können als andere, mit dem Rad in einem hohen Gang schneller den Berg hinaufzukommen oder einfach nur länger aufrecht stehen zu können, setzt voraus, dass Ihre Muskeln ausdauernd sind. Je besser die Durchblutung Ihrer Muskeln ist, je schneller und effizienter die biochemischen Stoffwechselprozesse ablaufen, umso leistungsfähiger und ausdauernder ist Ihr Muskel. Das erreichen Sie nicht (!) durch Jogging oder eine andere Ausdauersportart. Das energetische Potenzial Ihrer Muskeln verbessern Sie nur, indem Sie zielgerichtetes muskuläres Kraftausdauertraining machen. Denn nur damit schaffen Sie es, direkt jede einzelne Muskelzelle zu aktivieren und vor allem neue Blutgefäße in den Muskeln zu erschließen.

OPTIMIERUNG DES STOFFWECHSELS

Durch die hohe Anzahl an Wiederholungen wird der Stoffwechsel in den beanspruchten Muskeln zellulär optimiert und dadurch der Energieverbrauch nachhaltig gesteigert. Das dient nicht nur der Fitness und Leistungsfähigkeit des Muskels, sondern es ist auch eine wichtige Voraussetzung für eine Gewichtsreduktion. Denn nur wenn die Zellen und die darin enthaltenen Kraftwerke (Mitochondrien) Energie angeliefert bekommen, dann können nach den Kohlenhydraten (Zucker und Stärke) auch Fette verbrannt werden. Daher ist eine gute Muskelkraftausdauer eine wichtige Voraussetzung für den Stoffwechsel und Energieverbrauch.
Die lokale Muskelausdauer trainieren Sie durch ein- oder mehrgelenkige Übungen wie zum Beispiel der Arme oder Beine. Hier kommt es auf die Belastungsdosierung bzw. möglichst viele Wiederholungen an.

INFO

TURBO-MUSKEL

Muskeln machen etwa 40 Prozent des Körpergewichts aus und können pro Pfund etwa 90 Watt Leistung erbringen. Dadurch ist der Mensch mit all seinen Muskeln in der Lage, mehr als 5000 Watt Leistung (also mehr als sieben Pferdestärken) zu erbringen – zwar nur für kurze Zeit, aber immerhin! Die größten Kräfte werden dann erbracht, wenn der Muskel eine Längenzunahme verhindern möchte und sich aktiv maximal gegen eine Dehnung stemmt. Das nennen wir dann eine exzentrische Kontraktion. Beispiel: Wenn Sie beim Klimmzug nach dem Anziehen der Arme in ganz langsamem Tempo in die Streckung gehen. Diese Form der Kontraktion fordert das maximale Potenzial eines Muskels am meisten heraus.

3 MUSKELAUFBAU UND MUSKELWACHSTUM

Muskulöse Körper sehen so gut aus – einfach beneidenswert. Tatsächlich ist es gar nicht so schwierig, so einen Körper zu bekommen: Jeder kann das erreichen, wenn er nur die richtige Trainingsmethode wählt. Dazu nehmen wir Anleihe bei den »Königen des Muskelaufbaus« – den Bodybuildern. So extrem wie die es machen, muss und sollte es zwar nicht sein, aber lernen kann man von ihnen schon etwas. Denn eines wissen diese Athleten ganz sicher: wie Muskeln am schnellsten und effektivsten aufgebaut werden können.

Damit dies überhaupt passiert, gibt es eine wichtige Grundregel: Muskeln müssen energetisch ausgelastet werden! Das heißt, dass Muskeln nur dann angeregt werden zu wachsen, wenn sie durch die Übungsserie erschöpft werden. Bei der letzten Wiederholung einer Serie muss das eindeutige Gefühl eines »brennenden« Muskels entstehen. Das fühlt sich so ähnlich an, als würden sie schnell vier oder fünf Etagen die Treppe hochsteigen. Erst dieses brennende Gefühl gibt dem Organismus das klare Signal, noch mehr Eiweiß – als wichtigsten Baustoff – in die Muskeln einzulagern. Dieses Plus an Eiweiß bringt dann das gewünschte Wachstum.

Gerade aber auch die nachgebende (sogenannte exzentrische) Arbeit der Muskeln, wie zum Beispiel beim Absenken des Gesäßes, bei den Kniebeugen oder beim Armbeugen während des Liegestütz, sollte betont langsam und konzentriert ausgeführt werden. Oder Sie führen eine schwierigere Variante einer Übung durch, wie etwa Crunches mit den Armen in der Verlängerung (siehe Seite 65). Hierbei ist der Muskel schon nach wenigen Wiederholungen ausgepowert. Denn dadurch wird auch das Zellwachstum durch die Satellitenzellen (siehe Seite 16) angeregt. So können neben der zusätzlichen Einlagerung von Eiweiß auch neue Fasern zum Wachstum des Muskels beitragen.

INFO

DIE BEWEGUNGSPHASEN EINER ÜBUNG

Grundsätzlich besteht jede Übung aus zwei Bewegungsphasen: der überwindenden und der nachgebenden Phase. Sie werden auch konzentrisch und exzentrisch genannt. In der konzentrischen Phase – etwa wenn Sie sich beim Liegestütz hochstemmen –überwinden Sie den Widerstand, den Ihnen Ihr Körpergewicht bietet. In der exzentrischen Phase geben Sie der Schwerkraft nach – beim Liegestütz senken Sie den Körper Richtung Boden ab. Gerade in dieser nachgebenden Phase ist es wichtig, die Bewegung langsam und kontrolliert auszuführen und nicht den Schwung der Schwerkraft zu nutzen.

4 STEIGERUNG DER KRAFTQUALITÄT

Wussten Sie eigentlich, dass Sie das Potenzial Ihrer Muskeln gar nicht richtig ausnutzen? Dass Sie viel mehr Kraft aus den Muskeln holen könnten? In der Regel setzen wir nämlich im Schnitt nur bis zu 60 Prozent unserer Muskelfasern ein. Die anderen nutzen wir nie und haben somit eine riesige Reserve. Also ran an die Fasern. Vor allem, weil so die Muskeln nicht wachsen und der Muskel nur getunt wird, was seine Leistungsfähigkeit enorm verbessert. Sportler, die in Gewichtsklassen boxen, ringen

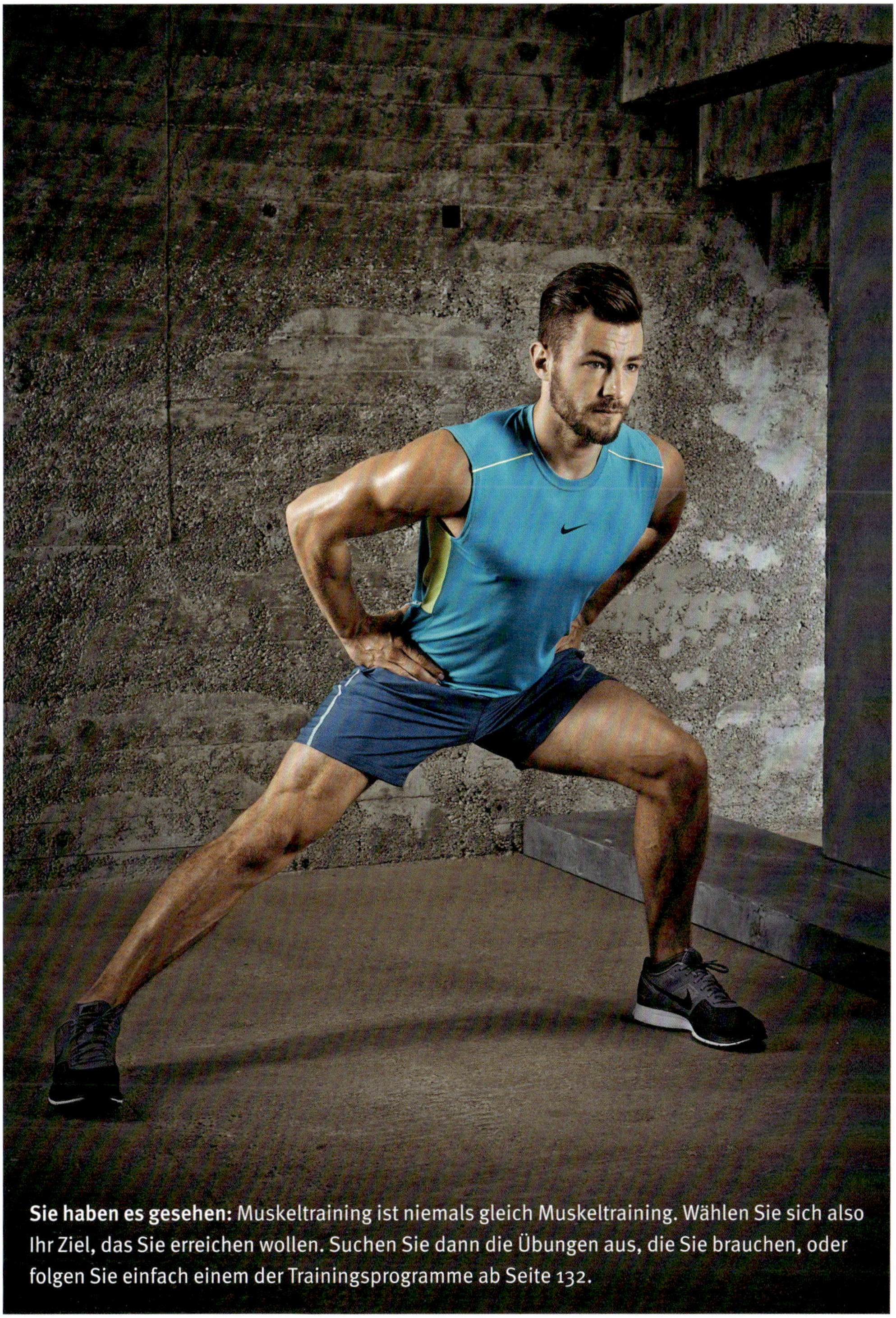

Sie haben es gesehen: Muskeltraining ist niemals gleich Muskeltraining. Wählen Sie sich also Ihr Ziel, das Sie erreichen wollen. Suchen Sie dann die Übungen aus, die Sie brauchen, oder folgen Sie einfach einem der Trainingsprogramme ab Seite 132.

oder Judo betreiben, wissen, dass diese Trainingsform der beste Weg ist, um nicht an Gewicht zuzulegen, aber gleichzeitig sehr leistungsfähige Muskeln zu bekommen. Das Geheimnis dieser Trainingsform liegt darin, dass auch die großen weißen Muskelfasern, die für die schweren Lasten oder auch schnelle Bewegungen verantwortlich sind, gezielt trainiert werden. Bei den ersten drei Anpassungen sind sie nur eingeschränkt einbezogen worden, weil sie maximale Belastungen brauchen. Dadurch erhöhen sich das Nerv-Muskel-Zusammenspiel und die Reizfrequenz, sodass die bisher »schlafenden« großen Muskelfasern aufgeweckt werden. Endlich werden sie gebraucht und dafür belohnen sie Sie mit enorm starken und leistungsfähigen Muskeln . Bei unseren Workouts bringt das High-Intensity-Training (siehe auch Seite 24) diesen Effekt. Nach dem Auspowern des ganzen Körpers (Vorermüdung) geht es anschließend an spezifische Trainings wie etwas der Beine oder des Bauchs. Durch dieses Training werden Ihre Muskeln richtige Spitzensportler. Sie bleiben grazil und lang, definiert und profiliert. Ein Bildhauer aus der Antike könnte es nicht besser hinbekommen. Gerade wenn Sie also die »fittesten« Muskeln haben und keine Gewichtszunahme tolerieren wollen – wenn Sie also einfach nur wahnsinnig sportlich aussehen wollen, dann ist dieses Training die beste Methode für Sie. Suchen Sie also nach Übungen, die Sie muskulär an Ihre Grenzen bringen. Dann werden Ihre Muskeln schnell zum Formel-1-Kracher.

WISSEN

BASICS FÜRS TRAINING

Eine **Wiederholung** ist die einmalige Durchführung einer Übung. Sehr intensive Übungen erfordern nur wenige Wiederholungen, manchmal sogar nur eine einzige. Eine **Serie** oder einen **Satz** nennt man eine bestimmte Zahl von Wiederholungen. Bei mehreren Serien einer Übung legen Sie bitte dazwischen eine **Pause** (siehe Seite 25 f.) ein und gehen erst danach zur nächsten Übung weiter.

INTENSITÄT – DIE DOSIS BRINGT DEN ERFOLG

Die Muskelfasern reagieren auf zwei verschiedene Hauptmechanismen: auf die Bewegungsgeschwindigkeit und die Belastungsintensität. Aber nicht jede Übung können Sie beliebig schnell ausführen, sodass Sie oft nicht alle weißen Fasern erreichen und trainieren. Deswegen ist der wichtigste Faktor, um das Training zu steuern, die Intensität. Ist die ausgewählte Übung richtig anstrengend und kommen Sie dabei an Ihre Grenzen, dann sind auch mehr Muskelfasern aktiv. Deshalb sollten Sie genau das versuchen. Gehen Sie also nicht über eine höhere Anzahl an Wiederholungen, wenn Sie die Leistung Ihrer Muskeln steigern wollen. Nehmen Sie den Weg des »High Intensity Trainings«. Dabei werden die Muskeln richtig stark belastet. Damit trainieren Sie dann die roten Muskelfasern, aber besonders auch die oxidativ arbeitenden weißen Fasern und sogar die größten und kräftigsten Fasern: die »anaerob« arbeitenden Fasern. Letztere können Sie nur trainieren, wenn Sie höchste Belastungsintensitäten zulassen. Aber das lohnt sich, denn diese besondere Gattung der weißen Fasern macht Ihre Muskeln erst so richtig fit und leistungsfähig, ohne dass das Volumen der Muskeln immer weiter zunimmt.

DAS IDEALE TRAINING

Ihr Training für die Muskeln sollte also folgende Eigenschaften in sich vereinen:
Es sollte ...

- ... umfassend sein: Das heißt, Sie machen möglichst viele freie Bewegungen, die alle Muskeln einbeziehen.
- ... harmonisch sein: Trainieren Sie alle auf ein Gelenk einwirkenden Muskeln und harmonieren Sie dadurch den Muskeleinfluss auf das jeweilige Gelenk.
- ... brennend sein: Lassen Sie Muskeln brennen, wenn sie wachsen sollen.
- ... intensiv sein: Trainieren Sie mit hoher Belastung und wenigen Wiederholungen, wenn Sie auf lange Sicht athletische, definierte Muskeln bekommen wollen.
- ... intelligent sein: Gewinnen Sie an Bewegungsintelligenz durch regelmäßiges, abwechslungsreiches Üben.
- ... rotierend sein: Führen Sie Bewegungen nicht nur eingelenkig durch, sondern rotieren Sie bei den Übungen und kombinieren Sie unterschiedliche Bewegungen.

Das erreichen Sie am besten mit einem möglichst abwechslungsreichen Workout und dem Training vieler Muskelgruppen, welches Sie auch immer wieder an Ihre Leistungssteigerung anpassen sollten.

HOCH-VOLUMEN-TRAINING

Wenn Sie Ihren Muskeln in möglichst kurzer Zeit gezielt Volumen antrainieren möchten, sollten Sie nach folgendem Schema vorgehen:

- Pro Übung 4 bis 6 Sätze
- Serie 1 bis 3: 20 Wiederholungen
- Serie 4 bis 6: 15 Wiederholungen
- Zwischen den Sätzen nur 30 Sekunden Pause

Wählen Sie die Belastung jeweils so, dass die Muskeln wirklich ausgepowert sind. Dabei unterstützen langsame Bewegungsausführungen – besonders in nachgebenden Bewegungsphasen – den Verbrauch der Energie.
Ein gutes Beispiel: Sie gehen bei einer Kniebeuge in normalem Tempo hinunter und dann ganz langsam wieder nach oben.

Mit Vorermüdung geht es schneller

Wer besonders intensiv trainieren möchte, der arbeitet mit dem Prinzip der »Vorermüdung«. Das führt zu einem besonders schnellen Wachstum der Muskeln. Beginnen Sie dazu Ihr Training mit »anstrengenden« Ganzkörperübungen aus dem Übungskatalog ab Seite 115. Erst danach schließen Sie dann die gewünschten Trainingsübungen für einzelne Muskelpartien (z. B. Liegestütz) an.

BODY-SHAPING FÜR EINEN ATHLETISCHEN KÖRPER

Um dicke Muskelpakete zu vermeiden, trainiert man am besten intensiv und mit nur wenigen Wiederholungen.
Folgen Sie diesem Trainingsschema und Ihre Muskeln werden schon nach wenigen Wochen profitieren und definiert aussehen:

- Pro Übung nur 1 bis 3 Sätze
- Serie 1: 10 Wiederholungen
- Serie 2: 8 Wiederholungen
- Serie 3: 6 Wiederholungen
- Pausen zwischen den Sätzen von 1 Minute

Führen Sie alle Bewegungen zügig, aber kontrolliert aus. Dabei sollten Sie besonders die »überwindenden« (konzentrischen) Muskelkontraktionen »explosiv« umsetzen (beispielsweise das Hochkommen bei einer Kniebeuge oder bei einem Liegestütz).

Wählen Sie Ihre Übungen so, dass jede Übung richtig schwer ist. Sie müssen dabei an Ihre muskuläre Grenze kommen.

MUSKELTRAINING BRAUCHT AUCH PAUSEN

Natürlich ist das Training wichtig! Aber wer nicht die richtigen Pausen macht und vor allem den Muskeln nicht genügend Zeit zur Regeneration gibt, der wird niemals vom Training profitieren können. Denn für Ihre Muskeln gilt: Die richtige Pause bringt den Erfolg. Sie darf nicht zu lang sein, aber auch auf keinen Fall zu kurz.

ÜBERANSTRENGUNG VERMEIDEN

Wer zu häufig trainiert und immer nur die gleichen Muskeln beansprucht, der ermöglicht es seinen Muskeln nicht, sich zu erholen. Sie können dann ihre Trainingsanpassungen nicht ausleben und auch nicht stärker geschweige denn leistungsfähiger werden.
Ganz im Gegenteil sogar: Wer zu viel macht, der schädigt seine Muskeln nachhaltig, denn »zerstörtes« Gewebe wird nicht mehr ausreichend repariert und der Muskel verliert seine Fitness. Also ist Maßhalten auch beim Muskeltraining die beste Devise.

INFO

DIE ERHOLUNGSZEITEN

So lange Regenerationszeiten benötigt der Muskel bei:

- Koordinationstraining: 24 bis 36 Stunden
- Muskelkraftausdauertraining: 36 bis 48 Stunden
- Muskelaufbau/Hypertrophie: 48 bis 72 Stunden
- Muskel-Profilierungstraining: 72 bis 84 Stunden

INTELLIGENT TRAINIEREN

Mit recht niedrigen Belastungen können Sie fast jeden Tag trainieren, vor allem wenn Sie die Muskelgruppen zwischen den Trainingstagen sinnvoll abwechseln. Machen Sie also zum Beispiel an einem Tag Bizepstraining, dann können Sie am nächsten Tag ohne Probleme ein Trizepstraining durchführen.
Anders sieht es aus, wenn Sie intensiven Muskelaufbau oder gar ein spezifisches Training für die weißen Muskelfasern mit intensiven Belastungen machen wollen. Dann empfiehlt es sich, dies für eine Muskelgruppe maximal zwei- bis dreimal pro Woche zu machen. Aber Sie müssen dann die Muskelgruppe oder am besten ganze Körperpartien abwechseln.

Dazu empfehlen wir Ihnen folgende Partien im Wechsel zu definieren:

1. Unterschenkel und Oberschenkel,
2. Gesäß, Bauch und Rücken,
3. Arme und Schultern,
4. Ganzkörper-Stabilisationsübungen.

Diese vier Übungsblöcke können Sie abwechselnd ohne Probleme innerhalb einer Woche miteinander trainieren und Sie werden rasch sehen, wie Ihr Körper kräftig und schlank wird. Stellen Sie sich Ihr Übungsprogramm so zusammen, dass Ihre Muskeln den Trainingsreiz auch umsetzen können und wachsen. Pausen lohnen sich – auch beim Muskeltraining.

VORSICHT ÜBERLASTUNG – WENN MUSKELN SCHMERZEN

Muskeln können schmerzen, besonders dann, wenn wir zu viel trainiert haben. Der Muskelkater ist sicher die bekannteste, aber mit Sicherheit die harmloseste Variante. Schwierig wird es, wenn man eine Verletzung oder Schädigung des Muskels von einer normalen belastungsabhängigen positiven Anpassungsreaktion des Muskels unterscheiden möchte. Denn beide sind sehr ähnlich und die Grenze zur Schädigung zu erkennen, ist enorm schwierig. Eine normale Überlastung sollte etwa nach drei Tagen nicht mehr spürbar sein.

MUSKELKATER

Alle kennen ihn, alle bekommen ihn, selbst Spitzensportler. Doch woher kommt der Kater in den Muskeln eigentlich? Bei intensivem Training kommt es immer zu kleinen, winzigen Einrissen in das Gewebe, weil das Bindegewebe überfordert ist. Das »zerstörte« Gewebe schmerzt nicht sofort, sondern zunächst muss das Immunsystem tätig werden und unseren Reparaturmechanismus in Kraft setzen: Dazu löst es kleinste Entzündungen am Ort der Zerstörung aus. Wasser wird eingelagert und Zellen quellen auf, Fresszellen werden aktiv, die Durchblutung erhöht sich und neue Materialien werden herantransportiert, um zu reparieren. Dies alles geschieht etwa 18 bis 24 Stunden nach dem Training. Deswegen merken wir vorher nichts. Der Reparaturprozess dauert dann meist zwei bis drei Tage und danach ist man meist sogar belastbarer als vorher.
Vergessen Sie also den Tipp, dass am besten gegen Muskelkater die gleiche Belastung direkt am nächsten Tag hilft.

MUSKELVERHÄRTUNG UND MUSKELZERRUNG

Lokal begrenzte Schmerzen und Einschränkungen der Kontraktion und Bewegung sind Kennzeichen für eine Verhärtung oder eine Zerrung der Muskulatur. Beiden gemeinsam ist auch eine Erhöhung des Muskeltonus, also der muskulären Spannung. Speziell bei Muskelverhärtungen erfolgt das Auftreten des Hypertonus jedoch nicht während oder direkt im Anschluss an das Training, sondern oft bis zu 24 Stunden verzögert. Zerrungen dagegen sind fast immer sofort zu spüren. Zerrungen und Verhärtungen haben aber gemeinsam, dass ihnen eine strukturelle Veränderung in Form kleinster Einrisse zugrunde liegt. Daraus entwickelt sich immer eine Entzündung als Antwort des Immunsystems. Die betroffenen Muskelzellen sterben dabei ab und werden durch neue ersetzt.
Der Übergang von der Verhärtung zur Zerrung ist nahezu fließend. Meist ist eine Ermüdung oder ein fehlerhafter Impuls des Nervs verantwortlich für die beiden Prozesse. Nach drei bis fünf Tagen sind die Beeinträchtigungen aber wieder bereinigt und der Muskel ist wieder belastbar. Eine Sportpause ist also nicht notwendig.

MUSKELFASERRISS

Beim Muskelfaserriss sind Muskelfasern dagegen eindeutig zerstört. Die Ursache für einen Muskelfaserriss ist fast immer eine Überdehnung des Muskels über seine Belastungsgrenze hinaus, sodass es zu Zerreißungen des Gewebes kommt. Aufgrund der Gefäßschädigung entstehen oft auch begleitende Blutergüsse und die betroffene Stelle schmerzt. Nach einem Faserriss sind in der Regel etwa zwei Wochen Trainingspause angesagt. Ab der zweiten Woche nach der Schädigung kann mit leichtem Lauftraining begonnen werden. Intensives Muskeltraining sollte jedoch erst wieder nach drei bis vier Wochen aufgenommen werden.

MUSKELRISS

Immer häufiger sehe ich gerade junge »Pumper«, die es übertrieben haben und bei denen der Bizeps am Oberarm eingerissen oder sogar gerissen ist. Dabei reißt der Muskel innerhalb seines Faserverlaufes großflächig oder komplett oder aber er reißt am Sehnenansatz aus. Beides zieht umfassende Therapien nach sich und in zahlreichen Fällen ist eine Operation und mehrwöchige Trainingspause notwendig.

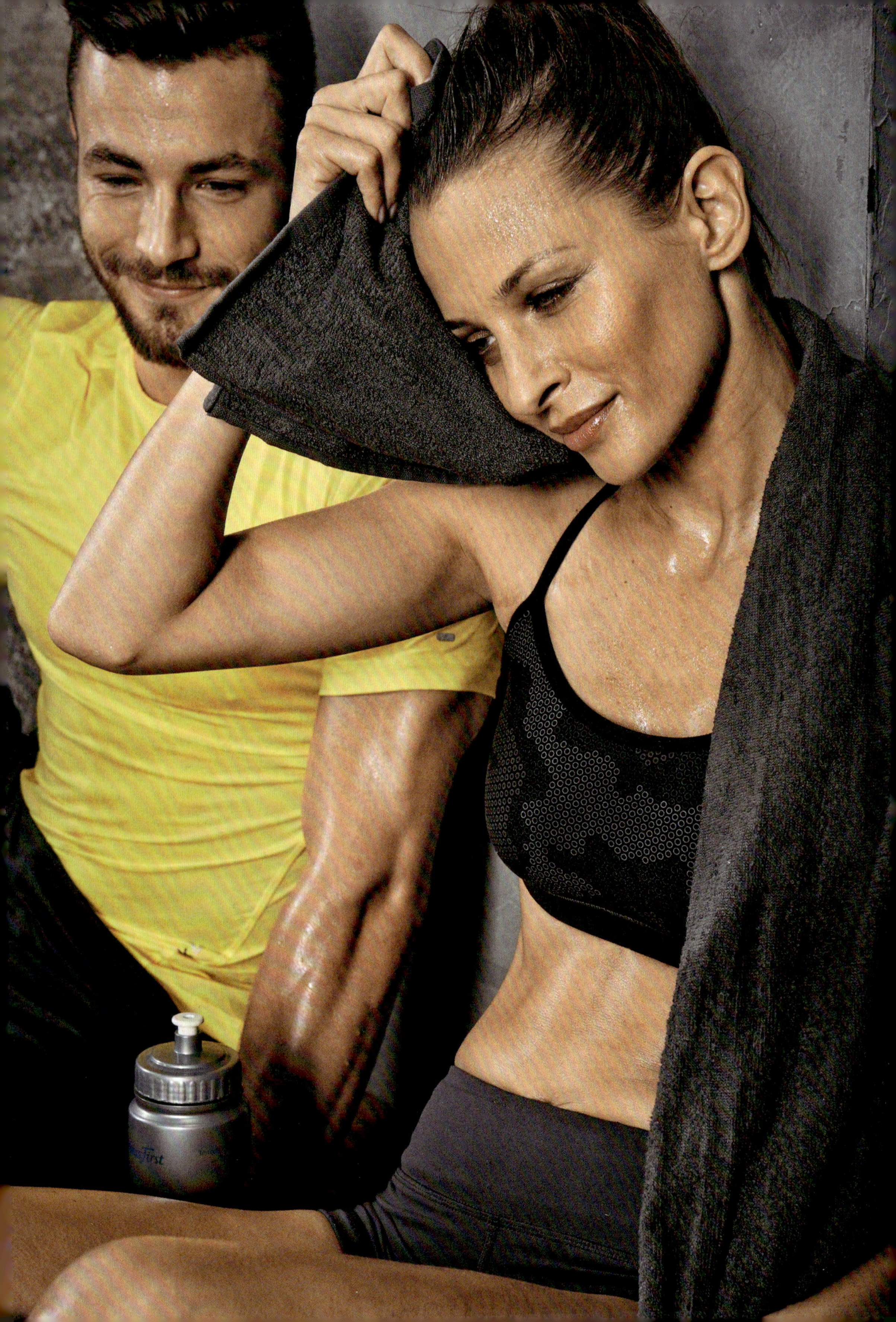

DIE ÜBUNGEN

Vom Lesen werden Sie zwar schlau, aber nicht fit. Deshalb geht es nun an die praktische Umsetzung der theoretischen Erläuterungen: Sie wissen mittlerweile, wie Ihre Muskeln funktionieren und wie Sie sie beeinflussen können. Sie haben sich inzwischen hoffentlich ein Ziel für die Entwicklung Ihrer Muskulatur gesetzt und damit immerhin mental schon einen Grundstein gelegt. Freuen Sie sich jetzt auf ein abwechslungsreiches Workout, das Sie ganz nach Ihrem Geschmack zusammenstellen können – je nachdem welches Trainingsziel Sie sich gesetzt haben. Oder Sie starten mit einem meiner Trainingsprogramme (ab Seite 132). Ganz wie Sie mögen. Wichtig ist nur: Werden Sie aktiv und fangen Sie an – am besten jetzt gleich!

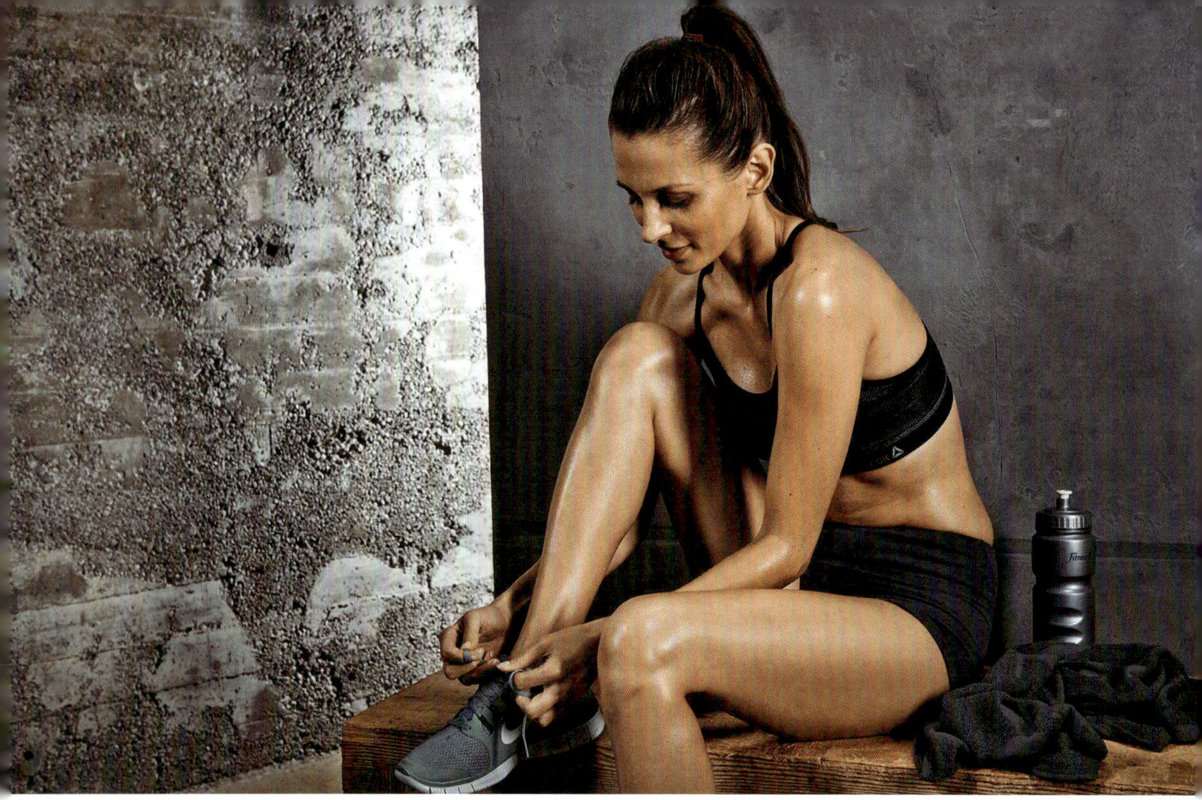

SIE SIND IHR EIGENER PERSONAL-TRAINER

Jetzt kann es losgehen! Schauen Sie sich meine Übungen an und suchen Sie sich die heraus, die Sie machen wollen. Einige der Übungen kennen Sie vielleicht, weil es »Klassiker« sind – andere erfahren Sie sicher neu. Trauen Sie sich aber auch an diese heran. Versuchen Sie auch unbekannte Übungen, denn dadurch wird Ihr Körper rundherum gefordert und trainiert – und Sie haben mehr Abwechslung.

Ich habe die Übungen so beschrieben, dass Sie den ganzen Bewegungsablauf von der Ausgangsstellung am Beginn bis zur Endposition leicht nachvollziehen können. Wie viele Wiederholungen und Sätze Sie dann davon machen, bestimmen Sie, denn das richtet sich nach Ihrem speziellen Trainingsziel. Folgen Sie dabei meinen jeweiligen Empfehlungen zu den vier verschiedenen Anpassungserscheinungen. Denn ob Sie dicke Muskeln oder lange, athletische Muskeln bekommen, das entscheiden Sie selbst durch die Wahl Ihrer Trainingsmethode. Darüber hinaus habe ich ab Seite 132 einige Trainingsprogramme für unterschiedliche Zwecke (z.B. Fitness-Workout, Abnehmprogramm) zusammengestellt, die Ihnen die Suche erleichtern. Hier finden Sie alle Übungen auch noch einmal extra als Überblick abgebildet.

Das Training mit Ihrem eigenen Körper ist fantastisch unaufwendig, gleichzeitig aber äußerst effektiv. Sie benötigen für Ihr Workout keine speziellen Geräte, weil Ihr Körper die beste Trainingsmaschine ist. Wenn Sie im Fitnessstudio klassisch an Geräten trainieren und nicht »freestyle« (siehe Seite 4), dann isolieren Sie meist einzelne Muskeln und beschränken dazu auch noch die Bewegungsbahn. So schaffen Sie es vielleicht, einzelne Muskelanteile an Geräten lokal und eingeschränkt gezielt zu trainieren, aber es entspricht überhaupt nicht einer natürlichen Muskelbelastung. Denn der Körper und gerade die Muskeln arbeiten normalerweise »in Freiheit« und das kann kein Gerät simulieren.

Training mit dem eigenen Körper ist etwas völlig anderes. Sie isolieren keine Muskeln, sondern meist sind ganz viele Muskeln gleichzeitig aktiv. Dabei ist die Grundvoraussetzung immer, dass Sie aus einer »stabilen« Körpermitte heraus Bewegungen ausführen und Muskeln trainieren, wie es in der Natur sinnvoll ist.

Muskeln arbeiten immer in »Ketten«, also nie alleine, und so schaffen Sie es mit meinen Übungen, Ihrem gesamten Körper optimale Fitness zu garantieren.

MIT VARIATIONEN GEGEN AUFKOMMENDE LANGEWEILE

Meine Übungen bieten Ihnen so viele Variationen und Belastungsmöglichkeiten, dass Sie jeden Muskel und seine »Muskelpartner« gezielt und effektiv ansteuern können. So viele Varianten sogar, dass Sie selbstständig eine Übung erleichtern oder auch erschweren können. Die wesentlichen Aspekte, die Sie jederzeit selbst modifizieren können, sind:

- den Umfang der Bewegung entweder reduzieren oder ausdehnen;
- die Hebelwirkung einzelner Körperteile verstärken oder reduzieren;
- die Anzahl der Wiederholungen oder Sätze bei einer Übung verändern;
- das Tempo der Übung verlangsamen oder explosiv gestalten;
- Übungen nach vorheriger Ermüdung durch andere Bewegungen ausführen oder völlig erholt beginnen;
- Pausen kürzen oder ausdehnen oder auch schon mal in der Mitte einer Serie einlegen;
- Übungen auf instabilen Untergründen (z.B. eine Luftmatratze) ausführen;
- ausgewählte Übungen nur mit einem Bein oder einem Arm ausführen.

Vergessen Sie aber niemals, dass Sie die Übungen immer korrekt und kontrolliert ausführen sollten! Hastige, abgehackte oder zu schnelle Bewegungen bringen oft nicht den gewünschten Erfolg oder ziehen sogar Verletzungen nach sich. Gerade für den Muskelaufbau sind langsame, bewusste Bewegungen die beste Methode. Bemerken Sie dann nach einiger Zeit, dass Ihnen die Übung leichter fällt, weil Sie besser geworden sind, dann erschweren Sie einfach die Übung: Machen Sie mehr Sätze oder wechseln Sie zu einer schwierigeren Variante.

SO VARIIEREN SIE RICHTIG

Der klassische Liegestütz (siehe Seite 56) ist eine Standardübung, die Schultern, Brust, Trizeps, unteren Rücken und je nach Ausführung auch die (schrägen) Bauchmuskeln stärkt. An seinem Beispiel zeige ich Ihnen, wie einfach es ist, durch kleine Veränderungen der Übungen die Schwierigkeit zu variieren und für mehr Abwechslung im Workout zu sorgen:

- Die einfachste Variante ist der »Positive Liegestütz« (siehe Seite 57), bei dem Sie sich vor einer Wand stehend mit den Händen dort abstützen und den »Liegestütz« als »Standstütz« ausführen.
- Schwerer wird es, wenn Sie den Körper weiter zum Boden bringen. Versuchen Sie doch mal den Stütz an einer Tischkante, auf einem

Stuhl oder an einer Treppe. Je flacher der Körper liegt, umso schwerer wird die Übung.

- Die »normale« Variante, wie Sie sie sicher kennen, ist dann so, dass Sie horizontal auf dem Boden liegen und die Übung dort ausführen.
- Erschweren können Sie diese normale Variante, indem Sie Ihre Arme weiter oder enger auf dem Boden aufstellen und somit auch andere Muskelanteile beanspruchen.
- Auch die Füße können Sie breit oder schmal nebeneinander aufstellen, wodurch sich eine größere Stabilität oder Instabilität ergibt.
- Versuchen Sie dann einmal, die Füße höher auf einer Treppenstufe, einem Hocker oder einem Tisch abzulegen und »kopfüber« den Liegestütz auszuführen. Sie werden sehen, wie schwer der normale Liegestütz jetzt ist.
- Stellen Sie die Hände dann zum Beispiel auf weichen Kissen, einer Luftmatratze oder gar kleinen Bällen ab. Sie werden merken, dass die instabile Stützfläche richtig schwer zu kontrollieren ist.
- Oder führen Sie letztlich den Liegestütz auf den Fingerspitzen oder gar einarmig aus.

TIPP

DIE ATMUNG ALS UNTERSTÜTZUNG

Achten Sie während Ihres Workouts immer auf Ihre Atmung. Das geht zwar meist von ganz allein, aber ein »Anhalten« der Luft sollten Sie bei den Übungen vermeiden oder wirklich nur ganz kurz zulassen. Denn ansonsten schießt Ihr Blutdruck in ungeahnte und ungewollte Höhen.
Wenn Muskeln sich anspannen und kontrahieren, dann sollten Sie ausatmen, beim Liegestütz also beim Hochkommen und beim Absinken wird dann eingeatmet. Am einfachsten ist es, sich zu merken: Wenn es schwer wird – dann wird ausgeatmet. Dies lässt sich nicht immer durchhalten, denn manche Übungen verlangen einfach eine andere Atemtechnik. Lassen Sie den Atemrhythmus also am besten seinen eigenen rhythmischen Weg finden. Doch die Luft anhalten und pressen sollten Sie wirklich nur in Ausnahmefällen.

Ich denke, Sie haben verstanden, worauf ich hinaus möchte. Nicht nur der Liegestütz, auch viele andere Übungen mit dem eigenen Körpergewicht sind unendlich variierbar. Wenn Sie nur einmal kurz überlegen und sich bei Ihnen umschauen, werden Ihnen sicher noch andere tolle Alternativen einfallen. Sorgen Sie dabei aber immer für Ihre eigene Sicherheit, dann steht dem Erfolg nichts im Wege.

WIE OFT SOLLTEN SIE TRAINIEREN?

Trainieren Sie so etwa drei- bis fünfmal pro Woche. Länger als 20 bis 30 Minuten je Trainingseinheit brauchen Sie nicht, denn Ihre Muskeln sind sehr genügsam und reagieren sehr schnell auf entsprechende Trainingsreize. Wenn Sie häufiger trainieren wollen oder auch merken, dass Ihre Muskeln vom Vortag noch erschöpft sind, dann gönnen Sie ihnen eine Pause und trainieren Sie andere Übungen, die andere Muskelpartien beanspruchen. Denn wie bereits auf Seite 25 f. dargestellt: Auch Muskeln brauchen Erholung, um besser zu werden. Also übertreiben Sie es bitte nicht!
Und nun kann es losgehen. Stellen Sie sich Ihr Programm zusammen. Viel Spaß!

AUFWÄRMEN IST WICHTIG!

Aufwärmen ist bei den meisten Sportlern ziemlich unbeliebt. Besonders diejenigen, die mit dem eigenen Körpergewicht ihre Muskeln trainieren, verzichten vielfach darauf. Doch damit die Muskeln, Sehnen und Bänder nicht durch einen Kaltstart mit zu hohen Belastungen überfordert werden und es zu Muskelbeschwerden wie auf Seite 27 beschrieben kommt, sollten Sie sich zumindest ein wenig aufwärmen. Dadurch werden die Strukturen besser durchblutet, die Blutgefäße geweitet, die Übertragung der Nervenimpulse auf den Muskel verbessert sowie die Bänder, Sehnen und Faszien elastischer. All dies ermöglicht Ihnen dann ein viel besseres und effektiveres Training Ihrer Muskeln. Bevor Sie also mit den Muskeltrainingsübungen beginnen, hilft Ihnen unser kleines Aufwärmprogramm:

1. Lockern und bewegen Sie die Schultergelenke, indem Sie »Schulterkreisen« mit den Armen für 30 Sekunden ausführen.

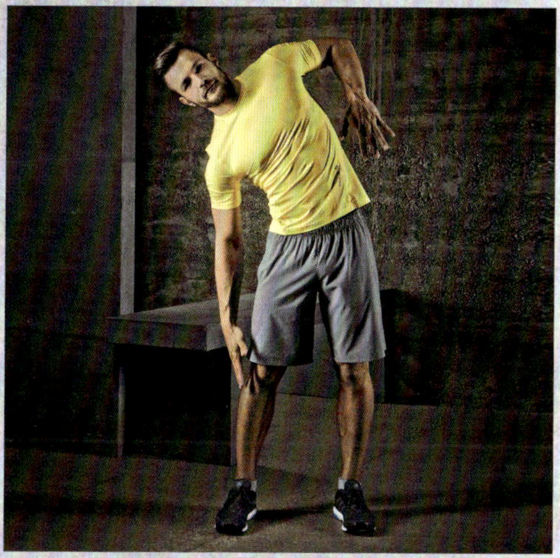

2. Machen Sie Ihre Wirbelsäule beweglich, indem Sie sich zu beiden Seiten neigen. Versuchen Sie dabei, mit den Händen so weit wie möglich am Bein nach unten zu kommen, ohne den Oberkörper zu verdrehen. Wiederholen Sie die Dehnübung zehnmal.
3. Neigen Sie sich soweit wie möglich nach vorne bei gestreckten Knien und hüftweit geöffneten Beinen. Versuchen Sie, mit den Fingern den Boden zu erreichen. Wiederholen Sie die Dehnübung zehnmal.

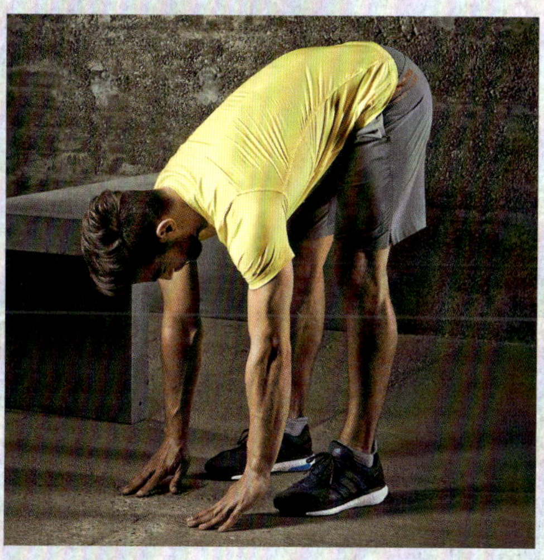

4. Laufen oder gehen Sie für eine Minute zügig auf der Stelle und heben Sie bewusst die Knie und Oberschenkel hoch dabei an.

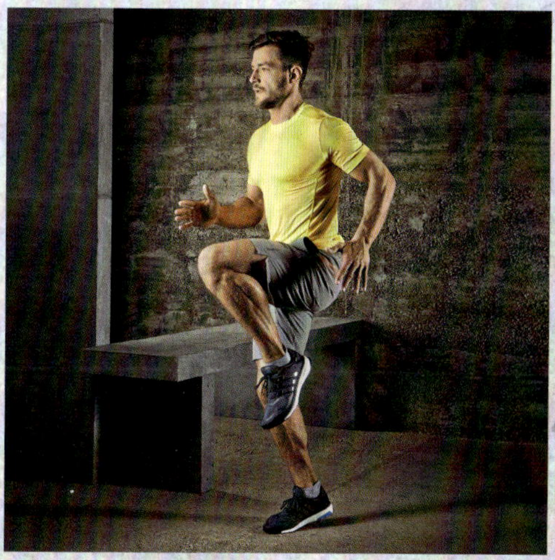

So, jetzt sind Sie bereit und aufgewärmt für das eigentliche Training. Los geht es!

UNTERARM UND OBERARM

BRÜCKENSTÜTZ

Kräftigung der Arm- und Schultermuskulatur

- Setzen Sie sich aufrecht auf den Boden. Die Füße sind aufgestellt und die Beine um 90 Grad angewinkelt.
- Stützen Sie Ihre Arme auf Ihren Händen hinter Ihrem Oberkörper schulterbreit auf.
- Neigen Sie jetzt den Oberkörper so weit nach hinten, dass ein großer Teil Ihres Körpergewichtes auf den Fäusten ruht.
- Heben Sie das Gesäß etwas an. Beugen und strecken Sie die Arme und halten Sie den Rumpf dabei stabil.

HIGHER DIPS

Kräftigung der Arm- und Schultermuskulatur, besonders des Trizeps

- Stützen Sie sich mit den Händen rücklings und schulterbreit auf die Sitzfläche eines Stuhls oder Hockers.
- Wandern Sie mit den Füßen so weit vom Stuhl weg, bis Knie- und Hüftgelenke mindestens einen 90-Grad-Winkel (oder mehr) erreichen. Der Großteil Ihres Körpergewichts ruht dabei auf Ihren Händen.
- Beugen und strecken Sie die Arme und halten Sie den Rumpf stabil.

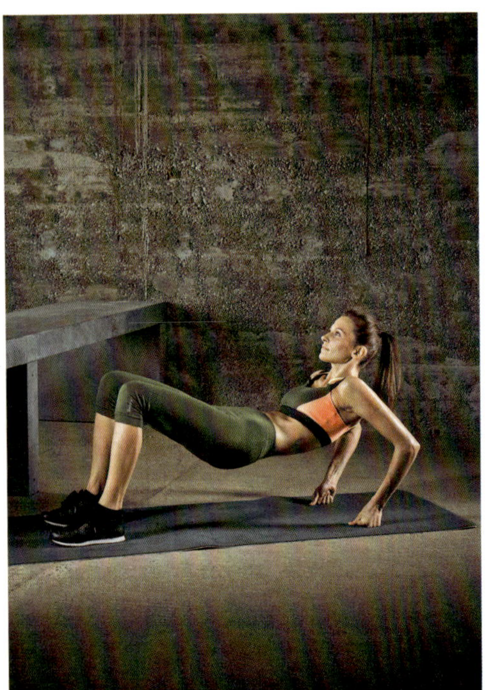

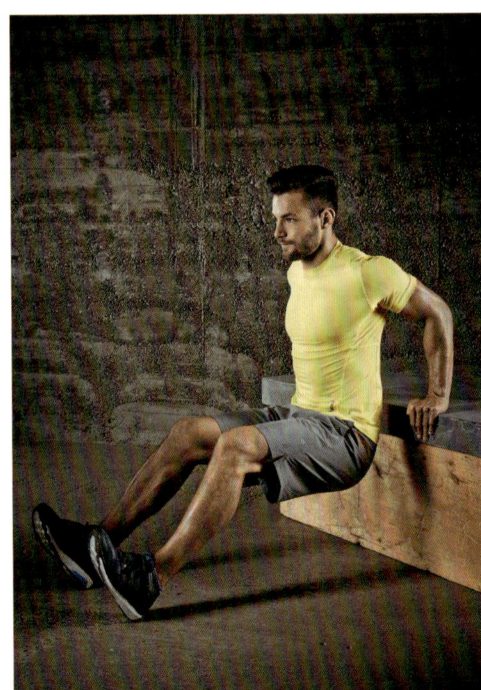

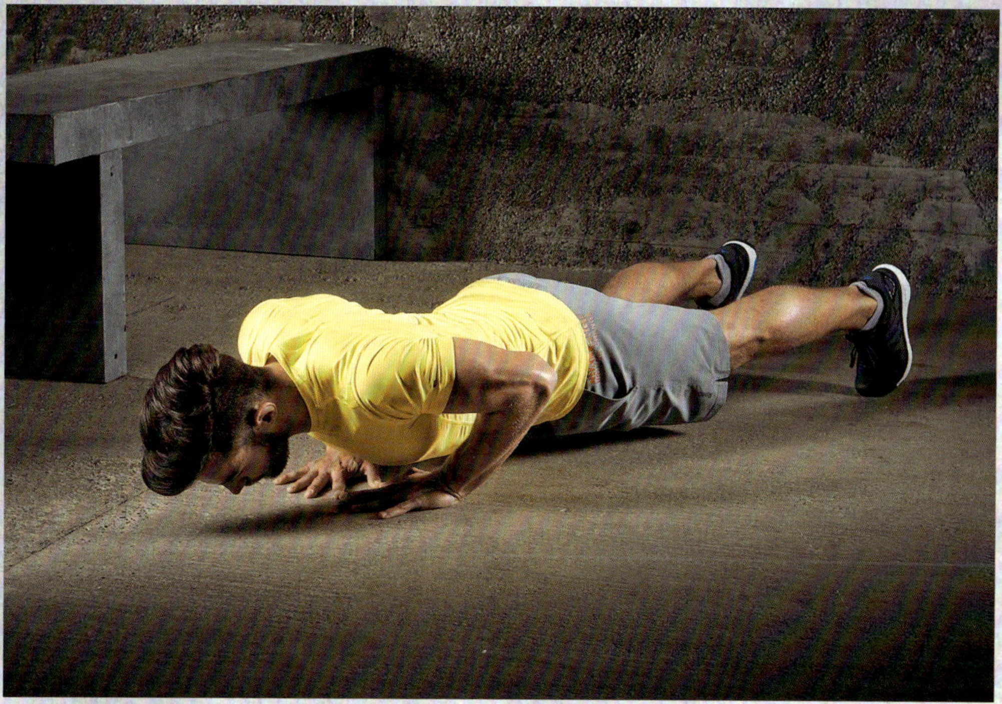

DIAMANT-LIEGESTÜTZ

Kräftigung der Arm- und Brustmuskulatur, vor allem des Trizeps

- Gehen Sie in die Liegestützposition. Der Körper bildet eine gerade Linie. Ziehen Sie den Bauchnabel bewusst nach innen und versuchen Sie, den Rücken ganz gerade zu halten, ohne ins Hohlkreuz zu fallen.
- Setzen Sie Ihre Hände ganz nah nebeneinander. Die Ellbogen werden auch beim Beugen und Strecken der Arme immer eng am Körper geführt.
- Achten Sie darauf, die Arme in der anschließenden Streckung nicht ganz durchzudrücken, sondern leicht angewinkelt zu lassen.
- Je tiefer Sie die Arme abstützen, desto anstrengender wird die Übung.

TIPP

VARIANTEN

- Stützen Sie sich mit den Händen auf einem hüfthohen Gegenstand ab (etwa einer Tischkante).
- Stützen Sie sich mit den Händen auf einem kniehohen Gegenstand ab (vielleicht auf einem Stuhl).
- Stützen Sie sich auf der untersten Treppenstufe ab.

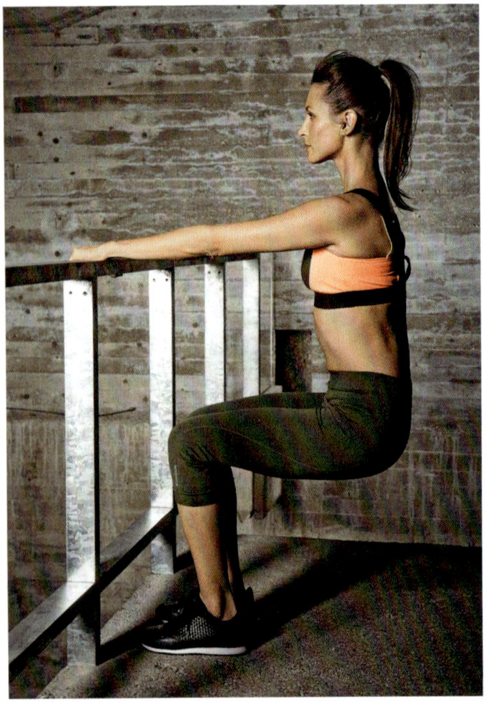

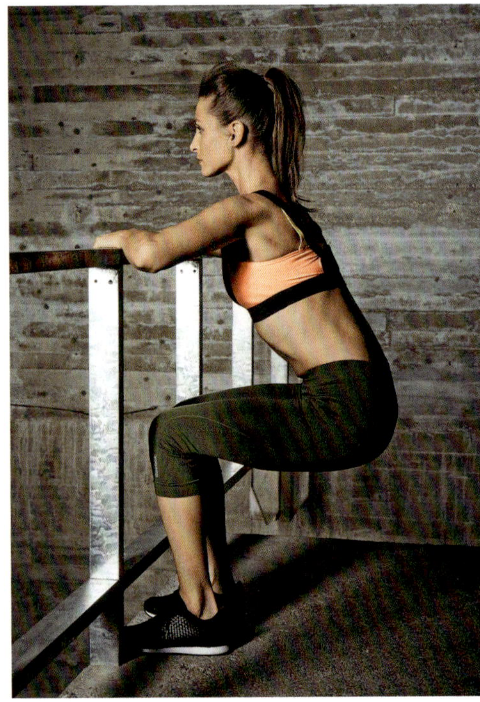

TIPP

FÜR DEN ALLTAG

Nutzen Sie für diese Übung beispielsweise ein Treppengeländer (waagrecht) oder Gartentor (das man oben bequem umfassen kann) oder auch eine niedrige Turnstange auf einem Spielplatz.
Die Füße befinden sich direkt unter dem Geländer. Achten Sie die ganze Zeit auf eine gute Bodenhaftung.

RAILING PULLING

Kräftigung der Armmuskulatur, besonders des Bizeps

- Halten Sie sich mit beiden Händen an einem hüfthohen und stabilen Geländer fest.
- Lehnen Sie sich so weit zurück, bis Ihre Arme fast ganz gestreckt sind. Die Beine sind im 90-Grad-Winkel gebeugt und die Oberschenkel befinden sich parallel zum Boden. Der Rücken ist gerade.
- Ziehen Sie den Oberkörper ganz nah zu den Händen heran, ziehen Sie dabei die Schulterblätter zusammen und strecken Sie dann wieder die Arme. Der 90-Grad-Winkel in den Knien bleibt bestehen.

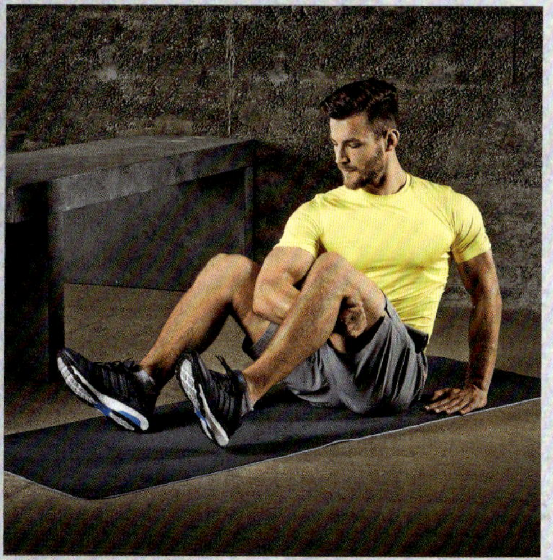

BIZEPS-CURLS MIT WIDERSTAND

Kräftigung der Armmuskulatur, besonders des Bizeps

- Sie sitzen auf dem Boden, die leicht geöffneten Beine sind gebeugt. Mit dem Oberkörper lehnen Sie sich etwas nach vorne. Der rechte Oberarm stabilisiert innen am rechten Oberschenkel und die rechte Faust befindet sich direkt unter dem Knie des linken Beins.

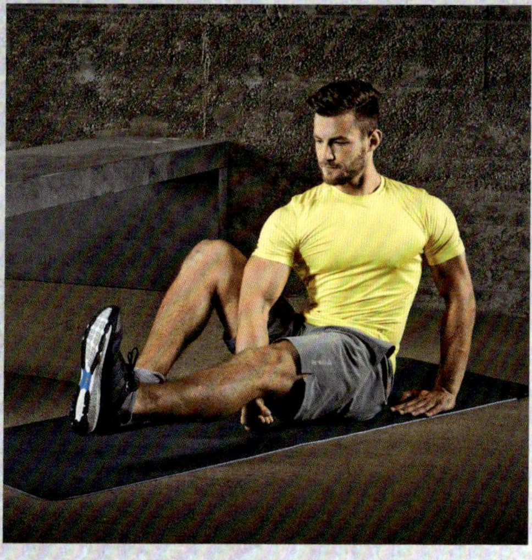

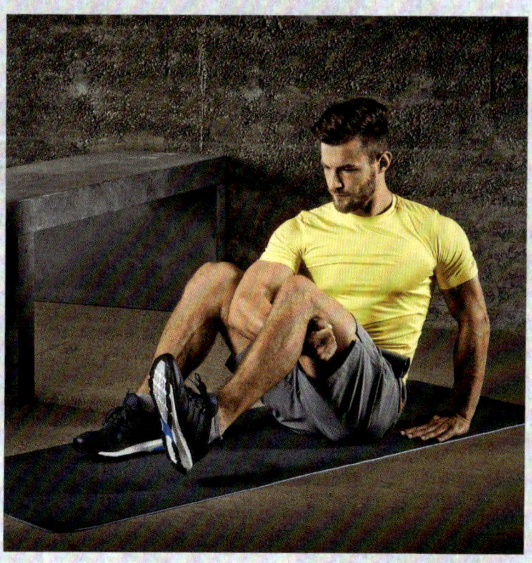

- Beugen und strecken Sie nun den rechten Arm im Ellbogen gegen den Beinwiderstand. Dabei wird das linke Bein bei der Aufwärtsbewegung gebeugt und bei der Abwärtsbewegung gestreckt.
- Setzen Sie je nach Können den Beinwiderstand intensiver ein. Die Abwärtsbewegung des Beines sollte dabei immer aktiv abgebremst werden.

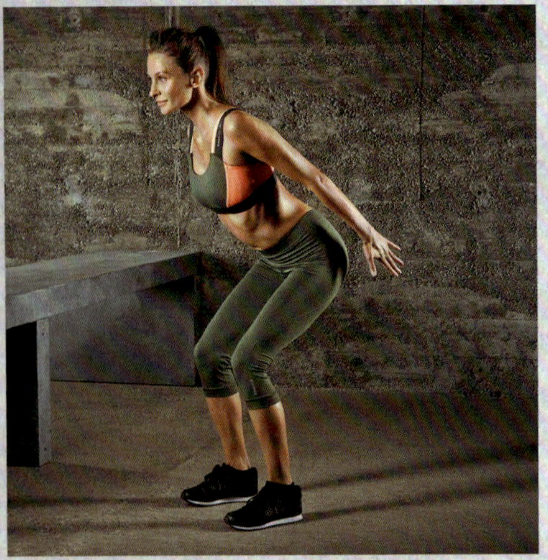

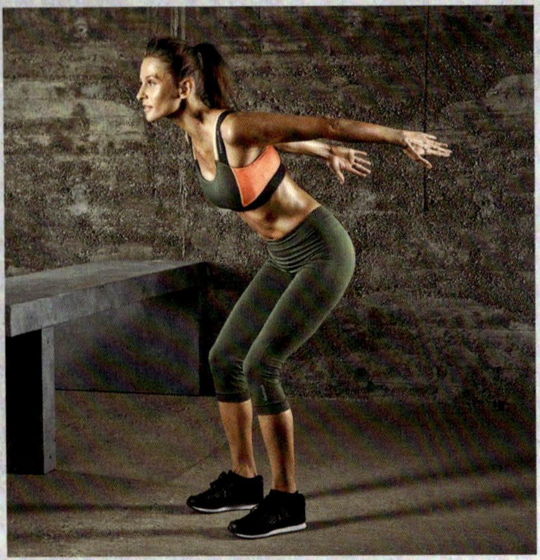

ARMHEBER

Kräftigung der Armmuskulatur, vor allem des Trizepsmuskels

- Stellen Sie sich hüftbreit hin und senken Sie das Gesäß etwas nach hinten ab, sodass Ihr Oberkörper sich nach vorne neigt wie bei einer kleinen Kniebeuge. Ihre Arme sind gestreckt neben dem Körper, die Handflächen zeigen zueinander. Die Schulterblätter sind nach unten und innen zur Wirbelsäule hin stabilisiert. Der Kopf befindet sich in Verlängerung der Wirbelsäule.
- Heben Sie die Arme nach hinten oben bis auf Schulterhöhe an und bewegen Sie sie wieder etwas nach unten.
- Senken Sie das Gesäß etwas nach hinten ab, sodass Ihr Oberkörper sich nach vorne neigt. Beugen Sie Ihre Ellbogen rechtwinklig an. Die Oberarme liegen am Körper, die Handflächen zeigen zueinander.
- Heben Sie nun wieder die Arme bis auf Schulterhöhe an und senken Sie sie wieder. Achten Sie während des Bewegungsablaufs darauf, die Schultern nicht hochzuziehen.

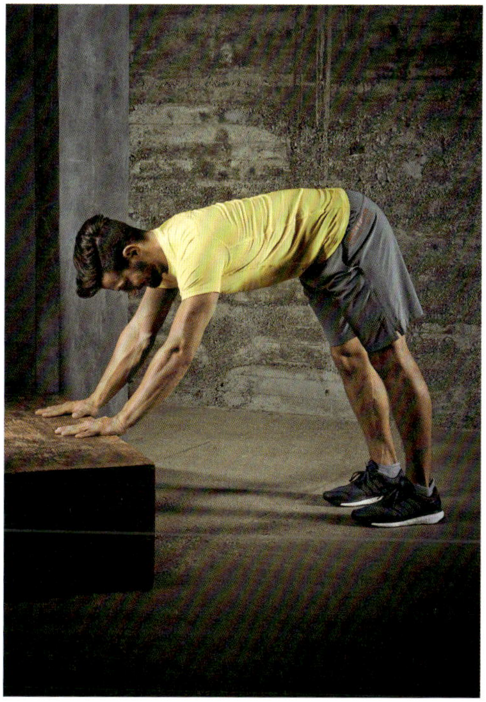

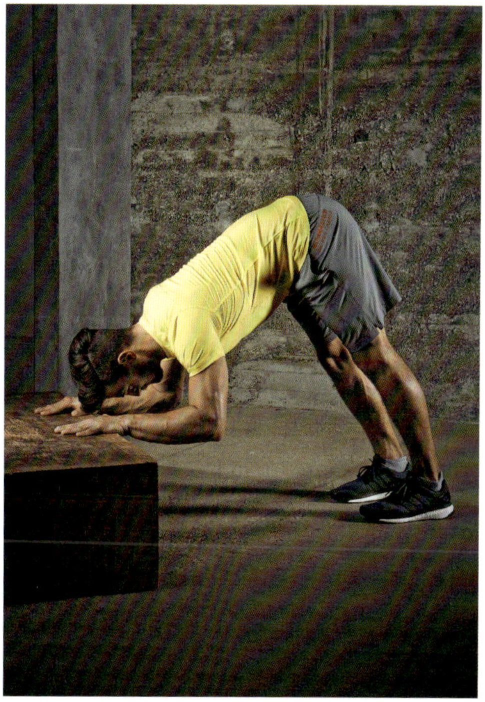

MILITARY PRESS

Kräftigung der Armmuskulatur

- Stellen Sie sich einen Meter von einer Bank oder einem Stuhl entfernt und stützen Sie sich mit den flachen Händen schulterbreit auf die Sitzfläche auf.
- Schieben Sie nun das Gesäß zurück und strecken Sie Ihre Arme, bis Ihr Oberkörper eine gerade Linie von den Händen bis zur Hüfte bildet. Achten Sie darauf, dass der Rücken dabei gerade und lang bleibt und nicht ins Hohlkreuz fällt. Auch der Nacken bleibt lang.
- Beugen Sie anschließend die Ellenbogen, bis die Stirn fast die Bank berührt, und strecken Sie die Arme wieder.

WISSEN

MUSKELMYTHEN UNTER DER LUPE (TEIL I)

Um Muskeln und ihr Wachstum kursieren eine Menge Gerüchte, die nicht stimmen.

- *Egal, was man trainiert, die Muskeln wachsen dabei immer:* Je nachdem wie Sie trainieren, können auch eine bessere Ausdauer, Koordination und Kraft statt des Wachstums bei den Muskeln erreicht werden.
- *Häufige Wiederholungen einer Übung sind wichtiger als starke Belastungen:* Nein, durch hohe Lasten werden mehr Muskeln aktiviert.

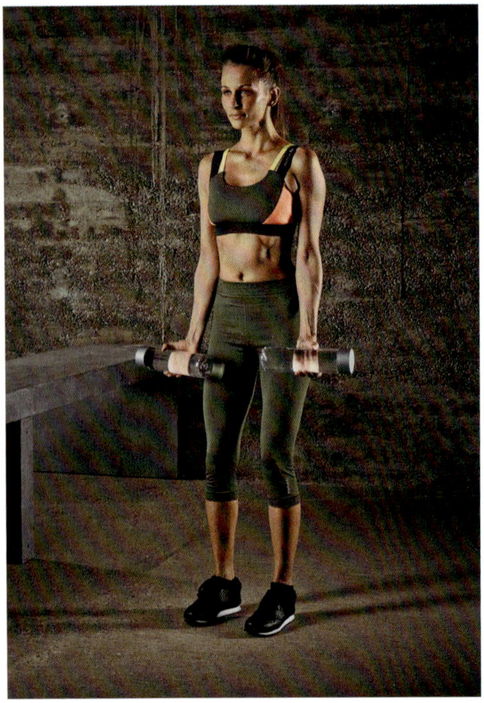

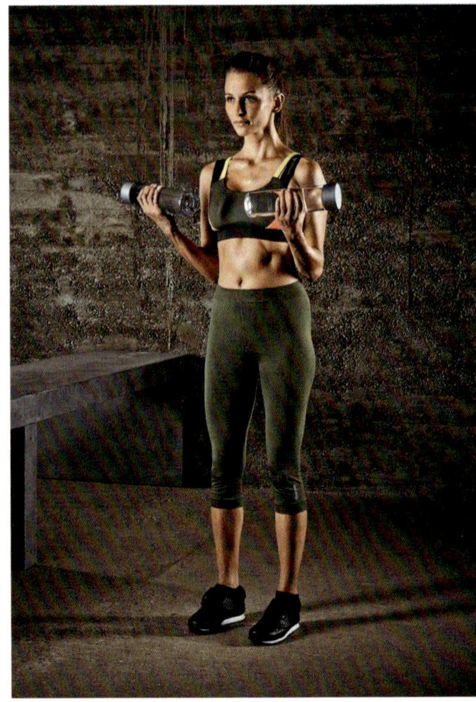

WISSEN

MUSKELMYTHEN UNTER DER LUPE (TEIL 2)

- *Je mehr Eiweiß bei der Ernährung, desto besser wachsen die Muskeln:* Es stimmt, dass Eiweiß für den Muskelaufbau unverzichtbar ist, aber ein Zuviel wird vom Körper in Fett umgewandelt.
- *Durch Bauchmuskelübungen nimmt man besonders am Bauch ab:* Schön wär's. Tatsächlich hält der Körper das Fett am Bauch gut fest. Da hilft nur eines: eine Ernährungsumstellung (siehe ab Seite 11) in Kombination mit dem Stoffwechsel-Turbo Muskeltraining.

ARM-CURL

Kräftigung des Bizeps

- Setzen oder stellen Sie sich aufrecht hin und nehmen Sie in jede Hand ein Gewicht oder eine 1-Liter-Wasserflasche. Die Arme sind gestreckt neben dem Oberkörper. Dabei bleiben die Oberarme möglichst seitlich am Brustkorb fixiert.
- Beugen Sie nun langsam beide Arme im Ellbogen nach oben in Richtung Schultern. Die Daumen zeigen nach oben. Arbeiten Sie dabei ohne Schwung.
- Danach die Unterarme langsam zurück in die Ausgangsposition führen.
- Sie können die Curls abwechselnd auch rechts, dann links durchführen oder beidseitig arbeiten. Der Vorteil beim Abwechseln ist, dass Sie sich auf jeden einzelnen Curl konzentrieren können.

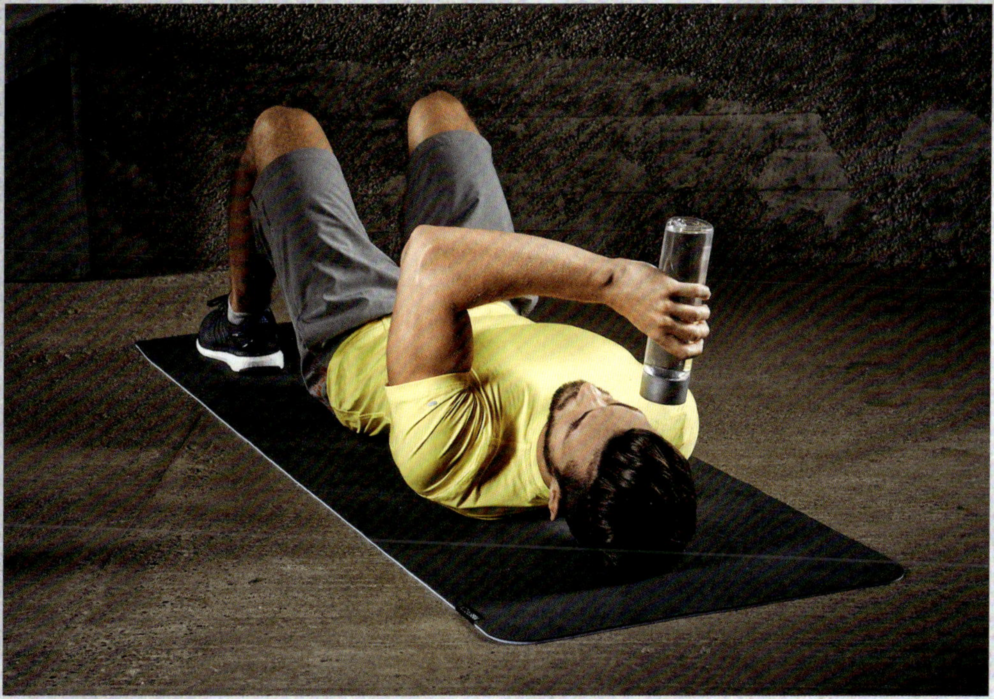

TRIZEPSSTRECKEN

Kräftigung des Trizeps

- Legen Sie sich flach mit dem Rücken auf den Boden, winkeln Sie die Beine an und pressen die Füße fest in den Boden.
- Nehmen Sie in eine Hand ein Gewicht oder eine 1-Liter-Wasserflasche. Halten Sie dies bzw. diese mit ausgestrecktem Arm senkrecht über der Schulter. Der Ellbogen zeigt dabei nach außen.
- Beugen Sie nun den Ellbogen langsam und konzentriert und senken Sie die Hantel langsam vor der Brust zur gegenüberliegenden Schulter. Kurz vor dem Berühren der Schulter stoppen und 2 Sekunden halten.
- Führen Sie anschließend das Gewicht wieder nach oben, bis der Arm fast gestreckt ist. Der Oberarm bleibt währenddessen unbewegt.

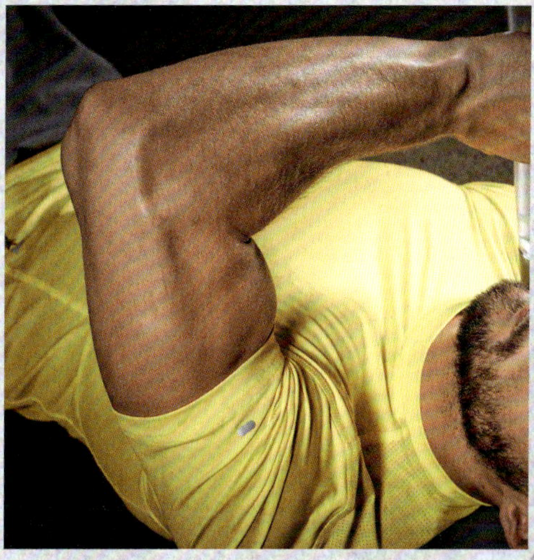

SCHULTERN UND NACKEN

WISSEN

MUSKELMYTHEN UNTER DER LUPE (TEIL III)

Noch ein Mythos um Muskeln und ihr Wachstum, hier entlarvt:

- *Je mehr man trainiert, desto schneller wachsen die Muskeln:* Muskeln brauchen immer mindestens 48 Stunden Regenerationszeit, damit sie überhaupt wachsen können.

NICK-NACKEN-DREHER

Kräftigung der Nackenmuskulatur

- Legen Sie sich in Rückenlage auf eine Erhöhung (wie etwa ein Bett), der Kopf ragt dabei über die Kante.
- Bewegen Sie nun den Kopf nur leicht nach hinten unten und heben ihn dann so an, dass er sich in Verlängerung der Wirbelsäule befindet. Rotieren Sie ihn nach links und rechts.
- Drehen Sie nun den Kopf zur Seite, sodass sich das rechte Ohr und die rechte Schulter zum Schluss fast berühren.
- Führen Sie die gleiche Bewegung konzentriert zur anderen Seite hin durch.

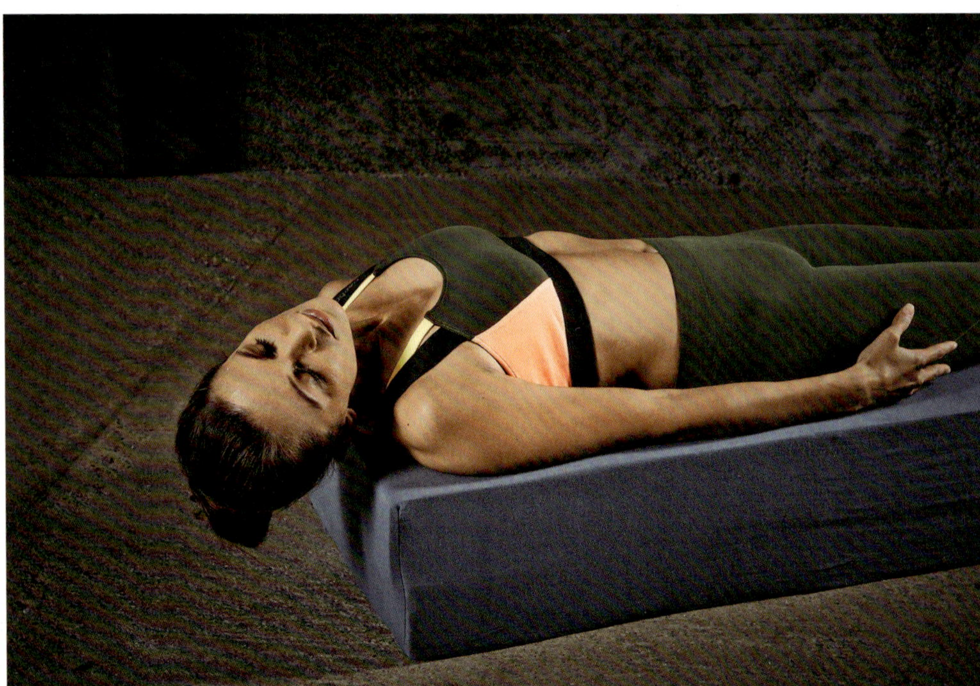

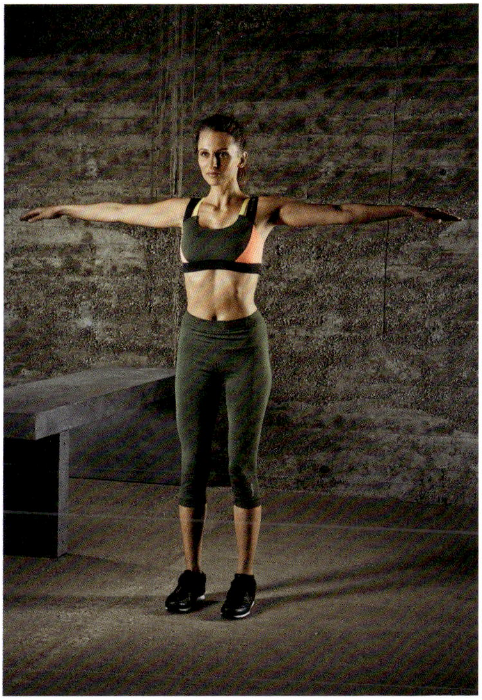

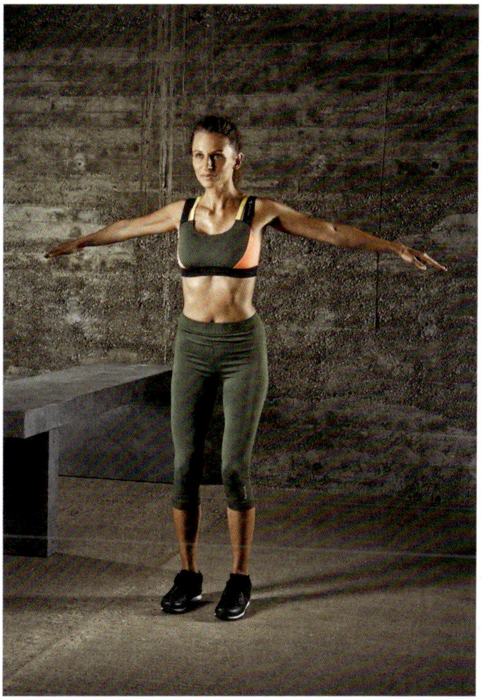

ARMROTATION

Kräftigung der Schultermuskulatur, besonders des vorderen *M. deltoideus*

- Stellen oder setzen Sie sich aufrecht hin.
- Strecken Sie Ihre Arme über die Seiten bis auf Schulterhöhe aus.
- Rotieren Sie nun die gestreckten Arme vorwärts und dann rückwärts.
- Diese Übung können Sie jederzeit zur Aktivierung zwischendurch, als bewegte Pause an Ihrem Arbeitsplatz am Schreibtisch oder an welchem Ort auch immer durchführen!
- Arbeiten Sie nicht mit Schwung und führen Sie die Bewegungen konzentriert und auch nicht zu schnell aus. Je sauberer und sicherer Sie den Bewegungsablauf beherrschen, desto mehr Tempo können Sie zulegen. Hauptsache, Sie haben um sich herum ausreichend Bewegungsfreiheit …

WISSEN

DIE EMOTIONALEN MUSKELN

Unsere Muskulatur ist eng mit unserer Psyche verknüpft und reagiert entsprechend angespannt oder entspannt auf Belastungen und Stress oder Freude. Achten Sie einmal darauf, wie verkrampft Ihr Körper bei Angst oder Dauerstress ist und wie locker sich die Muskeln anfühlen, wenn Sie herzhaft gelacht haben. Wenn die Muskeln dauerhaft angespannt sind, werden sie schlechter mit Sauerstoff und Nährstoffen versorgt und ihre Zellen sterben sogar ab. Wenn Sie viel Stress haben, ist es also wichtig, für regelmäßige Entspannung zu sorgen.

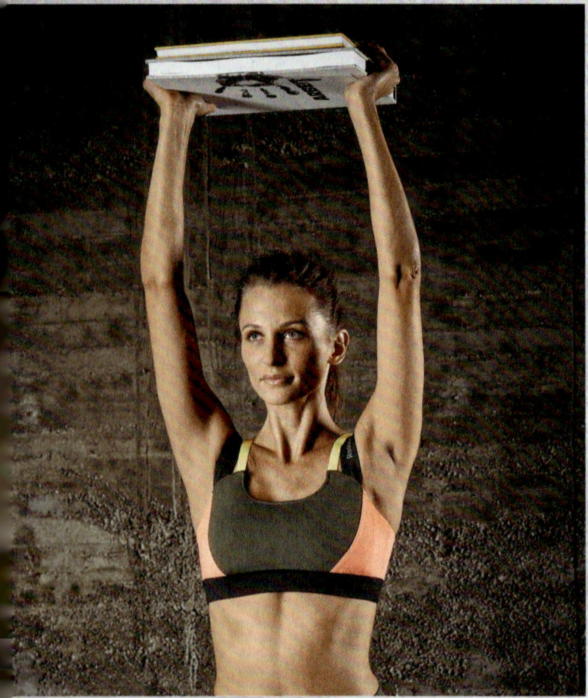

SCHULTERDRÜCKEN

Kräftigung der Arm- und Schultermuskulatur

- Stellen Sie sich aufrecht hin. Heben Sie einen Stuhl oder ein schweres Buch vor Ihre Brust.
- Stemmen Sie nun diesen Gegenstand über Kopf, bis die Arme fast gestreckt sind und senken Sie ihn vor der Brust wieder ab.
- Achten Sie auf eine stabile Körpermitte: Dazu Bauch und Gesäß anspannen.

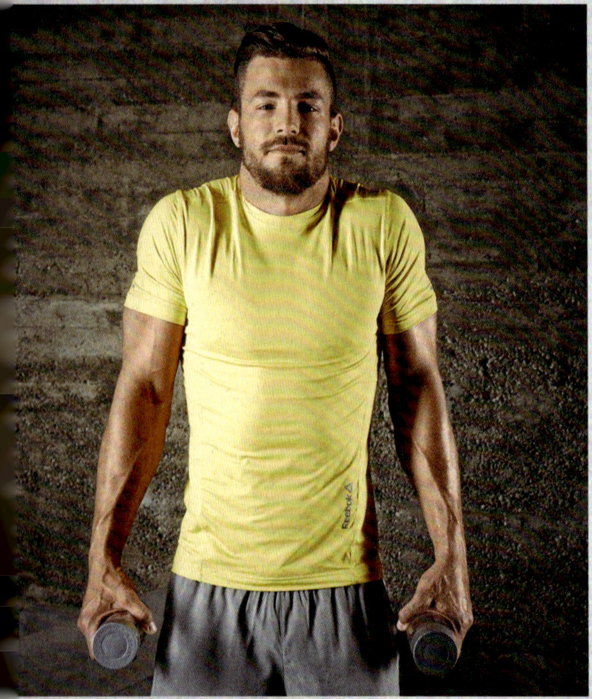

SCHULTERHEBER

Kräftigung der Schultermuskulatur

- Nehmen Sie in jede Hand eine volle 1-Liter-Wasserflasche.
- Stellen Sie sich aufrecht hin. Die Arme befinden sich gestreckt neben Ihrem Oberkörper.
- Heben Sie nun beide Schultern maximal an, als wollten Sie mit ihnen Ihre Ohren berühren. Halten Sie diese Position etwa 2 Sekunden lang.
- Senken Sie die Schultern anschließend, so tief es geht, wieder ab.

MILITARY PRESS 2

Kräftigung des Schultergürtels

- Stellen Sie sich aufrecht hin und drehen Sie dabei Ihre Zehenspitzen etwas nach außen, sodass sich die Fersen berühren.
- Beugen Sie nun Ihren Oberkörper nach vorne, setzen die Hände auf den Boden und wandern mit diesen nach vorne, bis Beine und Oberkörper etwa einen 90-Grad-Winkel ergeben. Die Fersen dürfen sich dabei etwas vom Boden lösen, sollten aber hinunterdrücken.
- Die Hände sind jetzt schulterbreit aufgestellt. Beugen Sie nun die Arme, sodass Ihre Nasenspitze fast den Boden berührt und Ihr Oberkörper nach unten kommt. Strecken Sie dann die Arme wieder.
- Der 90-Grad-Winkel zwischen Beinen und Oberkörper bleibt die ganze Zeit bestehen.

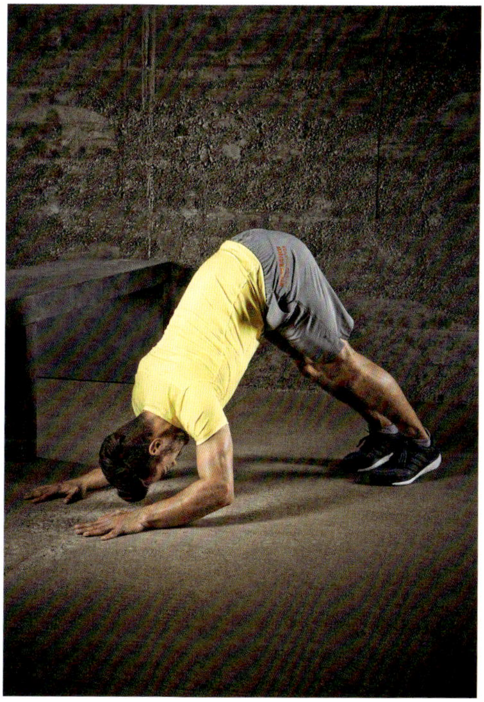

ARMHEBER IM KNIESTAND

Kräftigung der Schulter- und der gesamten Armmuskulatur

- Gehen Sie in den Kniestand. Neigen Sie den Oberkörper mit gestreckten Armen nach vorne, sodass Ihre Handflächen den Boden berühren.
- Heben Sie nun einen Arm vom Boden und halten diesen für 2 Sekunden in die Höhe.
- Wechseln Sie anschließend die Seite.
- Achten Sie beim Üben darauf, dass der Rücken gerade bleibt und auf keinen Fall ins Hohlkreuz geht. Kopf und Nacken sind immer in Verlängerung der Wirbelsäule.

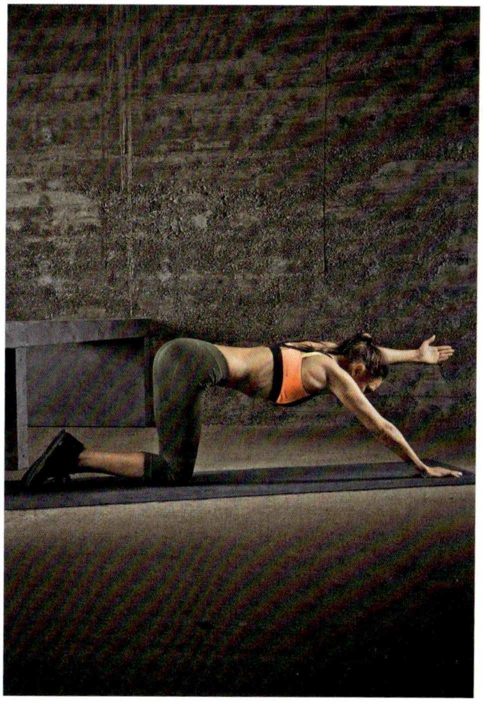

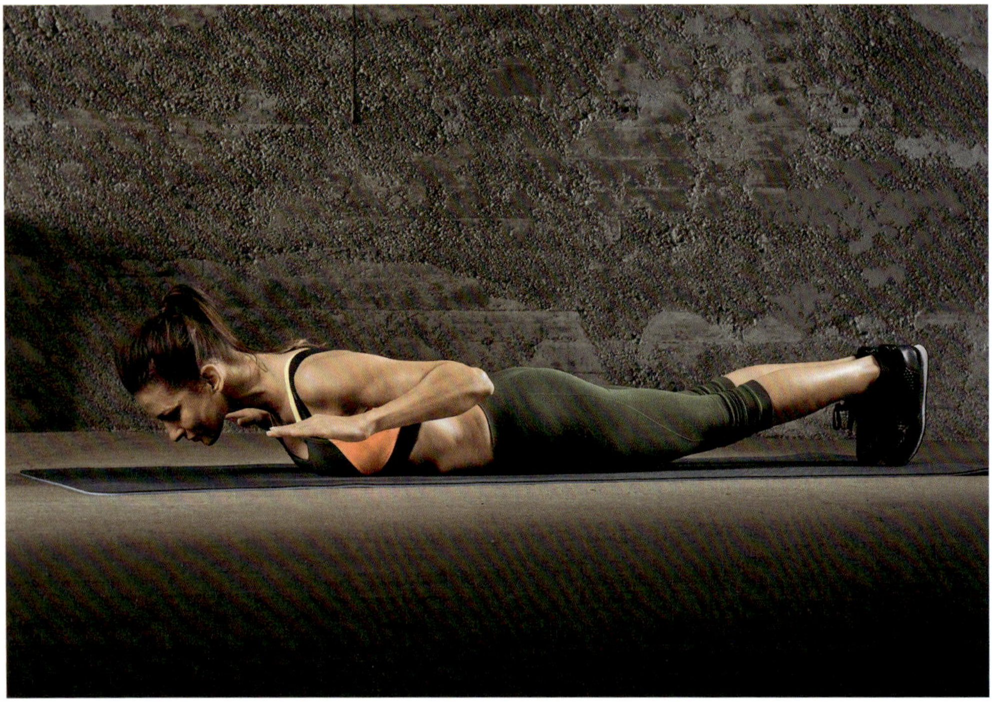

WISSEN

OHNE PAUSE KEIN ERFOLG

Muskeln brauchen nach einem anstrengenden Krafttraining regelmäßige Pausen von mindestens zwei Tagen, um sich zu regenerieren und wachsen zu können. Mussten sie neue Bewegungsabläufe lernen, brauchen sie sogar drei Tage, um ihr inneres Gleichgewicht wiederherzustellen. Beim Ausdauertraining werden übrigens anderthalb Tage Pause empfohlen. Optimal ist also, Ausdauer- und Krafttraining regelmäßig abzuwechseln.

ARMZUG

Kräftigung der Muskulatur des Schultergürtels, besonders des *M. trapezius*

- Begeben Sie sich in die Bauchlage. Die Beine sind gestreckt, die Zehen aufgestellt. Ihr Kopf und der Nacken befinden sich in Verlängerung der Wirbelsäule.
- Strecken Sie jetzt die Arme gerade nach vorne aus, sodass sie sich in Verlängerung der Körperlängsachse befinden. Heben Sie sie dann leicht bis auf Schulterhöhe vom Boden an. Ziehen Sie dabei Ihre Schultern aktiv nach unten, von den Ohren weg.
- Beugen Sie nun Ihre Arme, so weit es geht, bis neben den Oberkörper an und ziehen Sie am Ende die Schulterblätter zusammen. Strecken Sie Ihre Arme wieder gerade nach vorne aus, ohne den Boden zu berühren.

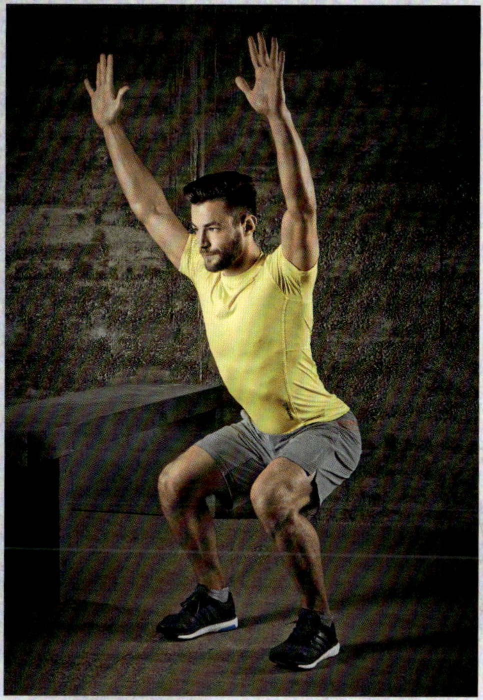

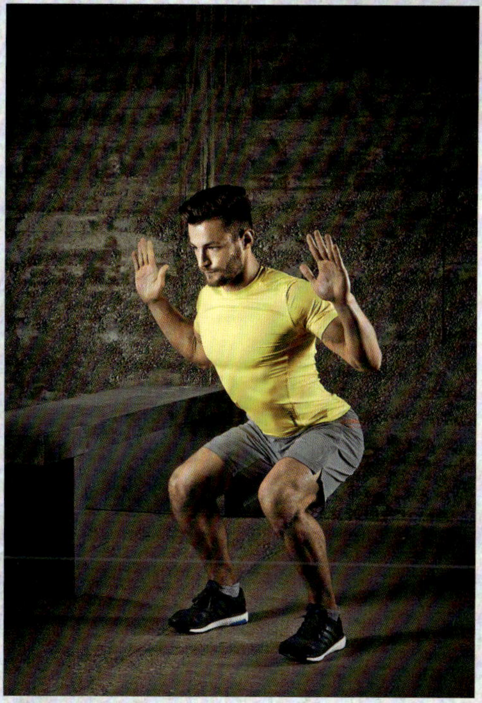

LATZUG IN DER KNIEBEUGE

Kräftigung des Schultergürtels und zusätzlich der Rücken- und Beinmuskulatur

- Gehen Sie in eine möglichst tiefe Kniebeuge und verlagern Sie Ihren Oberkörper um etwa 45 Grad nach vorne.
- Die Arme führen Sie von vorne gestreckt über Ihren Kopf.
- Senken Sie nun Ihre Arme, so weit es geht, langsam und konzentriert nach hinten und unten, als wollten Sie Ihre Ellbogen hinter dem Rücken zusammenführen. Ziehen Sie dabei Ihre Schulterblätter aktiv zusammen.
- Strecken Sie anschließend die Arme wieder nach vorne und oben aus.

TIPP

SCHREIBTISCH-KOMPATIBEL

Der Begriff Latzug ist dem Latissimus-Dorsi-Training, also dem Training des breiten Rückenmuskels, entlehnt. Dazu gehört neben dem Latziehen auch der Klimmzug. Diese Übung können Sie auch im Sitzen an Ihrem Arbeitsplatz durchführen. Neigen Sie den Oberkörper dabei weit nach vorne und folgen Sie der Übungsbeschreibung. Achtung: Sie sollten nur auf einem Stuhl üben, der keine Rollen hat.

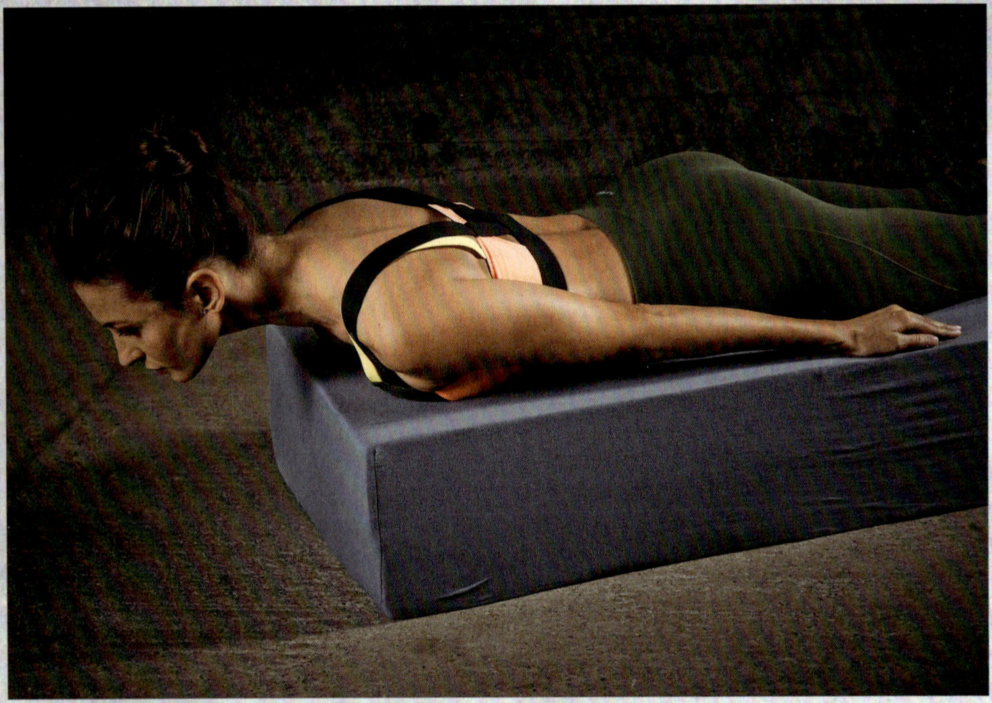

TIPP

KEINE ANGST VOR DICKEN MUSKELN

Gerade Frauen meiden häufig das Muskeltraining, weil sie eine übertrieben ausgeprägte Muskulatur fürchten. Doch bis zur Bodybuilder-Figur ist es ein weiter Weg. Gerade zu Beginn des Muskeltrainings schmilzt zunächst das Fett. Die Muskulatur wird erst nach und nach aufgebaut und ist dann erst sichtbar.
Wer dann noch mehr Power, aber keine dicken Muskeln möchte, wählt seine Übungen einfach entsprechend aus und verzichtet darauf, seine Muskelkraft jedesmal voll auszuschöpfen.

NACKENZUG

Kräftigung der kurzen Nackenmuskulatur

- Begeben Sie sich in die Bauchlage – am besten auf einer Liege oder einem Bett, sodass Ihr Kopf über die Kante ragt.
- Bewegen Sie nun den Kopf nach vorne unten und ziehen Sie Ihr Kinn an die Brust.
- Richten Sie dann den Kopf langsam wieder auf, bis sich dieser in Verlängerung der Wirbelsäule befindet.
- Auch hier gilt während des gesamten Bewegungsablaufs: Nicht mit Schwung arbeiten und Schmerzgrenzen akzeptieren, da insbesondere eine verspannte Nackenmuskulatur ihre Zeit braucht, um sich wieder ausreichend zu dehnen.

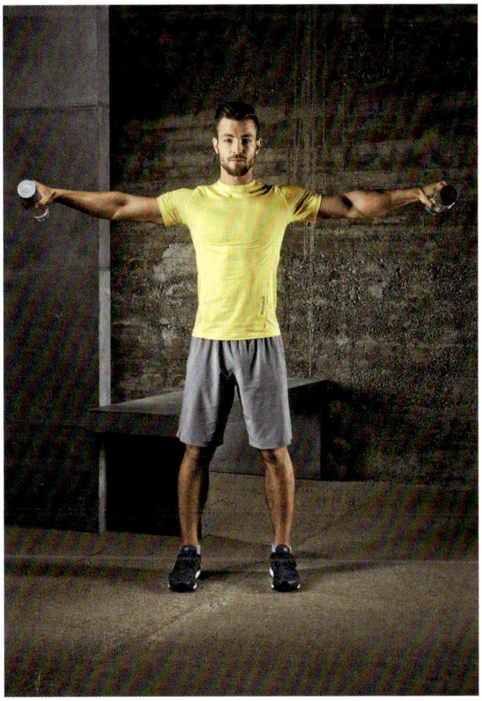

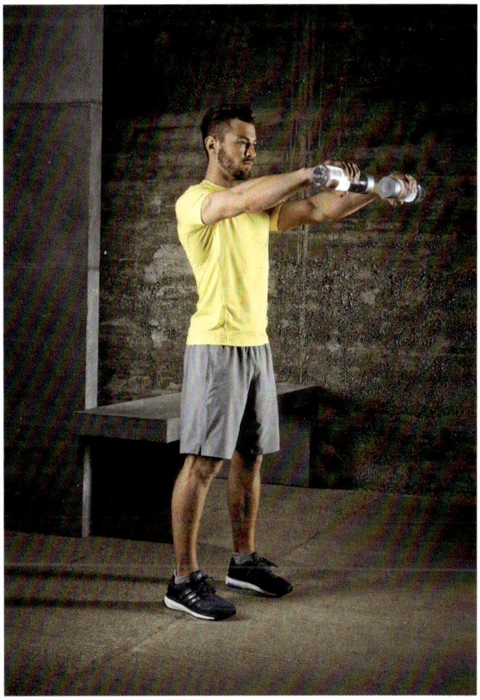

FRONT- UND SEITHEBEN

Kräftigung der Schultermuskulatur

- Nehmen Sie zwei volle Wasserflaschen in jede Hand. Stellen Sie sich aufrecht hin.
- Die Arme befinden sich gestreckt neben dem Oberkörper.
- Führen Sie nun Ihre Arme gestreckt und seitlich bis auf Schulterhöhe. Senken Sie sie dann langsam wieder ab.
- Führen Sie nun Ihre Arme gestreckt frontal nach vorne und oben bis auf Schulterhöhe.
- Senken Sie sie langsam wieder ab.

WISSEN

IM ALTER TRAINIEREN

Unter wissenschaftlicher Beobachtung trainierten Senioren, die in einer Einrichtung lebten, im Jahr 2007 ein halbes Jahr lang täglich für 10 bis 15 Minuten ihre Muskeln mit kleinen Geräten. Danach waren 15 Prozent, also immerhin etwa ein Sechstel, der älteren Herrschaften wieder so fit, dass sie das Seniorenheim verlassen und selbstständig leben konnten.
Das ist ein weiterer unschlagbarer Beweis für die Tatsache, dass jeder jederzeit mit dem Training beginnen und davon enorm profitieren kann hinsichtlich seiner allgemeinen Lebensqualität.

BRUST UND OBERER RÜCKEN

WISSEN

MYOKINE – DIE BOTEN DER MUSKELN

Wie Hormone setzen Myokine im Körper bestimmte Prozesse in Gang. Sie werden in den Muskeln gebildet, und zwar nur bei Bewegung. Erst seit die Dänin Bente Pedersen 2007 diese muskulären Botenstoffe entdeckt hat, weiß man, warum Bewegung, Training und Sport so viele positive Effekte auf die Gesundheit hat.

SCHULTERSTRECKER

Kräftigung des oberen Rückens und der Schultermuskulatur

- Gehen Sie auf Ihrer Übungsmatte in die Bauchlage, die Beine sind lang gestreckt, die Zehen aufgestellt. Der Kopf und der Nacken befinden sich die ganze Zeit in Verlängerung der Wirbelsäule.
- Strecken Sie die Arme nach vorne, die Daumen zeigen nach oben.
- Heben Sie nun die Arme nur im Schultergelenk maximal an und senken Sie sie langsam und konzentriert wieder ab.

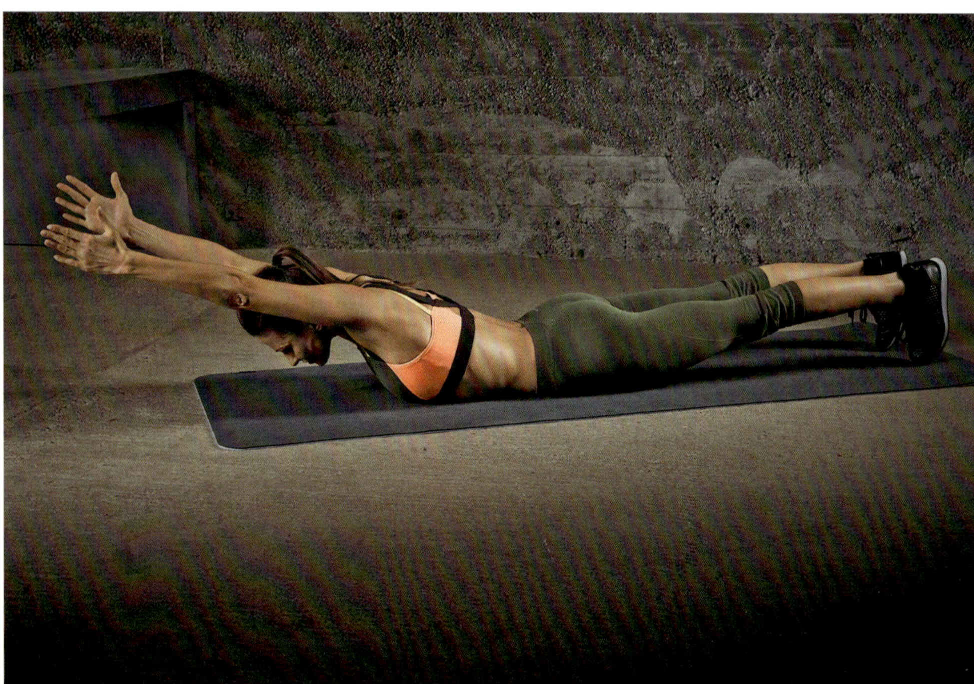

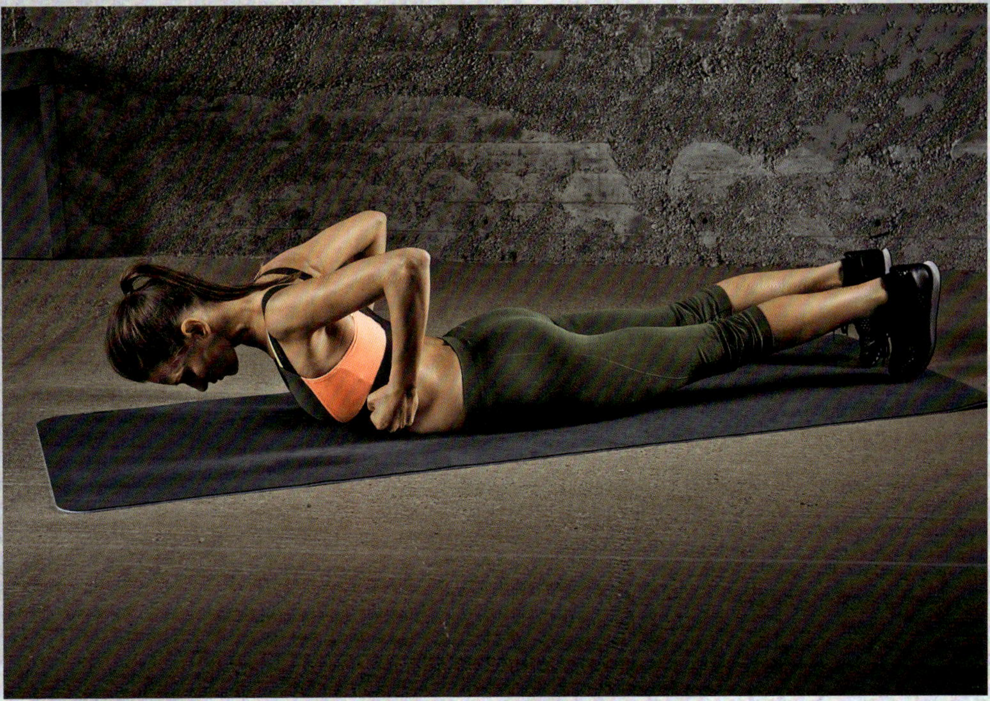

RÜCKHEBER

Kräftigung des oberen Rückens

- Gehen Sie auf Ihrer Übungsmatte in die Bauchlage. Die Beine sind gestreckt, die Zehen aufgestellt.
- Beugen Sie Ihre Arme im 90-Grad-Winkel an und nehmen Sie sie so neben den Körper, dass Sie Ihre Fäuste mit den Fingerknöcheln auf den Boden setzen können. Die Unterarme zeigen dabei senkrecht zur Decke.
- Heben Sie nun die Fäuste vom Boden ab und ziehen Sie gleichzeitig die Schulterblätter zur Wirbelsäule zusammen.
- Beim langsamen und konzentrierten Absenken der Arme mit den Fäusten nicht den Boden berühren.

TIPP

TRAININGSFEHLER I: ZU WENIG TRAINING

Um erfolgreich zu sein und wirklich nach und nach zu sehen, wie sich Muskeln definieren, muss eine gewisse Regelmäßigkeit gewährleistet sein. Nur alle zwei Wochen eine Einheit – das ist einfach zu wenig. Optimal sind zwei bis drei Übungseinheiten pro Woche.

Am besten tragen Sie sich diese Termine jedes Mal fest in Ihren Terminplan ein und halten sie ein – ohne Ausreden.

LAT-RUDERN

Kräftigung des oberen Rückens, besonders des *M. latissimus dorsi*

- In Rückenlage legen Sie die Arme körpernah auf den Boden und winkeln sie im Ellbogen um etwa 90 Grad an. Die Unterarme zeigen dabei zur Decke.
- Ziehen Sie die gebeugten Beine in Richtung Brust. Halten Sie dabei in den Kniegelenken etwa eine 90-Grad-Position. Die Fersen drücken in den Boden.
- Kippen Sie nun Ihr Becken und nehmen Sie eine leichte Hohlkreuzhaltung ein, sodass nur noch Kopf, Gesäß, Fersen und die Ellbogen den Boden berühren.
- Heben und senken Sie nun den Oberkörper bis knapp über den Boden.
- Wenn Sie einen Gang herunterschalten möchten, können Sie die Fersen auf dem Boden absetzen.
- Wenn Sie einen Gang zuschalten möchten, setzen Sie die Fersen auch auf und heben etwas das Gesäß an (Bridging-Position).

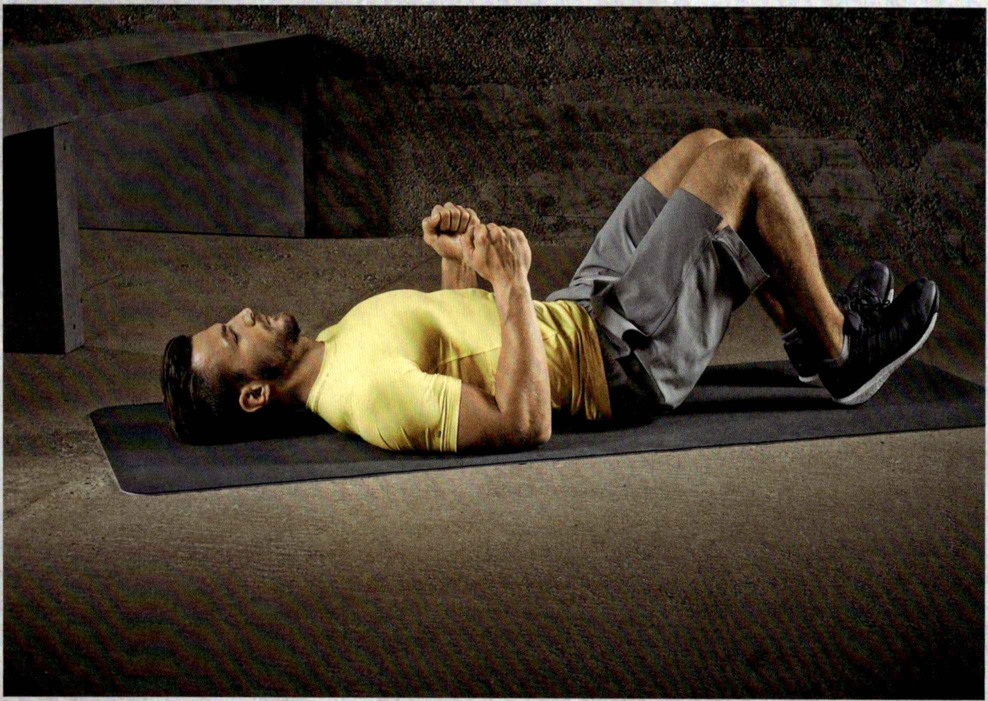

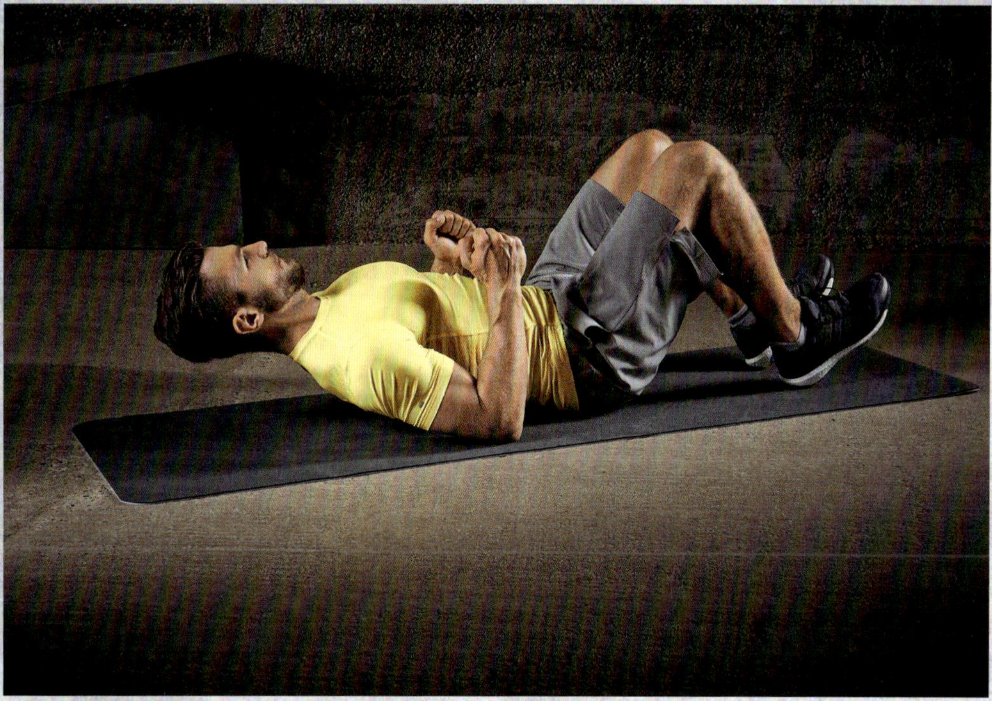

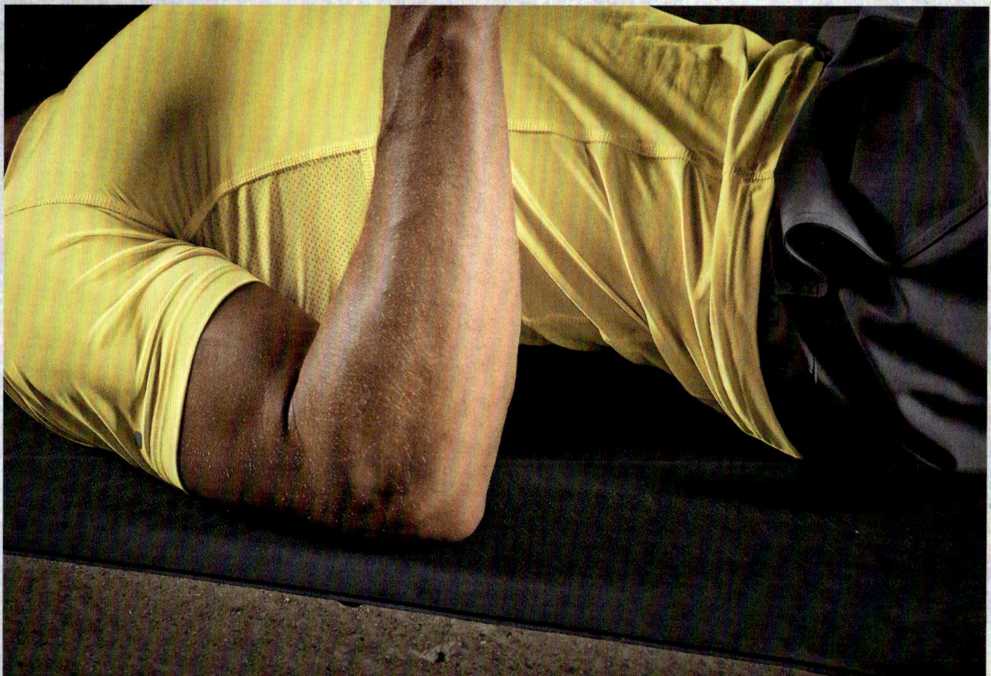

KLIMMZUG

Kräftigung des oberen Rückens, der Brust- und Armmuskulatur

- Nutzen Sie die Kletterstange auf dem Spielplatz und führen Sie Klimmzüge durch.

TIPP

ZUHAUSE TRAINIEREN

Klimmzugstangen, die man in den Türrahmen einspannen kann, gibt es relativ günstig im Fachhandel oder im Internet.

SCHEIBENWISCHER

Kräftigung der die Schulterblätter stabilisierenden Muskulatur

- Stellen oder setzen Sie sich aufrecht hin. Der Kopf befindet sich in Verlängerung der Wirbelsäule und bleibt während der gesamten Übung in dieser Position.
- Führen Sie Ihre Arme seitlich gebeugt so weit nach hinten, dass Arme und Hände aus Ihrem Sichtfeld verschwinden. Die Ellenbogen befinden sich idealerweise in Schulterhöhe oder knapp darunter.
- Führen Sie nun mit den Armen Kreisbewegungen nach innen und später nach außen aus. Beginnen Sie mit kleinen Kreisbewegungen und werden Sie immer größer.

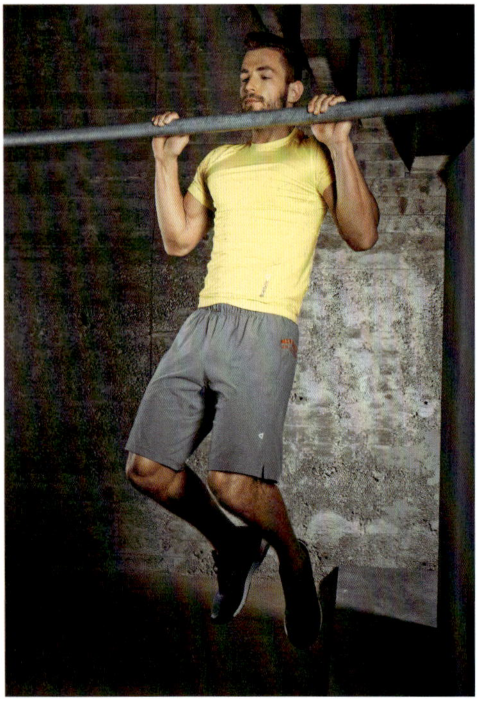

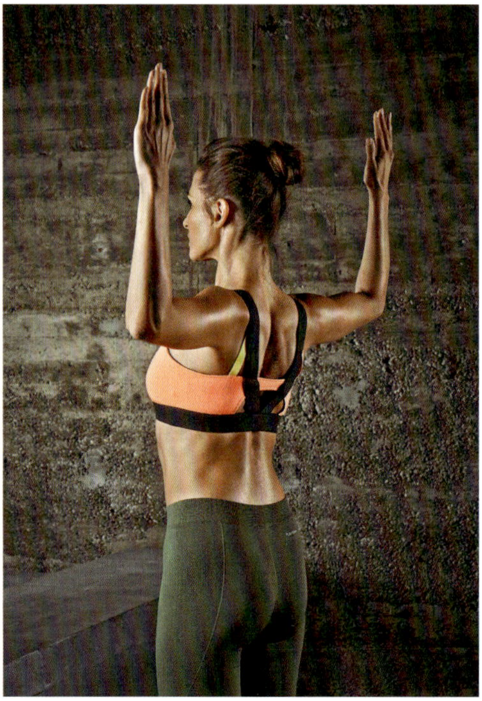

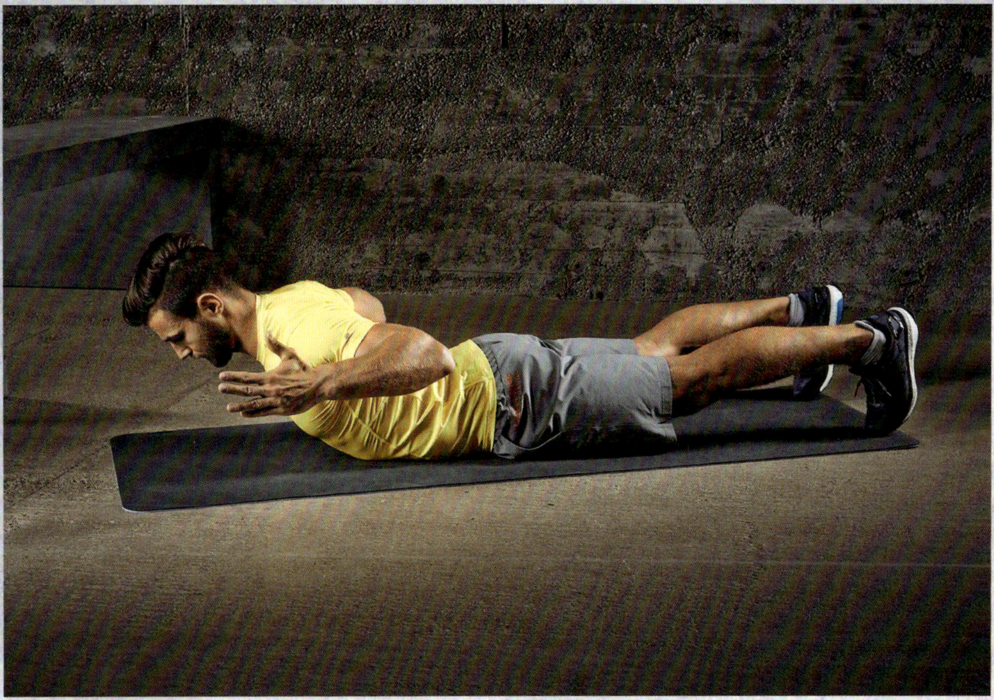

RUDERZUG

Kräftigung des oberen Rückens und der Schultermuskulatur

- Gehen Sie in die Bauchlage, die Beine sind gestreckt, die Zehen aufgestellt.
- Ihre Arme strecken Sie in Verlängerung der Körperlängsachse aus.
- Heben Sie nun den Oberkörper und die Arme langsam und konzentriert an.
- Beugen Sie jetzt die Arme so weit es geht und ziehen Sie dabei die Schulterblätter fest zusammen. Strecken Sie die Arme anschließend wieder langsam.

TIPP

TRAININGSFEHLER 2: ZU VIEL TRAINING

Es gibt aber auch die Übereifrigen, die es übertreiben, die täglich bis zum Exzess trainieren. Das ist genauso falsch wie zu wenig Training. Nach einem Training brauchen der Muskel und der Körper Pausen (siehe Seite 25 f.). Deswegen trainieren Sie am besten eine Muskelgruppe maximal nur jeden zweiten Tag.

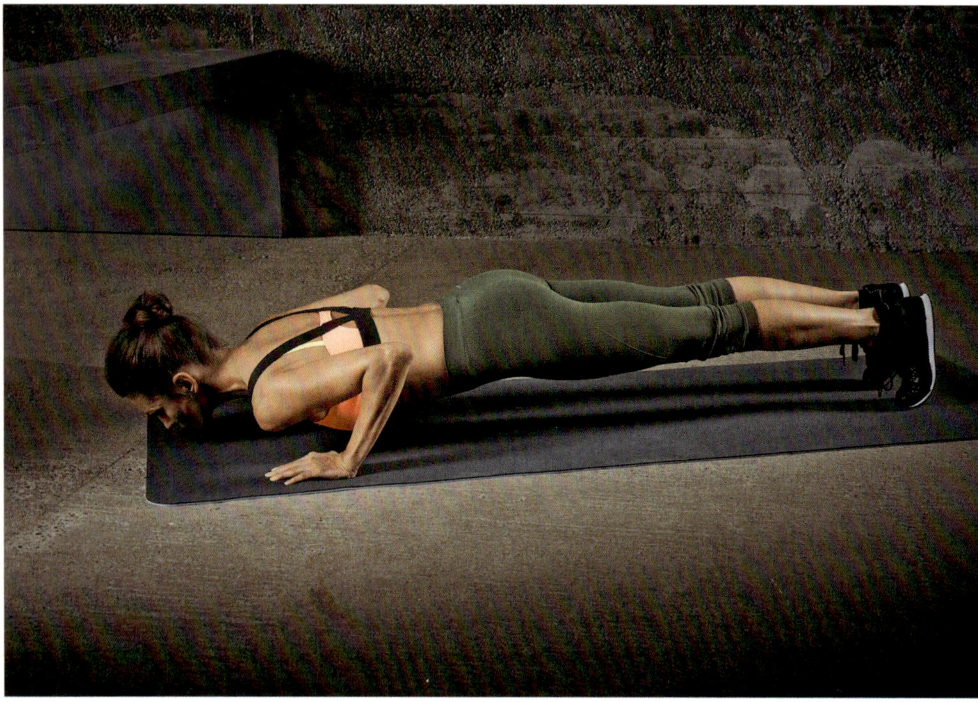

KLASSISCHER LIEGESTÜTZ

Kräftigung der Bauch-, Gesäß- und Rückenmuskulatur

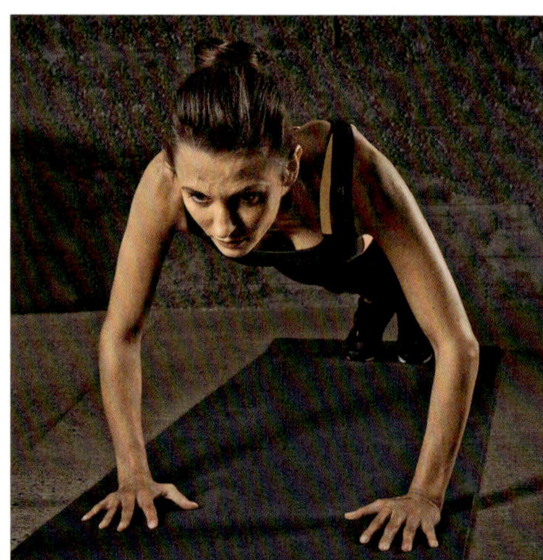

- In der Ausgangsposition des »klassischen« Liegestützes schwebt der ganze Körper in der Luft, nur die Zehen und Hände haben Kontakt zum Boden. Das Gewicht ruht allein auf den Händen und Zehen. Die Hände befinden sich dabei genau unter den Schultern, die Finger zeigen nach vorne.
- Spannen Sie Ihre Bauch- und Gesäßmuskulatur an, damit Sie nicht in der Lendenwirbelsäule durchhängen. Beim Einatmen senken Sie den Oberkörper langsam bis kurz vor den Boden, indem Sie Ihre Arme beugen.
- Mit dem Ausatmen drücken Sie sich nun durch das Strecken der Arme wieder nach oben, wobei in der Endposition die Ellbogen nie ganz durchgestreckt sind.

GLEITZUG

Kräftigung der Brustmuskulatur

- Gehen Sie in die Liegestützposition.
- Ihre Hände stehen schulterbreit jeweils auf einem Tuch (z. B. ein Handtuch).
- Schieben Sie nun Ihre Hände so weit es geht nach außen und ziehen Sie die Hände wieder unter die Schultern.
- Achten Sie darauf, dass Ihre Ellenbogen leicht gebeugt bleiben.

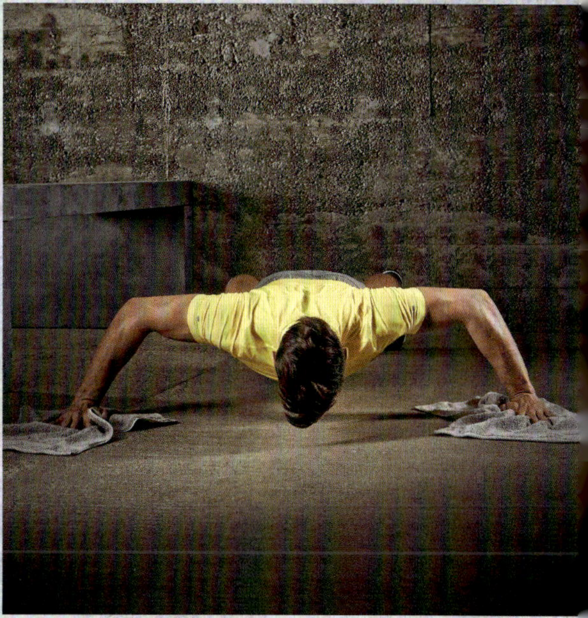

POSITIVER LIEGESTÜTZ

Kräftigung der Brustmuskulatur

- Stellen Sie sich etwa einen Meter entfernt vor eine Wand.
- Stützen Sie sich mit einem Arm in Brusthöhe gegen die Wand. Der Körper bildet eine gerade Linie.
- Beugen und strecken Sie den Arm im Ellbogen – aber nicht komplett.
- Wechseln Sie die Seite.

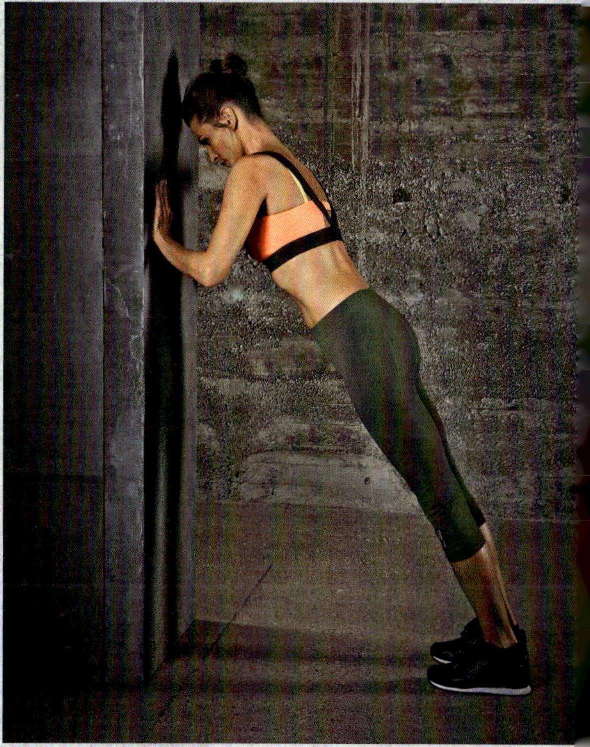

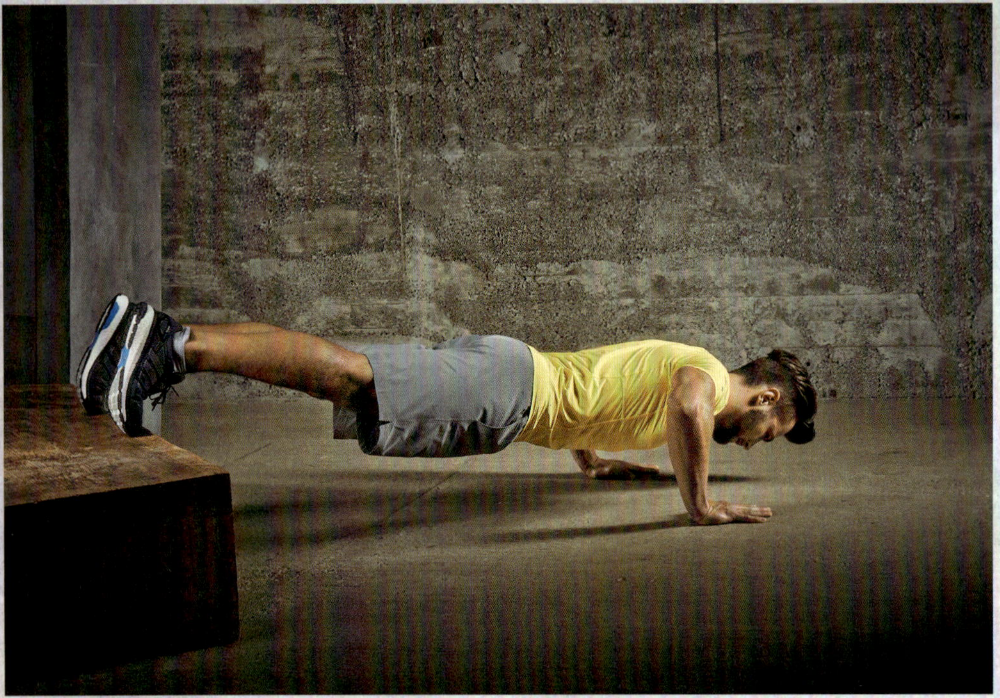

TIPP

TRAININGSFEHLER 3: TRAINING OHNE AUFWÄRMEN

Sofort loslegen und mit hohem Tempo losfahren, das muten wir unseren Mopeds oder Autos auch nicht zu. Damit keine Verletzungen auftreten, sollten Sie also langsam und ruhig ins Training einsteigen und Ihre Muskeln aufwärmen (siehe Seite 33). Das schützt vor Verletzungen.

NEGATIVER LIEGESTÜTZ

Kräftigung der Brustmuskulatur

- Stellen Sie Ihre Füße auf eine kleine Erhöhung (zum Beispiel eine untere Treppenstufe) und gehen Sie in die Liegestützposition (siehe Seite 56).
- Die Hände sind genau unter den Schultern platziert. Der Blick ist nach unten gerichtet.
- Spannen Sie Ihre Bauch- und Gesäßmuskeln an, um nicht ins Hohlkreuz zu fallen. Atmen Sie ein und beugen Sie Ihren Oberkörper langsam bis kurz vor den Boden, indem Sie die Arme anbeugen.
- Atmen Sie aus und strecken Sie die Arme (in den Ellbogen bleiben Sie in der Schlussposition leicht gebeugt).
- Der Rücken bleibt während des gesamten Bewegungsablaufs gerade und bildet mit den Beinen eine gerade Linie.

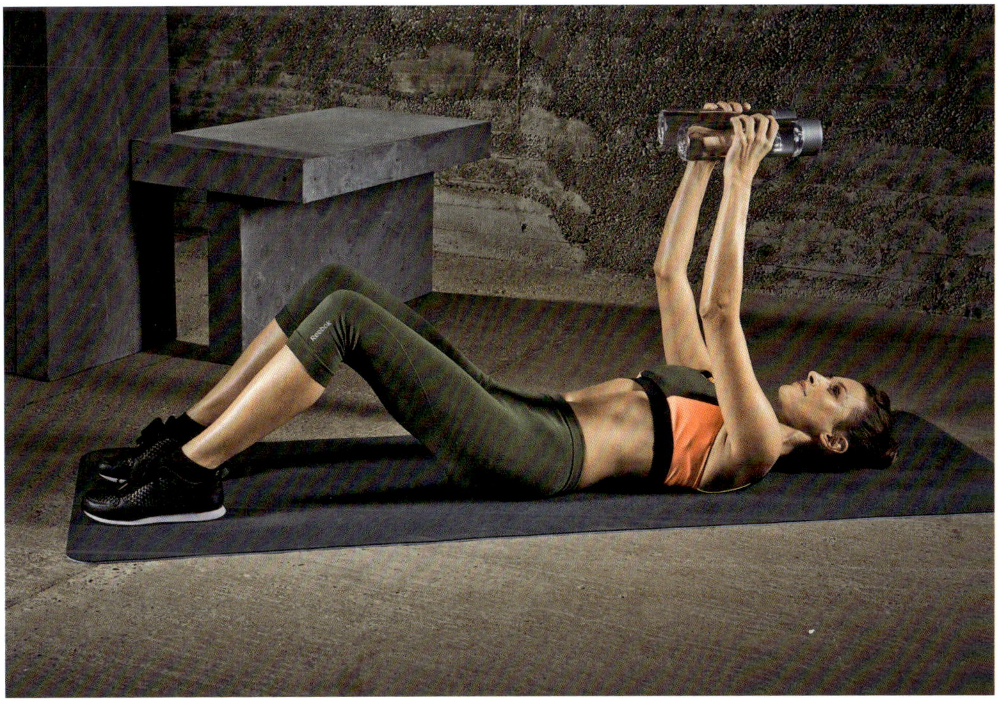

FLOOR PRESS

Kräftigung der Brustmuskulatur und des *M. triceps*

- Nutzen Sie kleine oder 1-Liter-Wasserflaschen als Gewichte. Legen Sie sich flach mit dem Rücken auf den Boden, winkeln Sie die Beine an und pressen Sie die Füße fest in den Boden hinein.
- Legen Sie die Oberarme mit der Trizepsseite ebenfalls auf dem Boden ab, sodass sich die Unterarme senkrecht zum Boden befinden. Die Handflächen zeigen in Richtung Knie.
- Strecken Sie die Arme fast durch und drücken Sie die Gewichte dabei kraftvoll nach oben über die Brust. Halten Sie die Gewichte für einen kurzen Moment.
- Anschließend die Arme langsam sinken lassen, bis die Oberarme fast wieder auf dem Boden aufliegen.

TIPP

HOHLKREUZ VERMEIDEN

Achten Sie darauf, dass die Gewichte in der Bewegung nicht über Ihren Kopf wandern. Kopf und Rücken bleiben während des gesamten Bewegungsablaufs stabil in einer Linie und heben nicht vom Boden ab. Dazu pressen Sie die Lendenwirbelsäule während des gesamten Bewegungsablaufs auf Ihre Übungsmatte und ziehen den Bauchnabel nach innen.

BAUCH UND UNTERER RÜCKEN

BAUCHWIPPE

Kräftigung der geraden Bauchmuskulatur

- Sie sitzen aufrecht auf dem Boden. Heben Sie nun beide Beine langsam und kontrolliert an, sodass die Unterschenkel gestreckt sind und parallel zum Boden zeigen.
- Die Arme strecken Sie dabei nach vorne parallel zum Boden, die Handflächen zeigen nach oben.
- Zur Steigerung der Übung können Sie die Arme auch über Kopf strecken.
- Senken Sie anschließend die Beine wieder langsam und konzentriert.

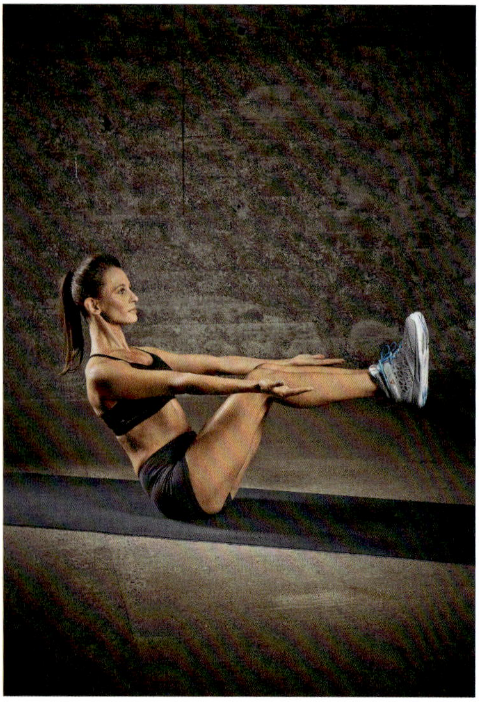

BAUCHWIPPE IN ROTATION

Kräftigung der schrägen Bauchmuskulatur

- Sie sitzen aufrecht auf dem Boden und heben beide Beine an, sodass die Unterschenkel parallel zur Unterlage zeigen.
- Mit den Händen stützen Sie sich etwa 20 cm hinter dem Gesäß ab.
- Drehen Sie die angewinkelten Beine jetzt nach rechts, sodass die linke Gesäßhälfte sich möglichst weit vom Boden abhebt.
- Wechseln Sie auf die andere Seite.
- Zur Übungssteigerung führen Sie den Bewegungsablauf mit gestreckten Beinen durch.

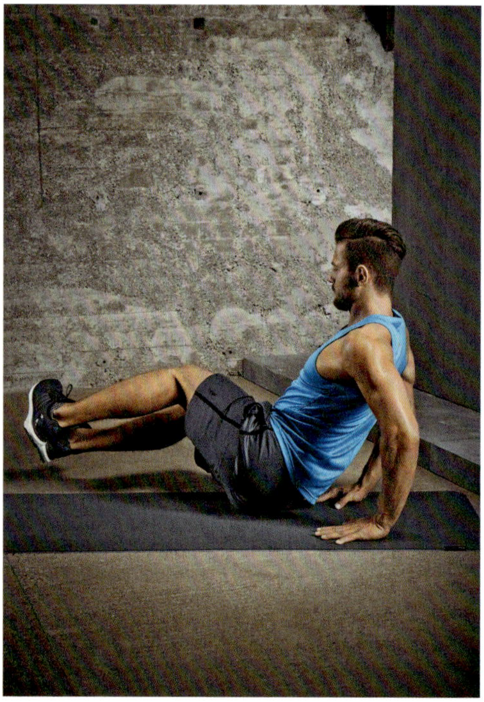

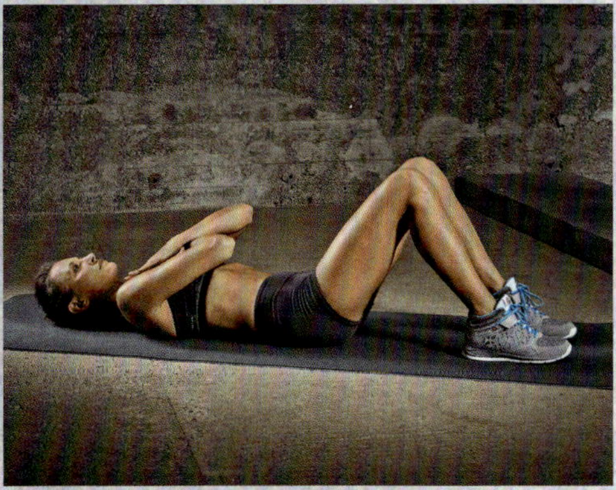

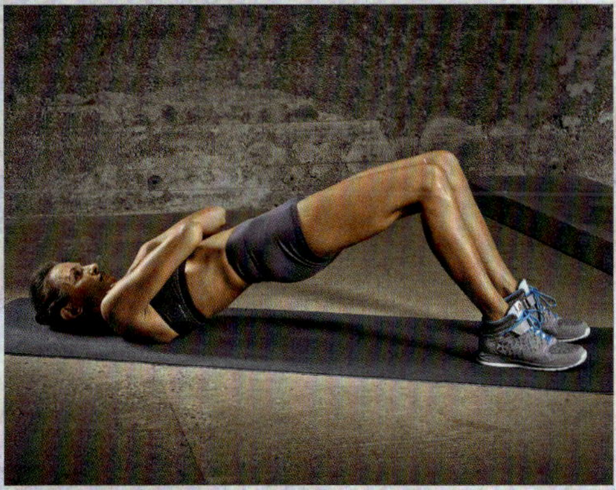

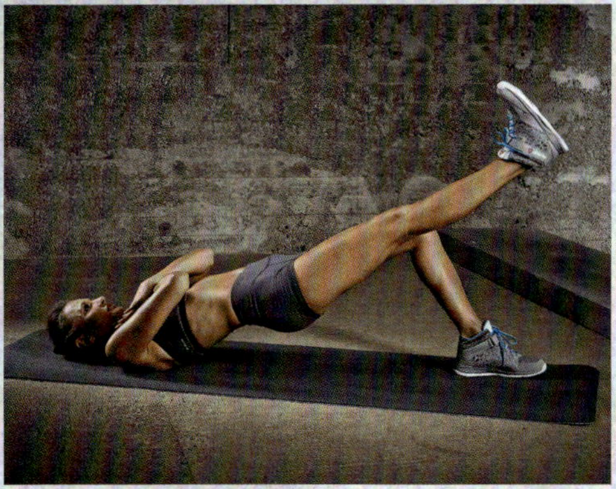

LANGE BRÜCKE

Kräftigung vor allem des langen Rückenstreckers, zusätzlich Kräftigung der Gesäßmuskulatur und Oberschenkelrückseiten

- Legen Sie sich auf den Rücken, Ihre Arme liegen entspannt neben Ihrem Körper. Stellen Sie nun die Füße hüftbreit an. Ihre Lendenwirbelsäule sollte durch die natürliche Krümmung leicht vom Boden gelöst sein.
- Überkreuzen Sie Ihre Arme vor der Brust. Drücken Sie Ihre Lendenwirbelsäule in den Boden und rollen langsam vom Steißbein über die Lenden- und Brustwirbelsäule jeden einzelnen Wirbel nach oben, sodass Ihr Körper von den Schultern über die Hüften bis zu den Knien eine Linie bildet. Achten Sie dabei auf entspannte Schultern und Nacken.
- Strecken Sie ein Bein in Verlängerung der Linie Schulter-Hüfte-Knie nach oben.
- Halten Sie diese Position 10 bis 15 Sekunden lang und achten Sie währenddessen auf eine gleichmäßige Atmung.
- Stellen Sie zunächst das Bein wieder auf und rollen Sie mit dem Rumpf langsam Wirbel für Wirbel auf den Boden zurück.
- Wechseln Sie die Seite.

TIPP

TRAININGSFEHLER 4: ZU LANGE TRAININGSEINHEITEN

Die Effizienz eines Trainings hängt nicht davon ab, wie lange Sie trainieren. Kleinere, intensivere Einheiten sind meist viel effizienter und sparen zudem auch noch ganz schön viel Zeit.

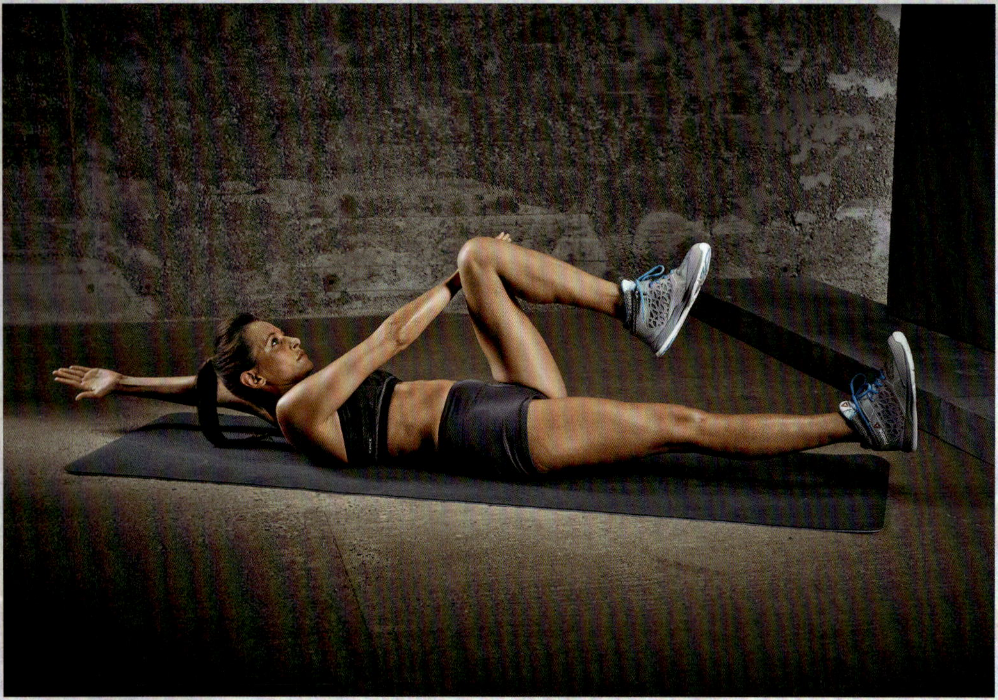

TIPP

WICHTIG

Achten Sie darauf, dass das Becken während des Bewegungsablaufs am Boden bleibt. Die Schultern ziehen nach außen und von den Ohren weg.

CRISS-CROSS

Kräftigung der geraden und schrägen Bauchmuskulatur

- Legen Sie sich auf Ihrer Übungsmatte auf den Rücken und stellen Sie beide Beine im rechten Winkel an.
- Strecken Sie beide Arme schulterweit geöffnet nach hinten. Heben Sie nun Oberkörper, Kopf und Arme langsam und konzentriert an.
- Beugen Sie kontrolliert das linke Bein und berühren dabei mit der rechten Hand das linke gebeugte Knie.
- Anschließend strecken Sie das Bein wieder durch und gehen mit dem rechten Arm in die Ausgangshaltung.
- Wechseln Sie die Seite.

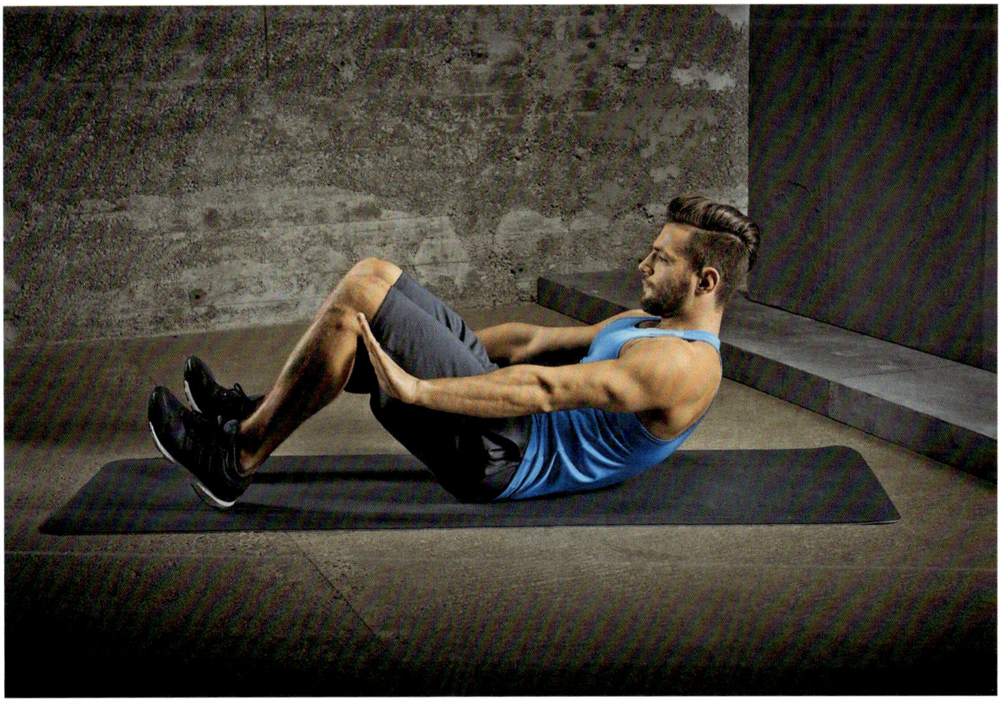

CRUNCHES

Kräftigung der geraden Bauchmuskulatur

- Stellen Sie in Rückenlage die Füße auf. Die Knie sind dabei im 90-Grad-Winkel gebeugt. Die Fersen drücken in den Boden, die Zehenspitzen sind angezogen. Die Arme liegen parallel zum Körper.
- Heben Sie Ihre Arme leicht an und rollen Sie Kopf und Schulterblätter langsam vom Boden ab. Der Kopf wird in Verlängerung der Wirbelsäule gehalten. Die Hände schieben dabei knapp über dem Boden in Richtung Füße. Die Lendenwirbelsäule bleibt die ganze Zeit flach auf dem Boden.
- Rollen Sie wieder in Richtung Boden, aber ohne den Kopf, die Schulterblätter und die Arme komplett abzulegen.

TIPP

TRAININGSFEHLER 5: ZU WENIG PAUSE ZWISCHEN DEN ÜBUNGEN

Wichtig ist, dass Sie die Übungen »sauber« ausführen. Das geht nur, wenn die Bewegungskoordination nicht durch zu kurze Pausen beschränkt ist. Dann sind die Muskeln zu müde, um korrekte Bewegungen ausführen zu können.

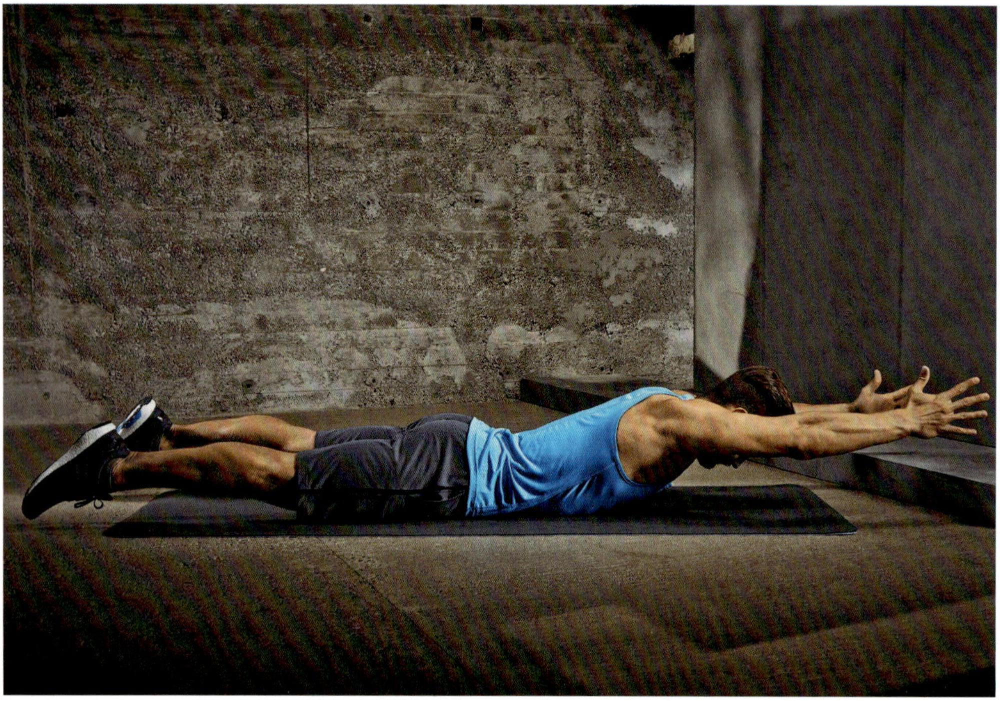

TIPP

TRAININGSFEHLER 6: ZU GERINGE BELASTUNGEN

Unter Intensität versteht zwar jeder etwas anderes: Für den einen reicht es zu schwitzen, und der andere muss völlig ausgepowert sein.
Es gibt allerdings neben dem subjektiven auch ein objektives Muss, nämlich die muskuläre Erschöpfung! Trainieren Sie also immer so viel, dass der Muskel energetisch ausgelastet ist. Das merken Sie daran, dass der Muskel »brennt« oder richtig »müde« ist und eigentlich gar nicht mehr weitermachen möchte. Hören Sie nicht vorher auf.

RUMPFHEBER

Kräftigung des unteren Rückenstreckers

- Legen Sie sich auf Ihrer Übungsmatte auf den Bauch. Arme und Beine sind gestreckt.
- Heben Sie jetzt die Beine etwas vom Boden ab und halten Sie sie während der ganzen Übung in dieser Position.
- Nun heben Sie den Oberkörper mit den gestreckten Armen etwas an.
- Die Position drei Sekunden halten und anschließend die Beine, Arme und den Oberkörper wieder senken.

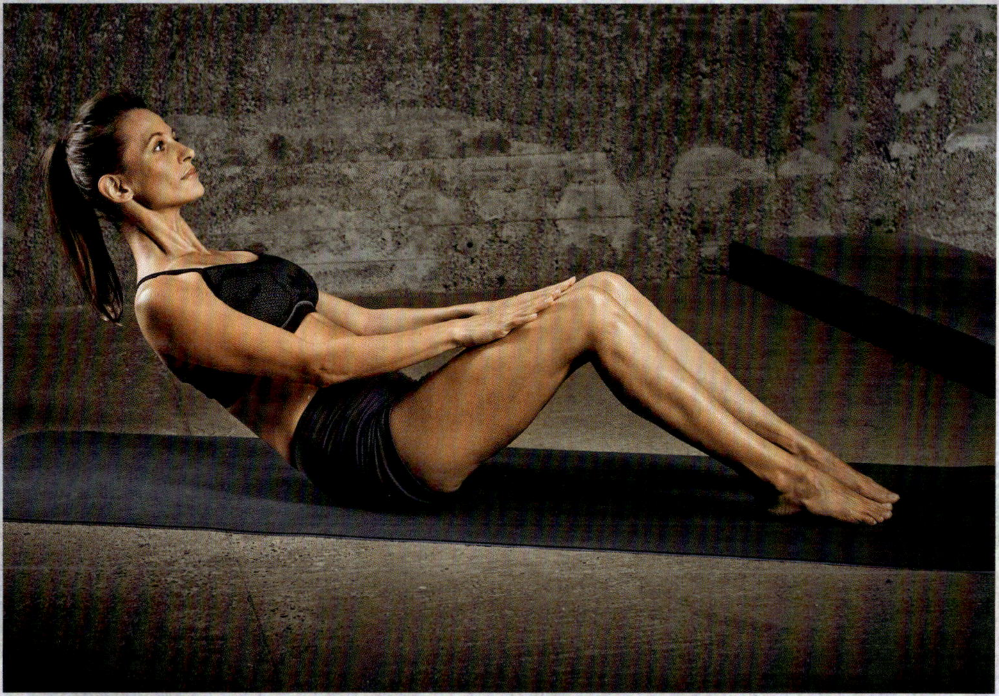

CRUNCHES RÜCKWÄRTS

Kräftigung der geraden Bauchmuskulatur

- Setzen Sie sich auf den Boden, die Füße sind bei 90-Grad-Kniebeugung mit der ganzen Fußsohle auf dem Boden aufgestellt, der Oberkörper ist aufrecht. Die Hände liegen locker auf den Oberschenkeln.
- Den Oberkörper nun langsam nach hinten absenken, dabei liegen die Hände auf den Oberschenkeln. Der Rücken bleibt während des Bewegungsablaufs gerade.
- Die Endposition zwei Sekunden halten – aufrichten und wieder absenken.

TIPP

TRAININGSVARIANTE

Eine deutlich forderndere Variante sind die Crunches mit den Armen in der Verlängerung (diese empfehlen wir auch für das Trainingsprogramm Body-Shape-Workout auf Seite 138).

- Setzen Sie sich dazu auf den Boden und stellen die Füße auf.
- Ziehen Sie dann die Knie etwa im 90-Grad-Winkel an mit den Unterschenkeln parallel zum Boden.
- Heben Sie Ihre Arme über vorne nach hinten und halten sie in Verlängerung der Ohren gestreckt so weit nach hinten, soweit es Ihre Balance erlaubt.

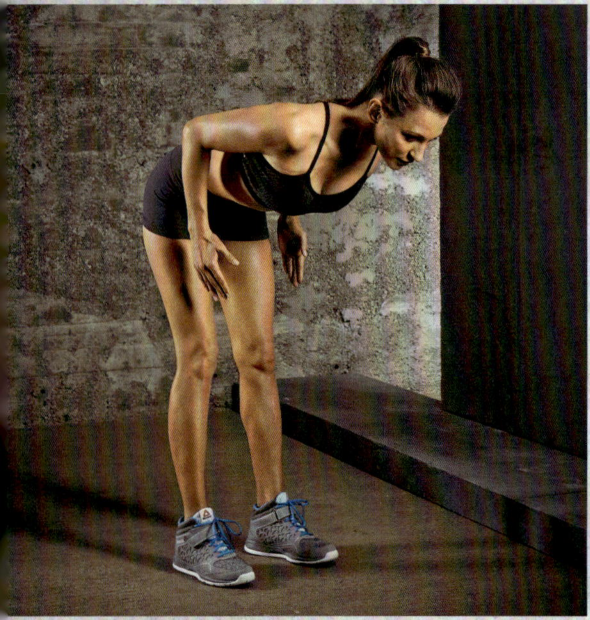

TISCHHALTE

Kräftigung des langen Rückenstreckers

- Stellen Sie sich aufrecht hin. Winkeln Sie Ihre Arme neben dem Körper an.
- Senken Sie nun den Oberkörper nach vorne bis zur Waagerechten ab, halten diese Position zwei Sekunden. Richten Sie sich anschließend wieder auf.

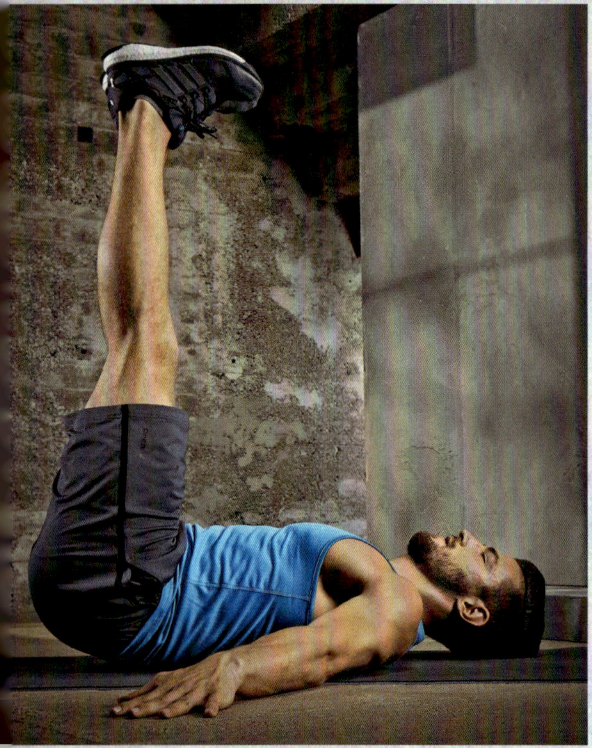

UNTERBAUCHHEBER

Kräftigung der unteren Bauchmuskulatur

- In Rückenlage strecken Sie beide Beine senkrecht zur Decke und halten sie dort.
- Ihre Arme liegen im 45-Grad-Winkel seitlich neben dem Körper.
- Heben Sie das Becken, so weit es geht, nach oben an. Die Beine bleiben weiterhin senkrecht. Die Arme in der Bewegung nicht als Hebel nutzen!
- Lassen Sie das Becken wieder absinken, ohne die Spannung in der Bauchmuskulatur zu verlieren.

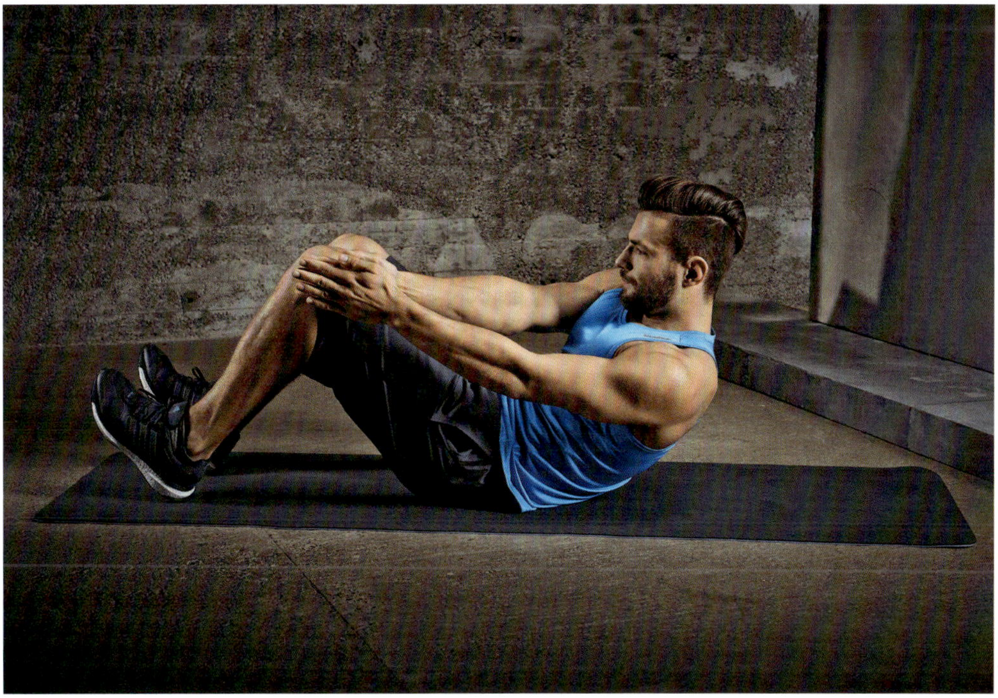

SCHRÄGE BAUCHPRESSE

Kräftigung der schrägen Bauchmuskulatur

- In Rückenlage winkeln Sie die Beine 90 Grad im Hüft- und Kniegelenk an. Ziehen Sie die Zehenspitzen an. Ihre Arme liegen gestreckt neben dem Körper.
- Heben Sie nun den Kopf und die Schulterblätter langsam vom Boden ab.
- Ziehen Sie beide Arme gestreckt und seitlich zum linken Knie.
- Gehen Sie zurück, ohne den Kopf abzulegen.
- Anschließend führen Sie den gesamten Ablauf zum rechten Knie aus.

TIPP

WICHTIG

Der Kopf wird dabei immer in Verlängerung der Wirbelsäule gehalten. Achten Sie darauf, dass sich der Oberkörper den Knien nähert und nicht umgekehrt.
Die Knie bleiben die ganze Zeit über in der Ausgangsposition.

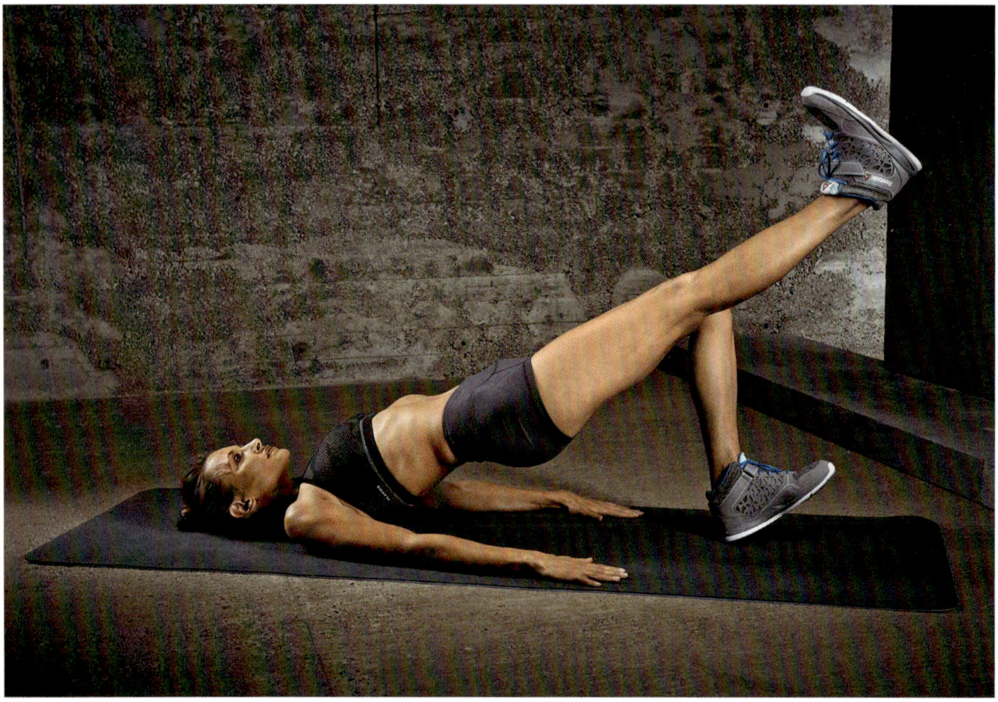

DYNAMISCHER BECKENLIFT

Kräftigung des unteren Rückens, Gesäßes und der Oberschenkelrückseite

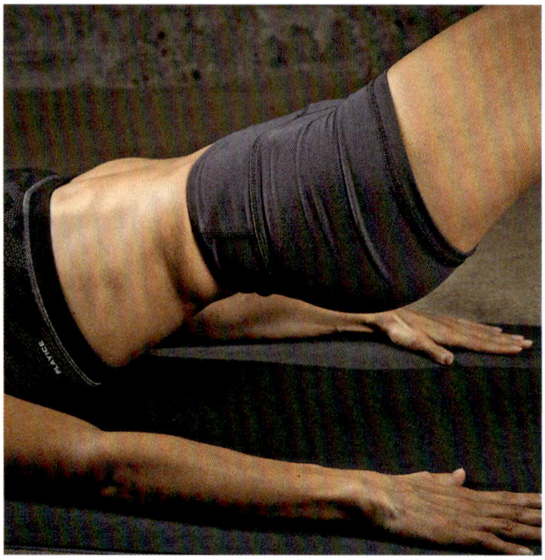

- Legen Sie sich auf Ihrer Übungsmatte auf den Rücken.
- Die Arme liegen neben dem Körper. Stellen Sie die Fersen weit vom Gesäß entfernt auf den Boden.
- Nun heben Sie das Gesäß an. Oberkörper und Beine bilden eine gerade Linie!
- Aus dieser Position heben Sie ein Bein an und halten es gestreckt. Nun das Becken senken und wieder heben.
- Wechseln Sie die Seite.

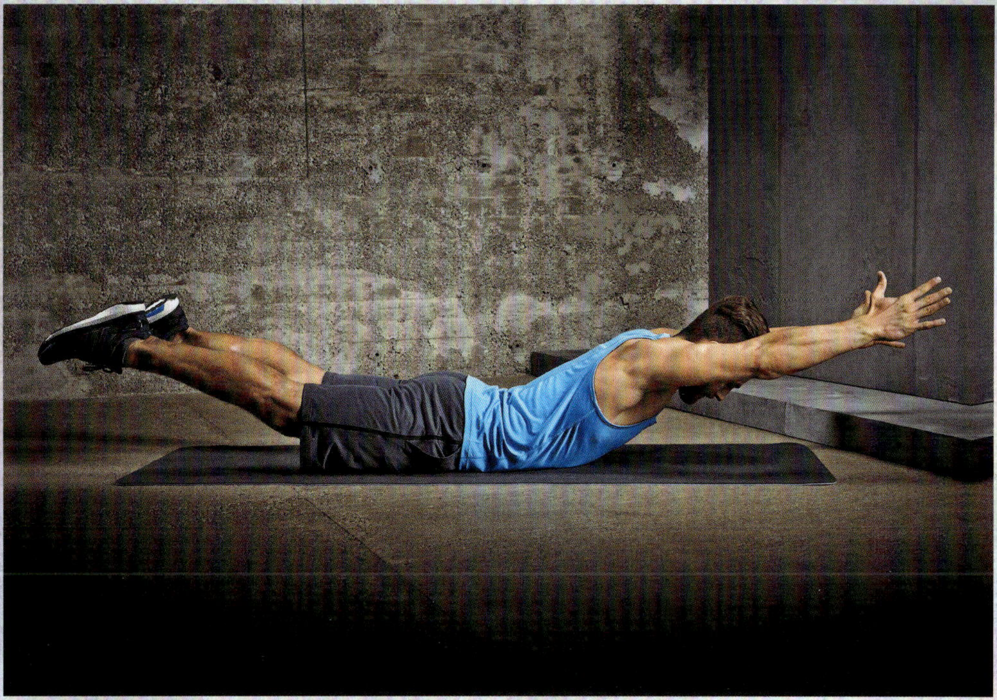

ARM- UND BEINLIFT

Kräftigung des langen Rückenstreckers und der tiefen Rückenmuskulatur

- Legen Sie sich auf Ihrer Übungsmatte auf den Bauch.
- Strecken Sie Ihre Arme und Beine, die Zehenspitzen sind aufgestellt. Heben Sie den Kopf nur minimal vom Boden ab.
- Heben Sie Arme und Beine gleichzeitig gestreckt an. Halten Sie die Endposition für 2 Sekunden.
- Senken Sie dann Arme und Beine wieder ab, ohne sie aber komplett abzulegen.

TIPP

TRAININGSFEHLER 7: IMMER DAS GLEICHE

Der Körper besitzt 656 Muskeln, die alle herausgefordert werden wollen. Variieren Sie also, so oft es geht, die Übungen, um auch noch andere Muskeln anzusprechen. Verändern Sie auch gelegentlich die Anzahl der Wiederholungen, das Bewegungstempo oder die Serienzahl. Spätestens nach acht bis zwölf Wochen sollten Sie Ihr Programm grundlegend renovieren, denn dann hat der Körper sich an das Training gewöhnt. Er langweilt sich dann ohne Veränderung.

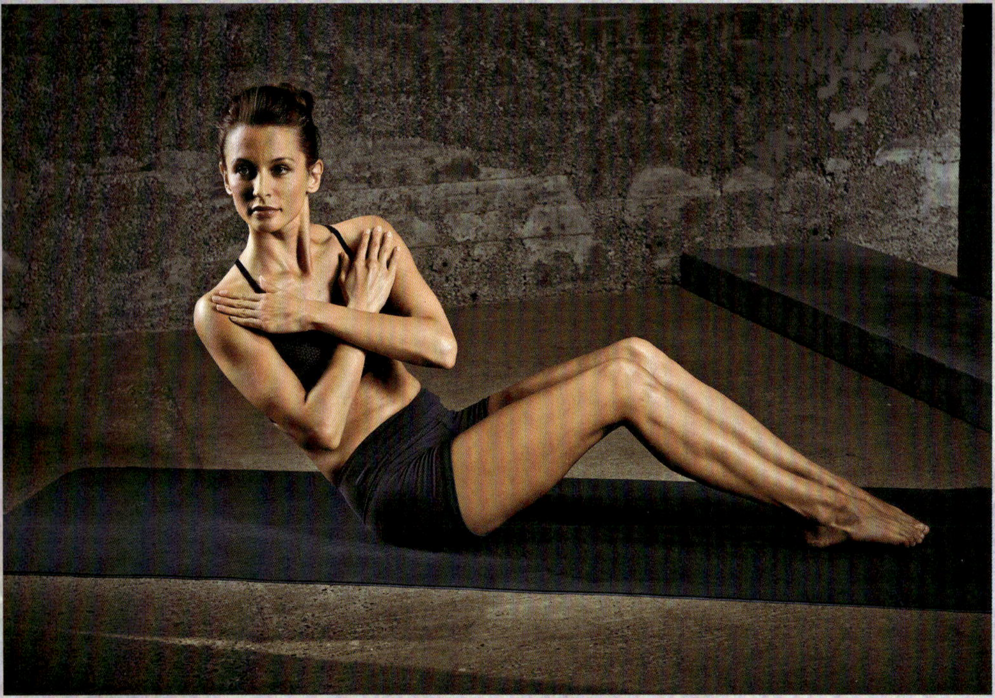

TIPP

TRAININGSFEHLER 8: BEWEGUNGEN ABKÜRZEN

Muskeln müssen nicht nur in der Mitte, am Muskelband, kräftig sein, sondern gerade an den beiden Endpunkten ist es ebenfalls sehr bedeutsam, Kraft zu besitzen, um die Gelenke stabilisieren zu können. Auch nur »lange« Muskeln können ihre Kraft vielfältig entfalten. Achten Sie also darauf, die Bewegungen nicht abzukürzen.
Nutzen Sie jeweils die gesamte Bewegungsamplitude der Übung aus – auch wenn es am Ende schwerfällt.

ROTATIONSWIPPE

Kräftigung der geraden und schrägen Bauchmuskulatur

- Setzen Sie sich auf den Boden. Der Oberkörper ist gerade und leicht nach hinten geneigt.
- Stellen Sie die Beine mit einer 120-Grad-Kniebeugung an.
- Die Hände werden über Kreuz vor der Brust zusammengeführt.
- Rotieren Sie mit dem Oberkörper so weit es geht zur rechten Seite. Die Arme und der Kopf werden jeweils in dieselbe Richtung geführt. In der Endposition zwei Sekunden halten und auf die andere Seite rotieren.
- Der Kopf bleibt die ganze Zeit in Verlängerung der Wirbelsäule.

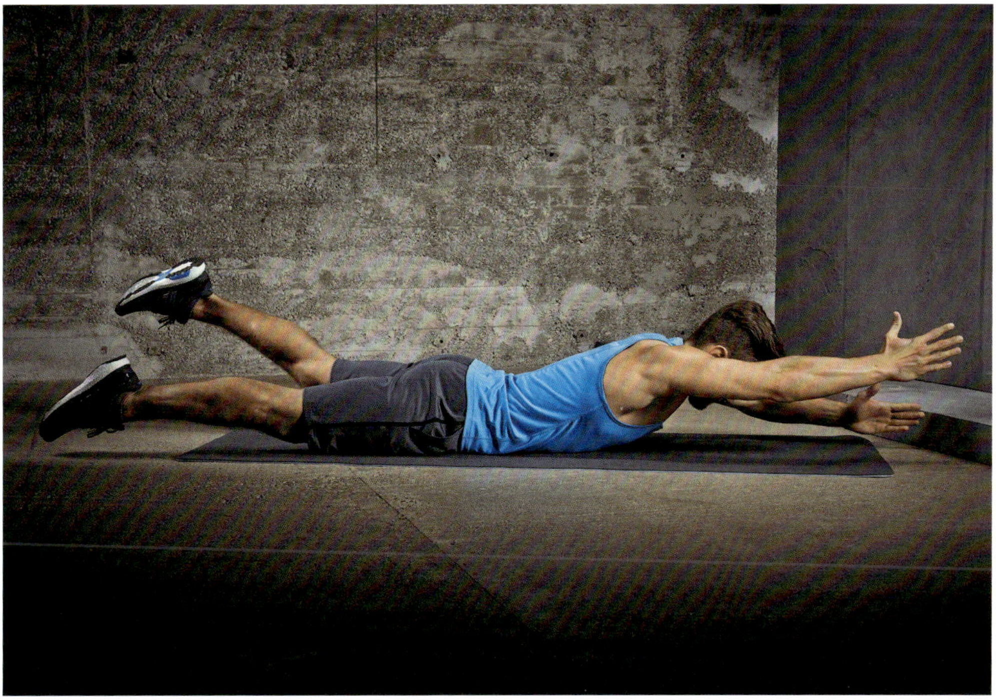

SCHWIMMER

Kräftigung des langen Rückenstreckers und der tiefen Rückenmuskulatur

- In Bauchlage strecken Sie die Arme und Beine aus und versuchen, sich dabei möglichst lang zu machen.
- Heben Sie nun Ihre gestreckten Arme und Beine einige Zentimeter vom Boden ab. Die Zehenspitzen sind dabei gestreckt und die Handflächen zeigen zueinander. Ihr Kopf ist in Verlängerung der Wirbelsäule. Die Nasenspitze berührt fast den Boden.
- Heben und senken Sie Ihre Arme und Beine diagonal zueinander in der Luft. Arme und Beine werden während der Übungsausführung nicht mehr auf dem Boden abgelegt.

TIPP

WICHTIG

Um eine gute Körperspannung für diese Übung aufzubauen, ist es wichtig, dass Sie die Bauchmuskulatur während der gesamten Übung fest anziehen.
Die Schultern werden die ganze Zeit aktiv nach unten gezogen.

WICHTIG

SO GEHT'S RICHTIG

Achten Sie darauf, dass das Gesäß und die Füße während der gesamten Bewegung auf dem Boden liegen. Die Hände werden während der Abroll- und Aufrollbewegung frei gehalten und haben keinen Kontakt zum Körper oder Boden.

GROSSE SIT-UPS

Kräftigung der geraden Bauchmuskulatur

- Die Sit-ups beginnen aus der sitzenden Position. Die Füße stehen nah am Körper. Die Fußsohlen berühren sich dabei, sodass beide Knie nach außen fallen. Die Hände berühren den Boden vor den Füßen.
- Rollen Sie nun den Oberkörper nach hinten unten zum Boden ab, strecken Sie die Arme dabei über den Kopf und berühren Sie mit beiden Händen den Boden dahinter.
- Rollen Sie den Oberkörper wieder nach vorne oben in den Sitz auf und berühren Sie mit beiden Händen den Boden vor den Füßen.

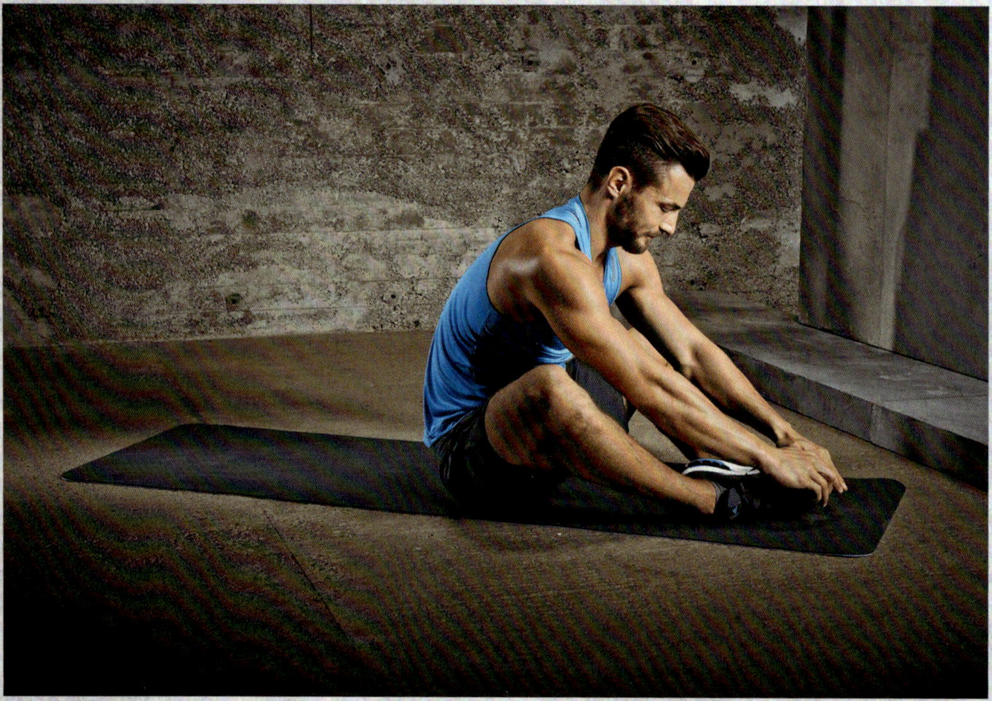

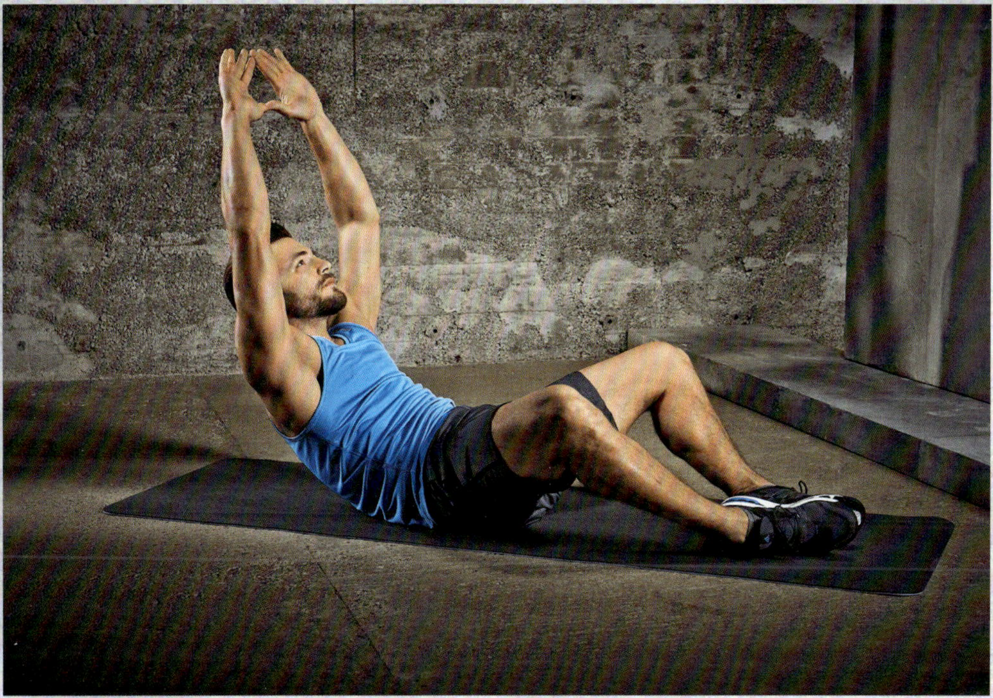

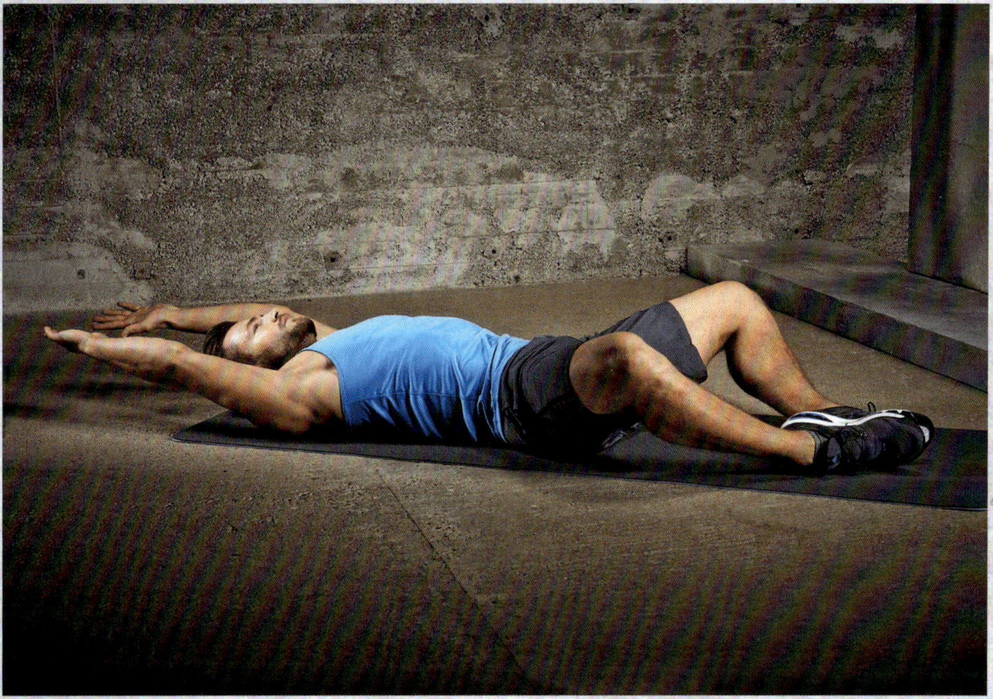

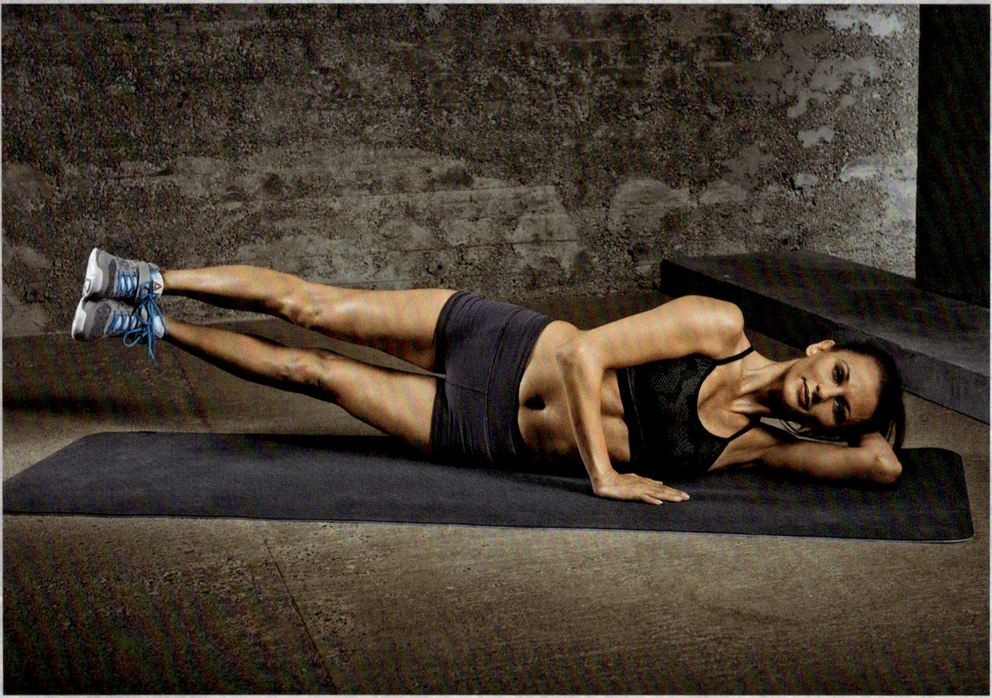

TIPP

TRAININGSFEHLER 9: DEN LIEBLINGSMUSKEL STÄNDIG TRAINIEREN

Bizeps, Trizeps, Pectoralis, Sixpack oder ein kräftiger Gesäßmuskel – wer will das nicht? Oft sind die Muskeln richtige »Statussymbole« und werden an jedem Trainingstag trainiert. Aber auch Ihre Lieblingsmuskeln brauchen Pausen und Regeneration. Selbst wenn es Ihnen schwerfällt: Gönnen Sie gerade Ihren Lieblingen immer regelmäßig eine ausgeruhte Leistungspause.

TAILLENMACHER

Kräftigung der seitlichen Rumpfmuskulatur

- Legen Sie sich auf Ihrer Übungsmatte seitlich auf den Boden.
- Der untere Arm liegt unter dem Kopf, der obere Arm stützt vor dem Oberkörper.
- Strecken Sie Ihre Hüften und Ihre Beine. Die Zehenspitzen sind angezogen.
- Heben Sie nun beide Beine vom Boden ab und senken Sie sie wieder, aber ohne den Boden zu berühren.
- Spannen Sie während des gesamten Bewegungsablaufs die Bauch- und Gesäßmuskulatur an und weichen Sie nicht in der Hüfte aus.

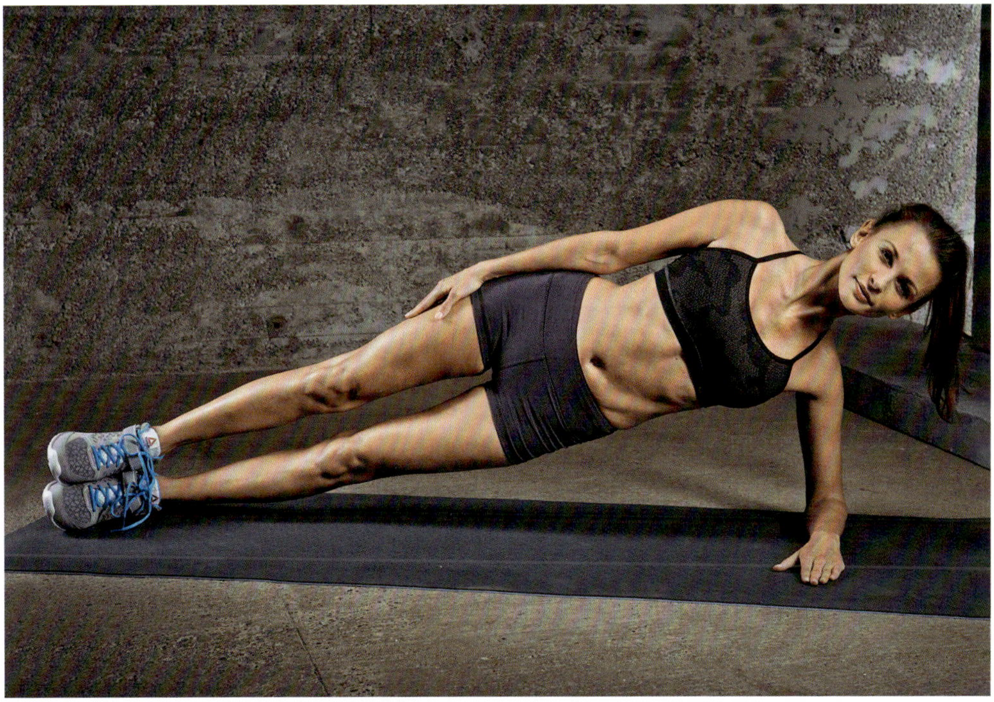

TAILLENWIPPE

Kräftigung der seitlichen Rumpfmuskulatur

- Legen Sie sich auf Ihrer Übungsmatte in rechter Seitlage auf den Boden.
- Stützen Sie jetzt Ihren rechten Ellbogen auf, der linke Arm liegt auf dem linken Oberschenkel. Beide Beine sind lang gestreckt, die Füße sind angezogen.
- Heben Sie nun den Körper vom Boden ab, sodass Kopf, Oberkörper, Hüfte und Beine eine möglichst gerade Linie bilden.
- Senken Sie dann Ihre Hüfte ein wenig, ohne den Boden zu berühren und strecken Sie diese wieder.

TIPP

TRAININGSFEHLER 10: FALSCHE ZIELE SETZEN

Das Wichtigste, um langfristig beim Training zu bleiben, sind Ziele. Je klarer sie formuliert sind, umso besser. Denn ohne Ziele bricht die Motivation schnell zusammen. Aber sich zu viel oder zu wenig vorzunehmen, ist genauso falsch. Unerreichbare Ziele frustrieren und zu einfache »Hürden« machen keinen Spaß! Also finden Sie klare und realistische Ziele und geben Sie sich dafür einen zeitlichen Rahmen. Machen Sie sich einen Zeitplan, wann Sie was erreicht haben wollen. So bleibt Ihnen die Motivation erhalten.

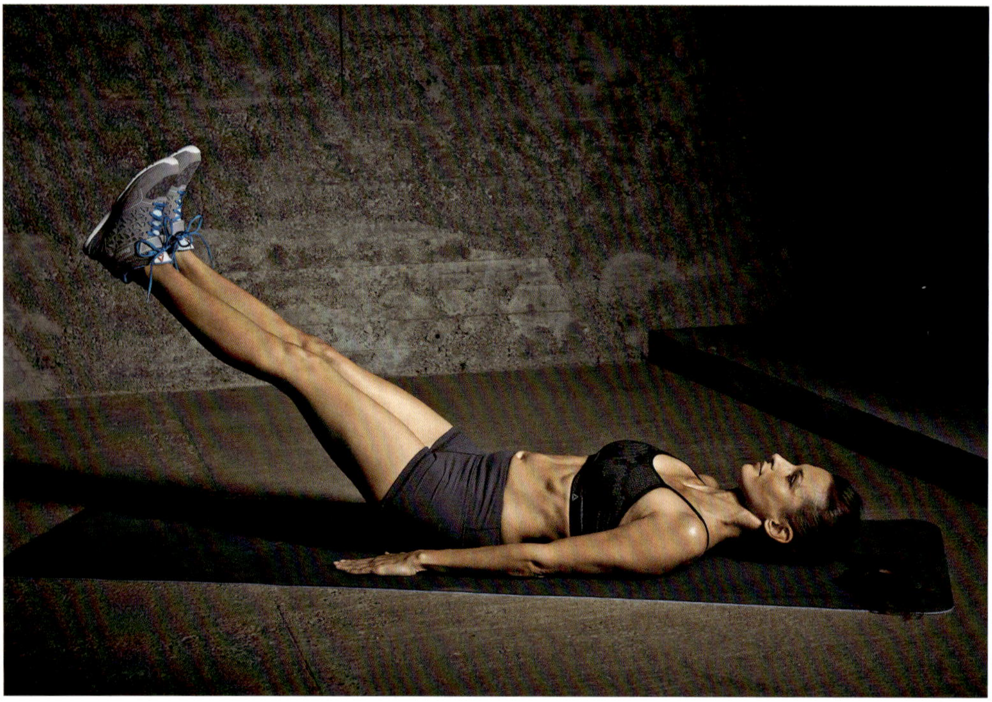

TIPP

TRAININGSFEHLER II: TRAINING TROTZ ERSCHÖPFUNG UND KRANKHEIT

Wer krank ist, der sollte nicht trainieren. Dann ein paar Tage auszusetzen ist viel weniger problematisch, als sich möglicherweise den Herzmuskel zu schädigen. Pausen sind bei einer Grippe und besonders bei Fieber zwingend notwendig. Aber auch wenn Sie erschöpft sind und erste kleine Beschwerden wie ein kratzender Hals auftreten, sollten Sie zumindest Ihr Trainingspensum herunterschrauben. So kann Ihr Immunsystem effektiver arbeiten.

BEIN-HEBEL

Kräftigung der geraden Bauch-, Hüft- und Oberschenkelmuskulatur

- Legen Sie sich gestreckt auf Ihrer Übungsmatte auf den Rücken.
- Schultern, Gesäß, Beine und Fersen berühren den Boden. Die Arme liegen locker neben dem Körper auf dem Boden.
- Heben Sie nun gleichzeitig beide Beine an, bis sie senkrecht zur Decke zeigen.
- Senken Sie die Beine langsam wieder ab, aber ohne den Boden zu berühren und starten Sie den Bewegungsablauf erneut.
- Achten Sie darauf, dass die Beine gestreckt und die Füße geschlossen bleiben, und drücken Sie die Lendenwirbelsäule fest in den Boden, um ein Hohlkreuz zu vermeiden.

SCHWEBESITZ

Kräftigung der geraden Bauchmuskulatur

- Setzen Sie sich auf den Boden. Die Knie sind um etwa 90 Grad angewinkelt.
- Legen Sie Ihre Hände auf Ihre Oberschenkel und ziehen Sie die Schultern nach unten.
- Ziehen Sie Ihren Bauchnabel fest nach innen und neigen Sie Ihren Oberkörper langsam etwas zurück, bis Sie ein leichtes Ziehen in der Bauchmuskulatur spüren.
- Lösen Sie beide Füße vom Boden, bis die Unterschenkel eine Parallele zum Boden bilden. Halten Sie dies 15 bis 20 Sekunden, bevor Sie wieder in die Ausgangsposition zurückkehren.

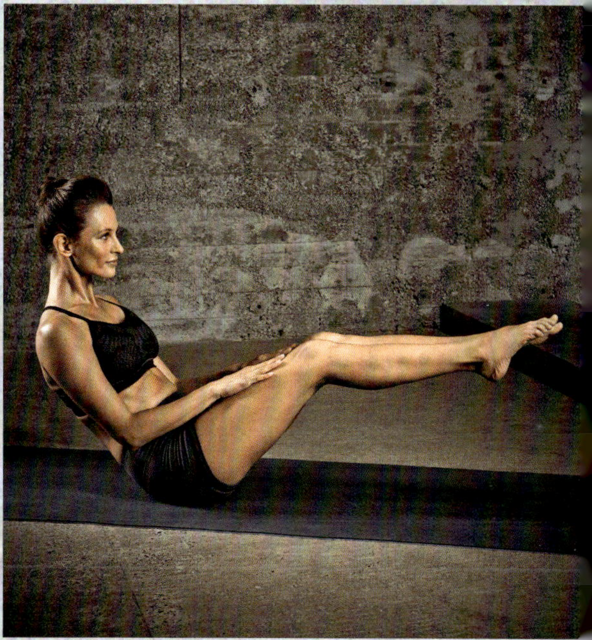

HACKER-KNIEBEUGE

Kräftigung der tiefen Rücken-, Bein- und Gesäßmuskulatur

- Stellen Sie sich mit schulterbreit geöffneten Füßen hin. Spannen Sie den Bauch an. Verlagern Sie Ihr Gewicht auf die Fersen.
- Beugen Sie nun die Knie so weit wie möglich, als wollten Sie sich setzen. Dabei drücken Sie die Knie leicht nach außen, aber immer senkrecht über den Füßen.
- Arme und Kopf sind in Verlängerung der Wirbelsäule, der Rücken ist gerade. Die Handflächen zeigen zueinander.
- In der tiefsten Kniebeugeposition führen Sie mit den Armen schnelle, kleine Hackbewegungen durch. Hand- und Ellbogengelenke sind gestreckt, sodass die Bewegung nur aus den Schultern kommt.

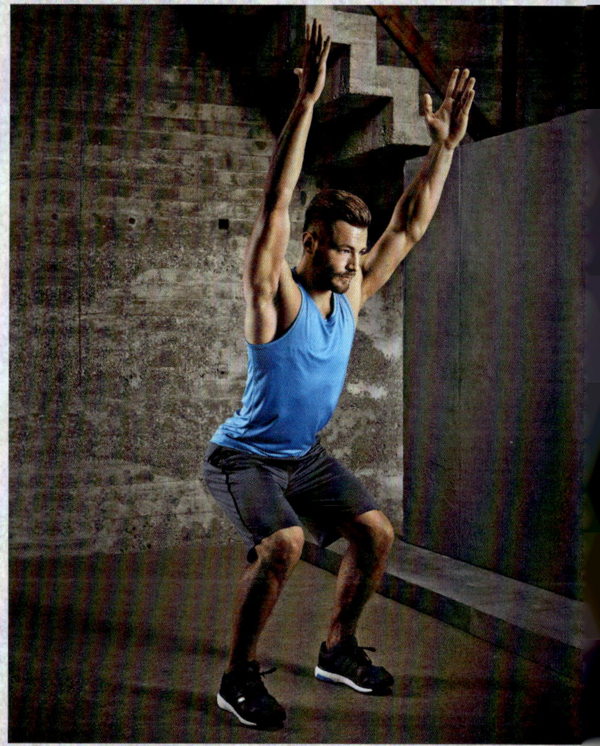

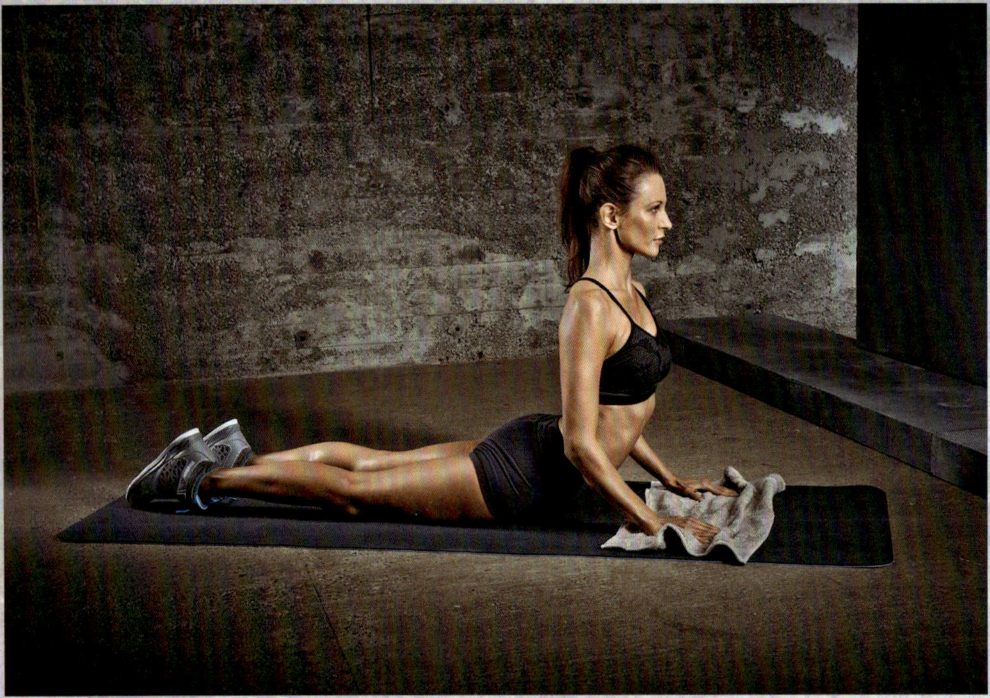

WICHTIG

SO GEHT'S RICHTIG

Achten Sie darauf, dass der Kopf in Verlängerung der Wirbelsäule ist. Die Hüften liegen stets auf, sodass die Bewegung nur im Oberkörper stattfindet. Halten Sie die Position für 2 Sekunden und gleiten Sie wieder langsam und kontrolliert zurück.

GLEITENDE KOBRA

Kräftigung des unteren Rückens, der Gesäßmuskulatur und des *M. Latissimus*

- Platzieren Sie auf dem Boden vor sich ein locker aufgelegtes Handtuch.
- Legen Sie sich mit ausgestreckten Armen davor und positionieren Sie beide Hände etwa schulterbreit auf dem Handtuch.
- Der Körper liegt vollständig auf dem Boden.
- Bauen Sie jetzt Druck auf das Handtuch auf und gleiten Sie mit beiden Händen langsam in Richtung Körpermitte. Die Ellenbogen werden dabei gebeugt.
- Bei diesem Bewegungsablauf richtet sich Ihre Brust auf und zeigt nach vorne.

CORE-TRAINING

SUPERMAN

- Gehen Sie in den Vierfüßlerstand. Spannen Sie Ihre Körpermitte fest an.
- Heben Sie nun den rechten Arm und das linke Bein ab, bis sie ganz gestreckt sind. Bein und Arm befinden sich dabei jeweils in Verlängerung des Oberkörpers.
- Führen Sie den rechten Ellbogen und das linke Knie unter Ihrer Körpermitte zusammen und strecken Sie beides wieder.
- Achten Sie darauf, dass Ihr Rücken in der Streckung gerade und der Kopf in Verlängerung der Wirbelsäule bleibt.

WISSEN

WAS IST EIGENTLICH CORE-TRAINING?

»Core« bedeutet Kern und entsprechend kräftigen diese Übungen die tiefliegenden Muskeln, man könnte sagen: den Körperkern. Ganz besonders werden die tiefen Rücken- und Bauchmuskeln angesprochen sowie die Hüften und der Beckenboden. Aus diesem Grund sind auf den folgenden Seiten keine speziellen Wirkungen der einzelnen Übungen vermerkt.

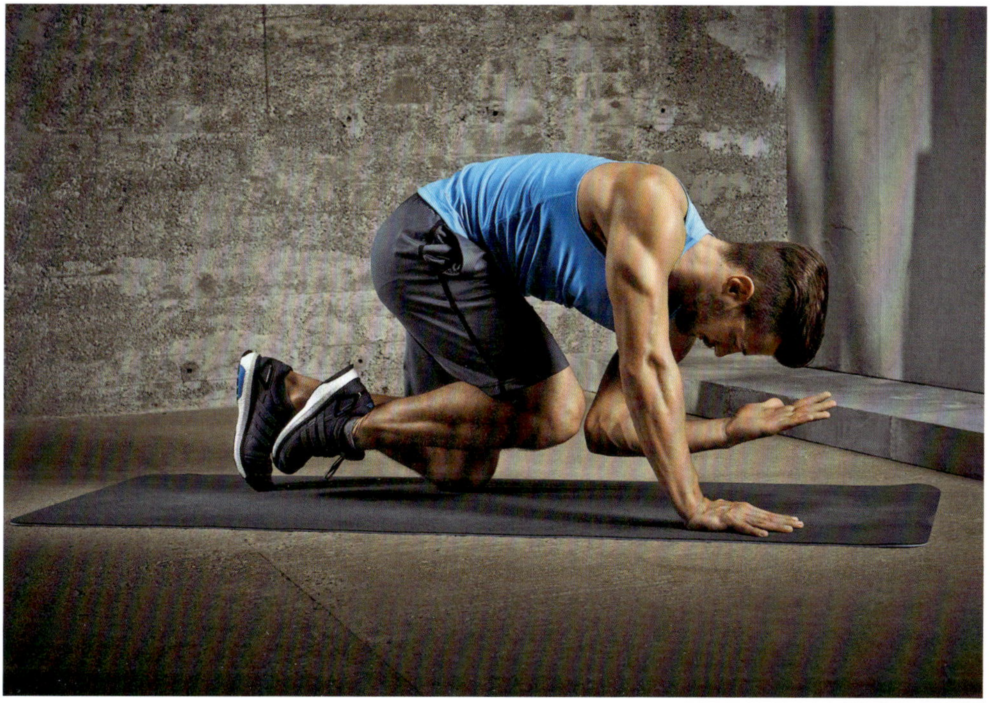

WISSEN

TIEFE UND OBERFLÄCHLICHE MUSKELN

Die Skelettmuskulatur liegt in einer tiefen und einer oberflächlichen Schicht auf und um die Knochen. Was wir nach mehreren Wochen Workout immer besser sehen, sind die oberflächlichen Muskeln. Es ist aber genauso wichtig, die tiefen Muskeln zu trainieren, weil sie für die Stabilität unverzichtbar sind. Das gilt vor allem für die tiefe Rücken- und Bauchmuskulatur. Allerdings funktioniert das nur indirekt durch bestimmte Core-Übungen, denn diese Muskeln können nicht willkürlich angespannt werden wie etwa der Bizeps.

RÜCKENSTÜTZ MIT BEINHEBER

- Setzen Sie sich mit gestreckten Beinen auf den Boden. Die Hände befinden sich hinter dem Gesäß, die Finger zeigen nach vorne.
- Stützen Sie sich nun auf die Hände und heben Sie Ihre Hüften ab, sodass Ihr Körper von den Fersen bis zum Kopf eine gerade, stabile Linie bildet.
- Heben Sie das rechte Bein um mindestens 45 Grad an, ohne Ihre Hüften abzusenken.
- Halten Sie die Position für ca. 2 Sekunden.
- Senken Sie das Bein wieder ab und wechseln Sie die Seite.

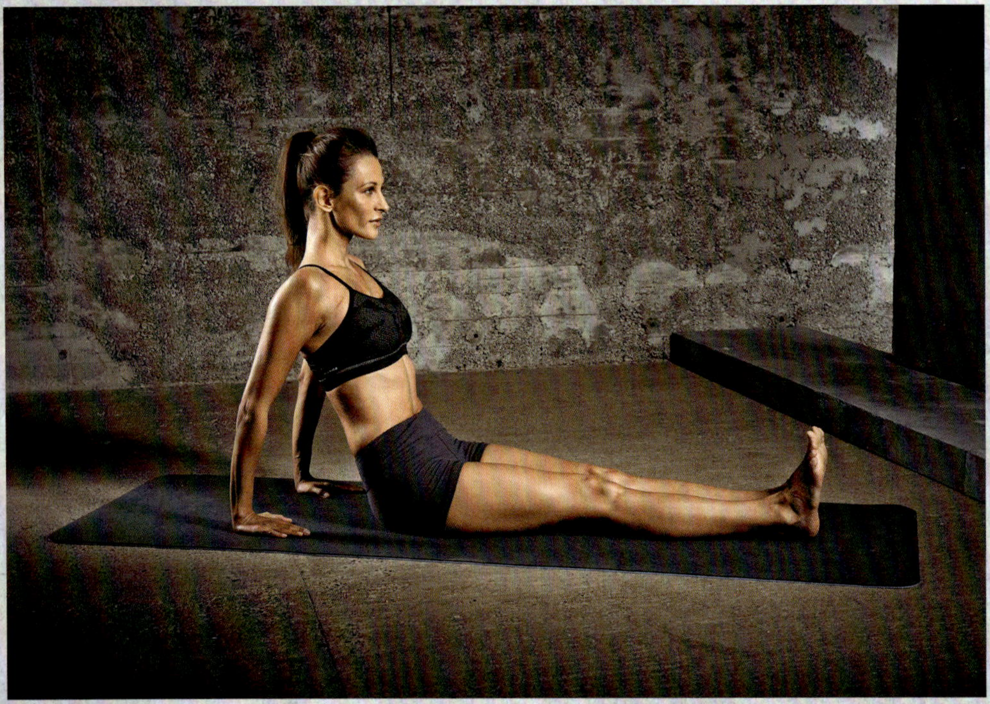

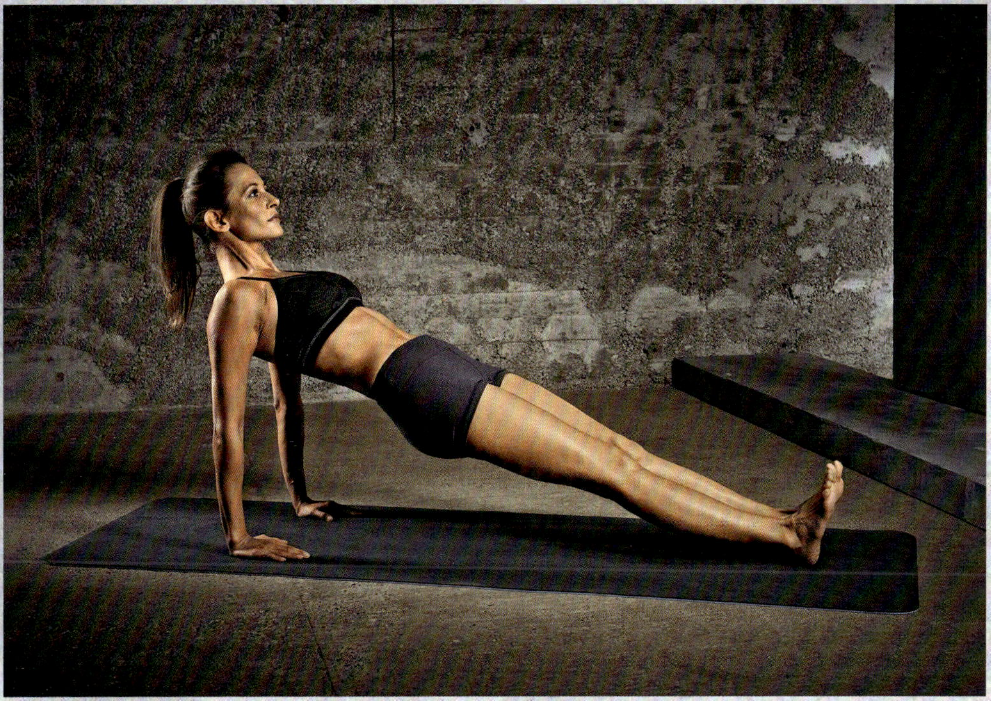

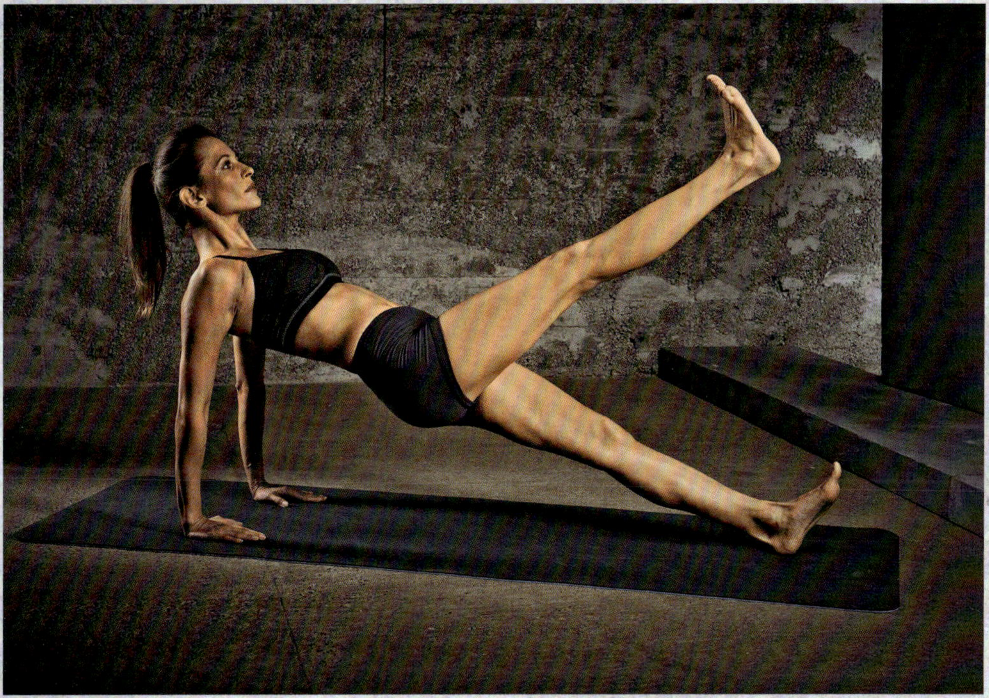

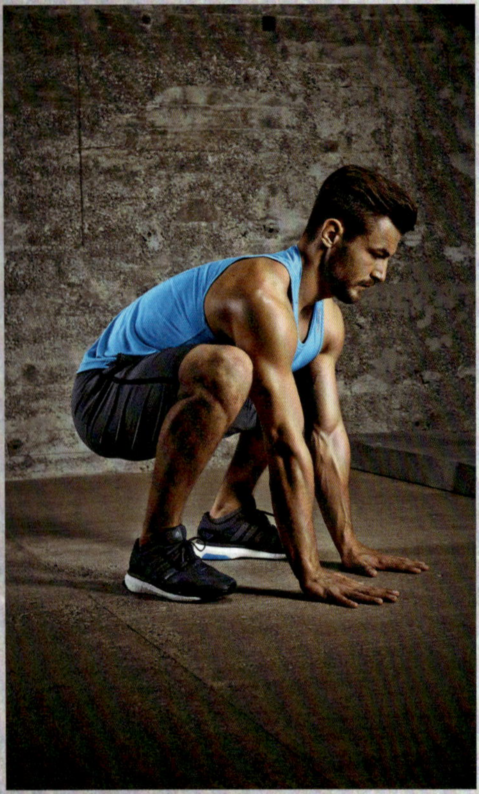

BURPEES

- Stehen Sie aufrecht und positionieren Sie Ihre Füße schulterbreit.
- Gehen Sie wie bei einer Kniebeuge in die Hocke und stützen Sie sich mit den Händen vor dem Körper auf dem Boden ab.
- »Schießen« Sie Ihre Beine nach hinten, sodass Sie in eine Liegestützposition kommen.
- Führen Sie einen Liegestütz aus und springen Sie aus dieser Position wieder in die Hocke.

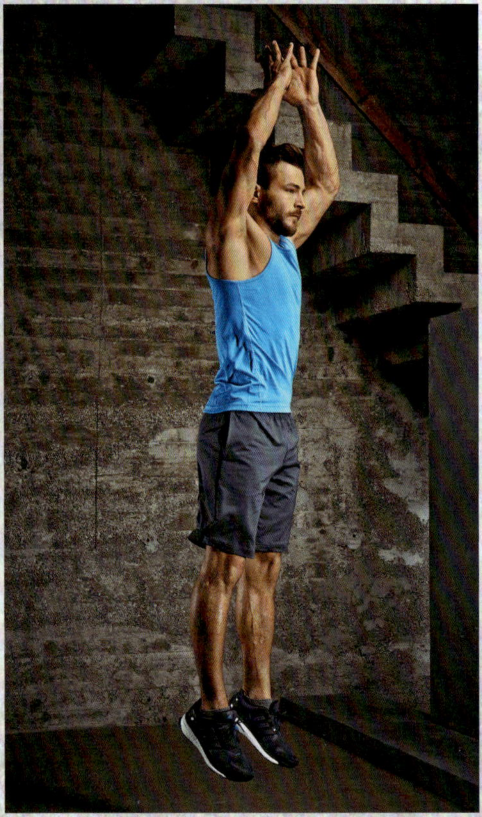

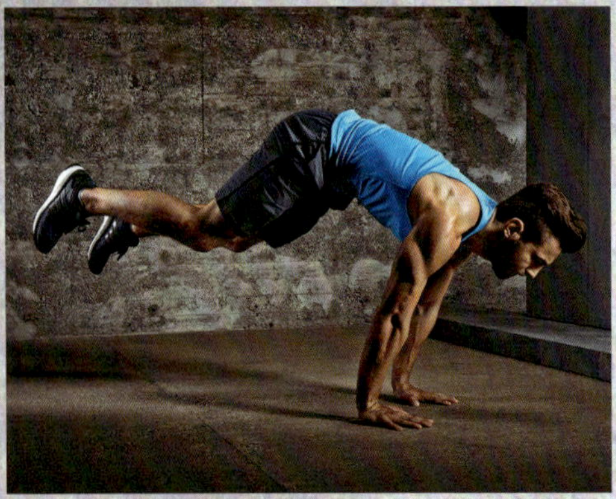

- Führen Sie dann einen Sprung nach oben aus, wobei Sie einmal mit den Händen über dem Kopf klatschen.
- Sie landen wieder in einer aufrechten Position und sind bereit für den nächsten Burpee.

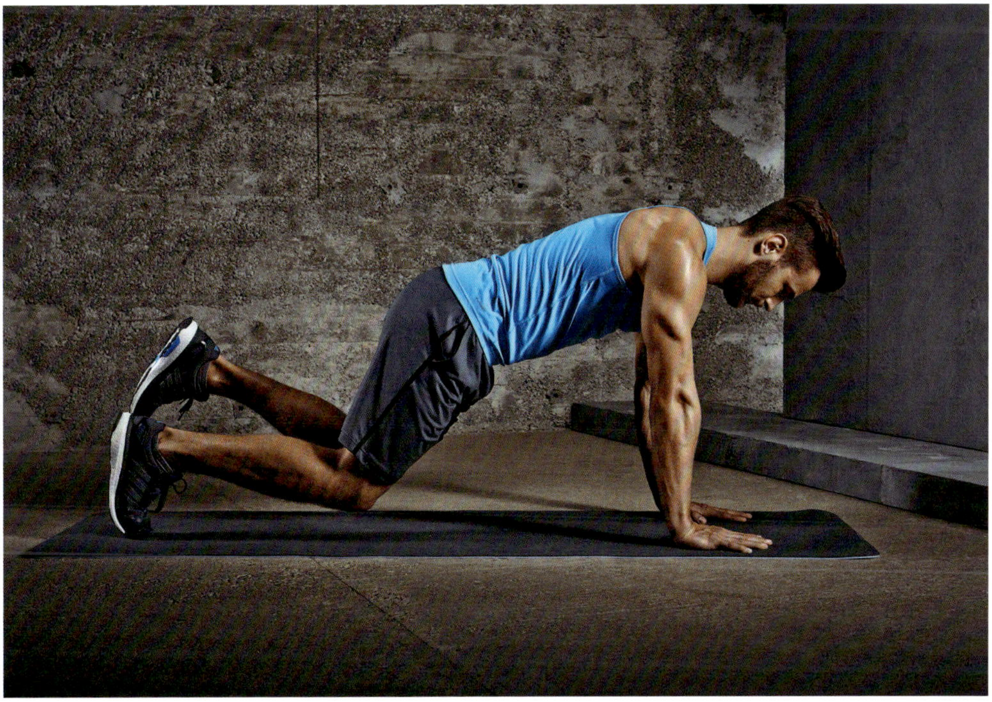

HACKER IM LIEGESTÜTZ

- Gehen Sie in den Vierfüßlerstand. Stützen Sie sich auf Ihre Unterarme, die nach vorne zeigen. Formen Sie mit den Händen lockere Fäuste oder falten Sie sie. Stellen Sie die Fußspitzen auf den Boden auf.
- Heben Sie jetzt beide Knie vom Boden ab, sodass zwischen Ober- und Unterschenkeln jeweils ein 120- bis 150-Gradwinkel entsteht. Das Gesäß befindet sich dabei vor den Knien. Der Rücken bleibt gerade und der Kopf ist in Verlängerung der Wirbelsäule.
- Heben Sie abwechselnd den rechten und linken Fuß für 2 Sekunden vom Boden ab.

WISSEN

FINGER WEG VON ANABOLEN STEROIDEN

Nicht selten höre ich, dass anabole Steroide für den Muskelaufbau eingenommen werden. Im Sport wäre das Doping zur Leistungssteigerung – in der Freizeit ist es zwar erlaubt, aber aufgrund zahlreicher Nebenwirkungen absolut abzulehnen. Akne, Haarausfall bei Männern, Vermännlichung bei Frauen, Stimmveränderungen, Bluthochdruck, Unfruchtbarkeit und Impotenz, Aggressivität, unkontrolliertes Organwachstum, Nasenbluten und vieles mehr sind die Folgen.
Also: Finger weg davon!

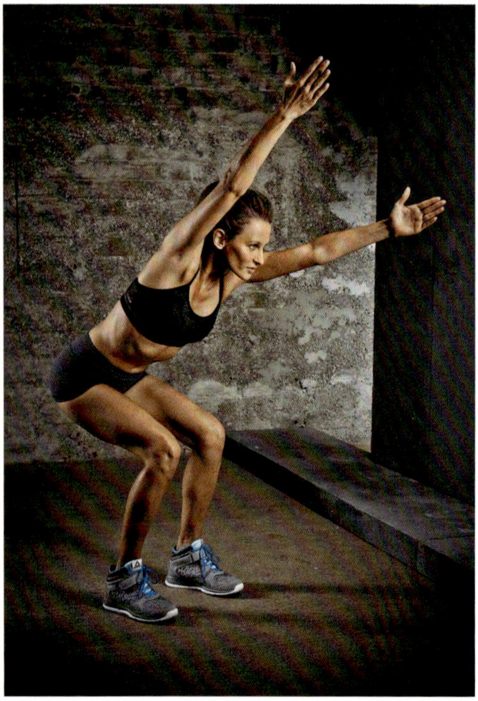

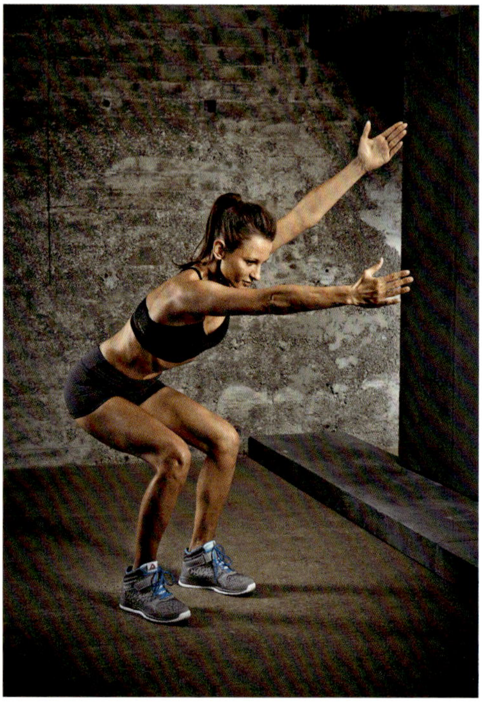

TIPP

SO SCHMECKT AUCH WASSER GUT

Trinken Sie schon über den Tag ausreichend, um den Flüssigkeitsverlust durchs Schwitzen beim Workout zu ersetzen. Wasser ohne Kohlensäure oder ungesüßte Kräutertees sind hierbei am besten. Wer pures Wasser nicht mag, kann es vorher aromatisieren. Probieren Sie Ihr Wasser doch einmal mit Zitronensaft, mit Ingwerstückchen, mit Pfefferminzblättchen, mit Apfelscheiben, mit Basilikumblättern oder Zitronenmelisse. Ihrer Fantasie sind keine Grenzen gesetzt.

HACKER

- Sie stehen mit hüftbreit geöffneten Beinen und leicht gebeugten Knien.
- Beugen Sie jetzt den Oberkörper etwas nach vorne. Achten Sie dabei auf einen geraden Rücken, indem Sie den Bauchnabel ein wenig nach innen ziehen. Der Kopf befindet sich in Verlängerung der Halswirbelsäule, sodass Ihr Blick nach schräg unten und auf einen Punkt etwa zwei Meter vor Ihren Füßen gerichtet ist.
- Nehmen Sie die Arme gestreckt über Kopf nach vorne. Die Hände sind angespannt, die Daumen liegen an den Fingern.
- Führen Sie nun schnelle wechselseitige hackende Hoch-Tief-Bewegungen mit den gestreckten Armen durch. Die Bewegung kommt dabei nur aus den Schultern.
- Stabilisieren Sie sich in der Körpermitte, sodass Oberkörper und Hüften ruhig bleiben.

PLANKE

- Sie liegen auf dem Bauch und gehen in den Unterarmstütz. Stellen Sie Ihre Unterarme schulterbreit auf, die Finger zeigen nach vorn, die Füße sind aufgestellt. Ihre Schultern befinden sich über den Ellbogen.
- Mit dem Ausatmen aktivieren Sie die Bauchspannung und machen den Nacken lang. Richten Sie den Blick auf den Boden und halten Sie den Körper parallel zum Boden.
- Beim Einatmen den Körper gerade nach vorn schieben, die Schultern stehen nun vor den Ellbogen. Mit dem Ausatmen schieben Sie den Körper wieder nach hinten und die Schultern hinter die Ellbogen.

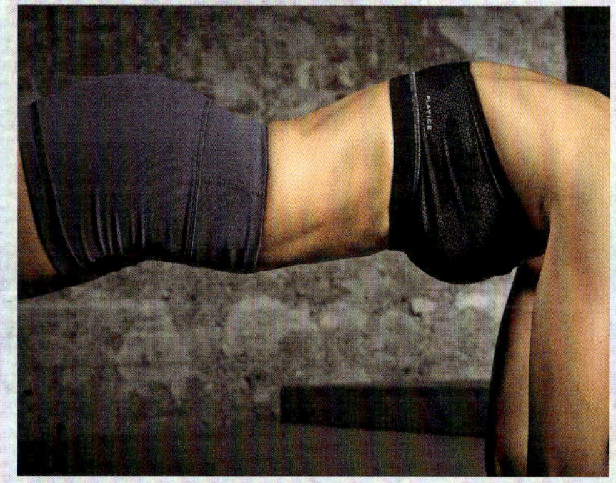

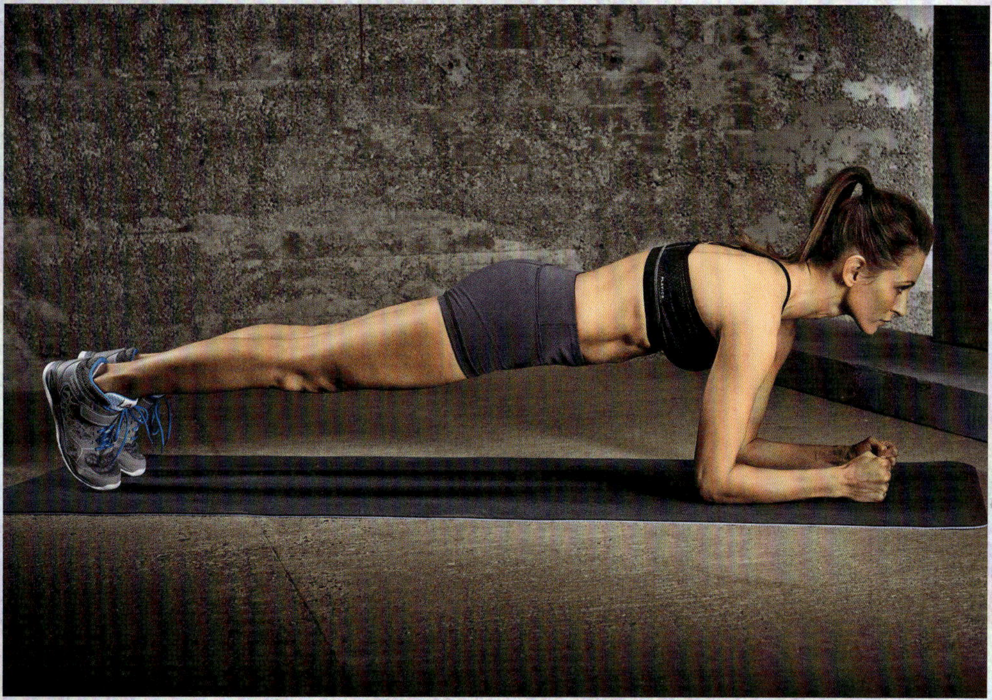

TIPP

STEIGERUNGSVARIANTE

Sie können zur Intensitätssteigerung diese Übung auch mit einem kleinen Gewicht, etwa mit einer Hantel oder einer kleinen Wasserflasche in der Hand ausführen. Bei der Seitbewegung des Arms darf dabei eine leichte Beugung entstehen. Je stärker Sie Ihren Arm mit dem Gewicht strecken, desto höher ist die Belastung.

CORE-PUSH

- Gehen Sie in den Vierfüßlerstand. Strecken Sie den Rücken, der Kopf befindet sich in Verlängerung der Wirbelsäule. Spannen Sie Bauch und Beckenboden an.
- Strecken Sie nun den linken Arm seitlich bis auf Schulterhöhe aus. Strecken Sie gleichzeitig das rechte Bein nach hinten aus. Ziehen Sie Ihre Fußspitzen an.
- Beugen Sie langsam beide Arme und führen Sie den linken Arm so weit es geht unter den rechten Arm nach rechts und strecken Sie ihn aus. Blicken Sie gleichzeitig nach rechts.
- Gehen Sie dann mit dem linken Arm wieder in die Ausgangsposition zurück.

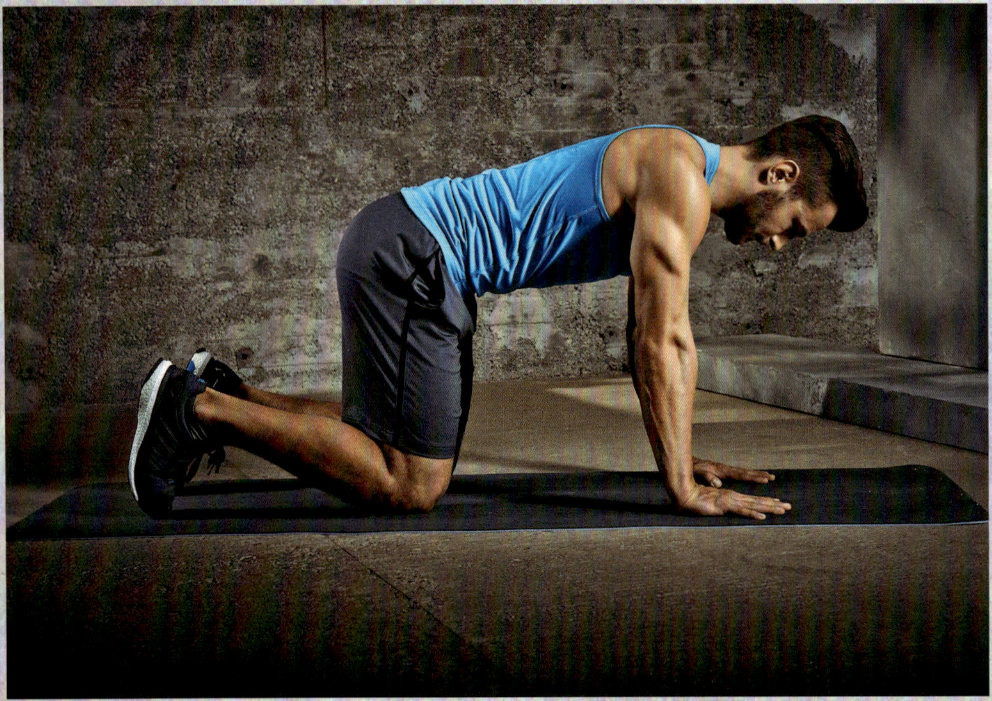

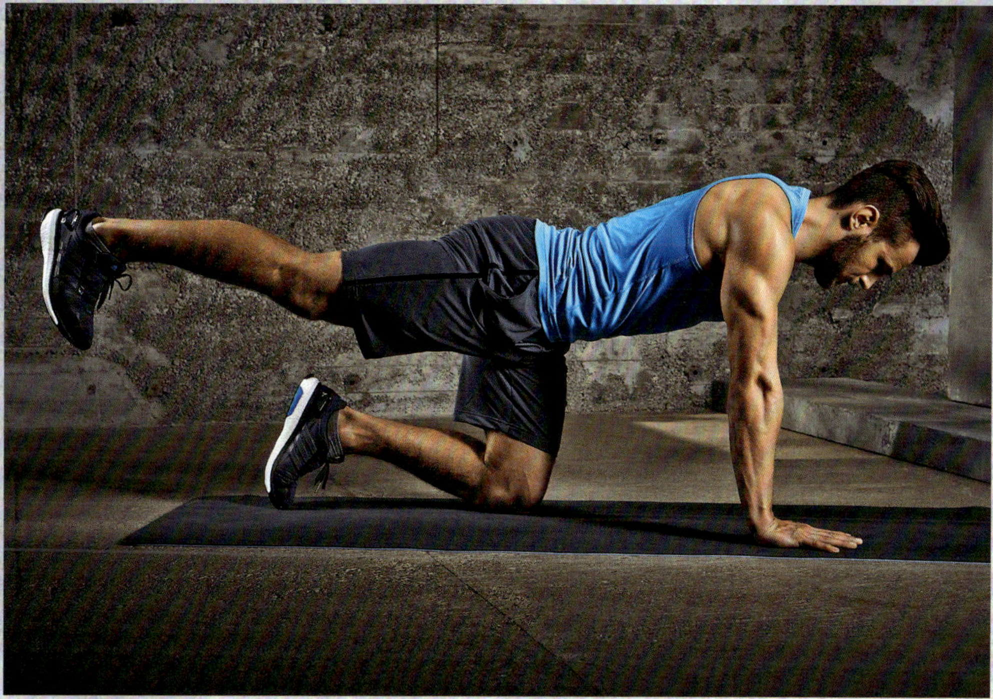

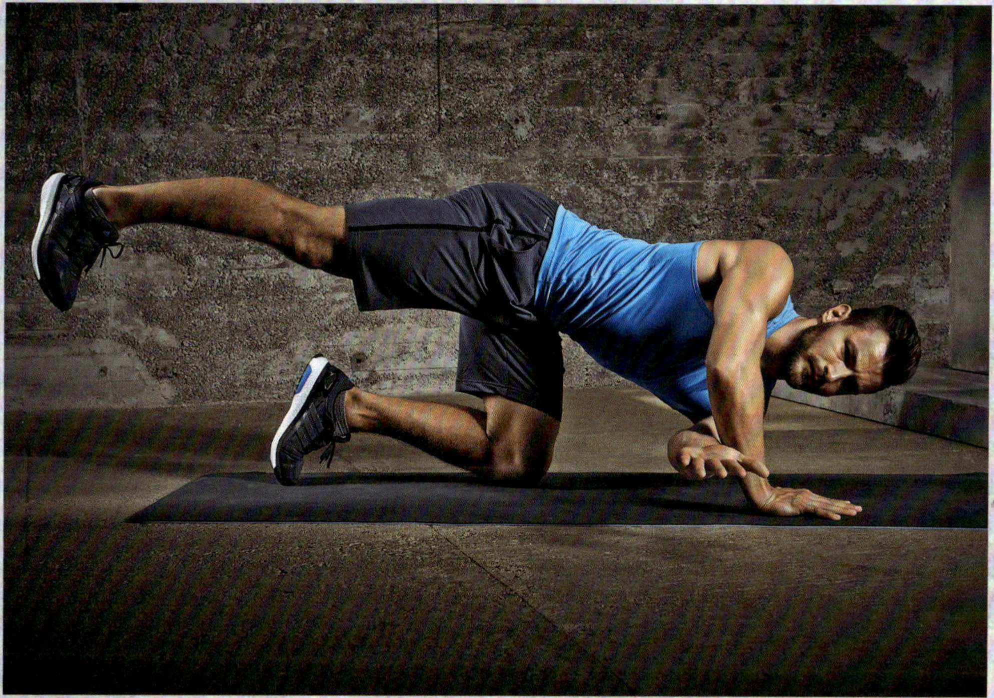

WISSEN

DIE RICHTIGE EIWEISSMENGE

Leistungssportler und auch Fortgeschrittene in Zeiten intensiver Trainingsphasen sollten etwa 2 Gramm pro Kilogramm Eiweiß zu sich nehmen, damit das Training auch in eine entsprechende muskuläre Anpassung umgesetzt werden kann (siehe hierzu auch ab Seite 151).

BEIN-TWIST

- Sie liegen auf dem Rücken und heben beide Beine im rechten Winkel an. Dabei befinden sich sowohl die Knie- als auch die Hüftgelenke im 90-Grad-Winkel.
- Strecken Sie jetzt mit dem Einatmen die Arme seitlich auf Schulterhöhe aus. Atmen Sie aus und ziehen Sie dabei Ihren Bauchnabel ein.
- Mit dem Einatmen lassen Sie Ihre Knie nach links sinken. Dabei lösen sich die rechte Gesäßhälfte und die rechte Seite des Brustkorbs vom Boden. Schultern und Arme bewegen sich nicht und bleiben fest.
- Atmen Sie aus und bewegen Sie die Knie langsam aus der Kraft der Körpermitte wieder zurück in die Ausgangsposition.
- Wenn Sie einen Gang zulegen möchten, führen Sie die Übung mit gestreckten Beinen aus. Der 90-Grad-Winkel in der Hüfte bleibt.

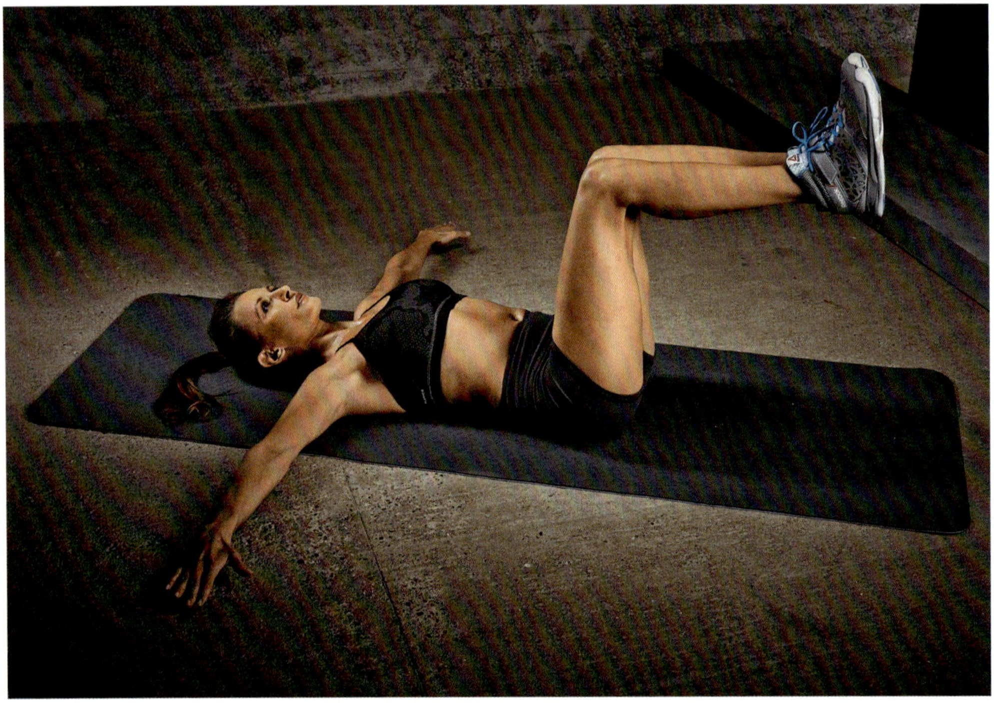

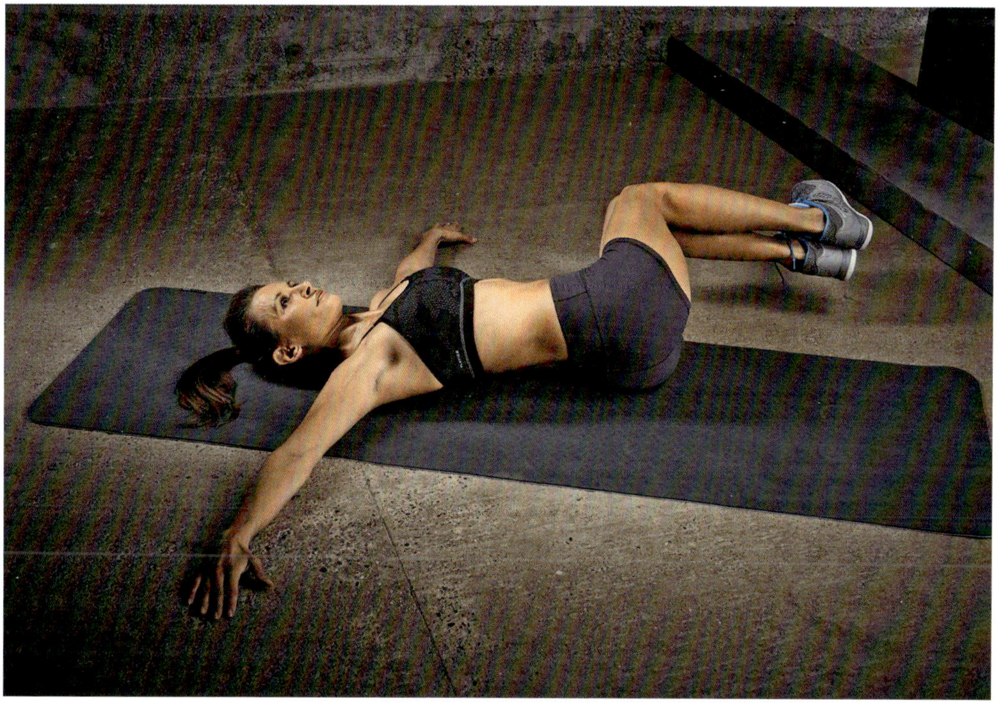

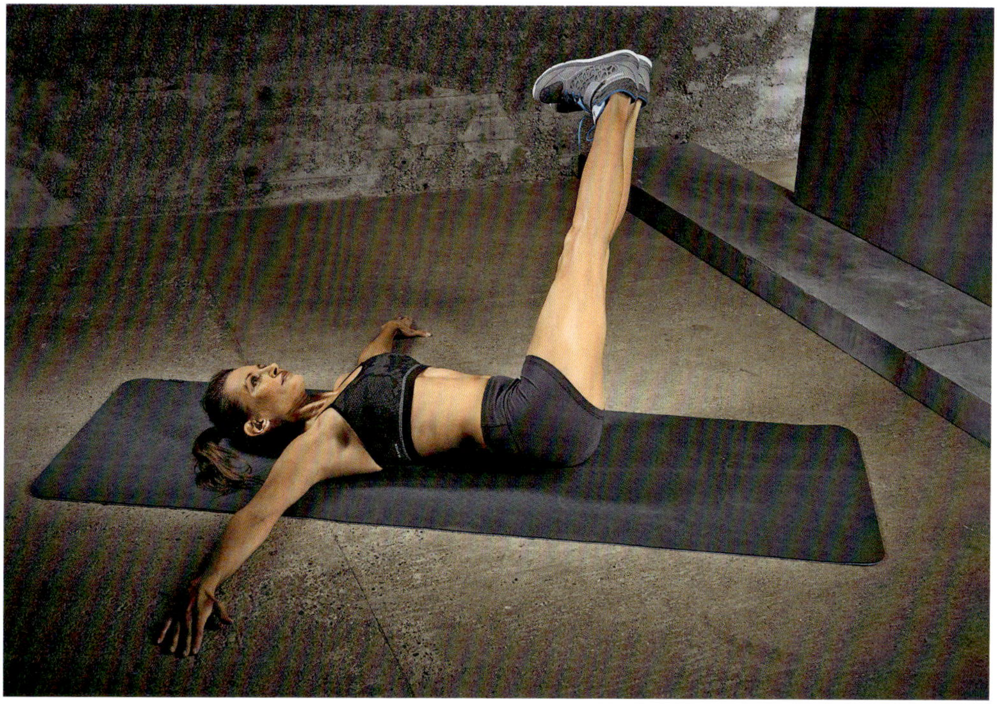

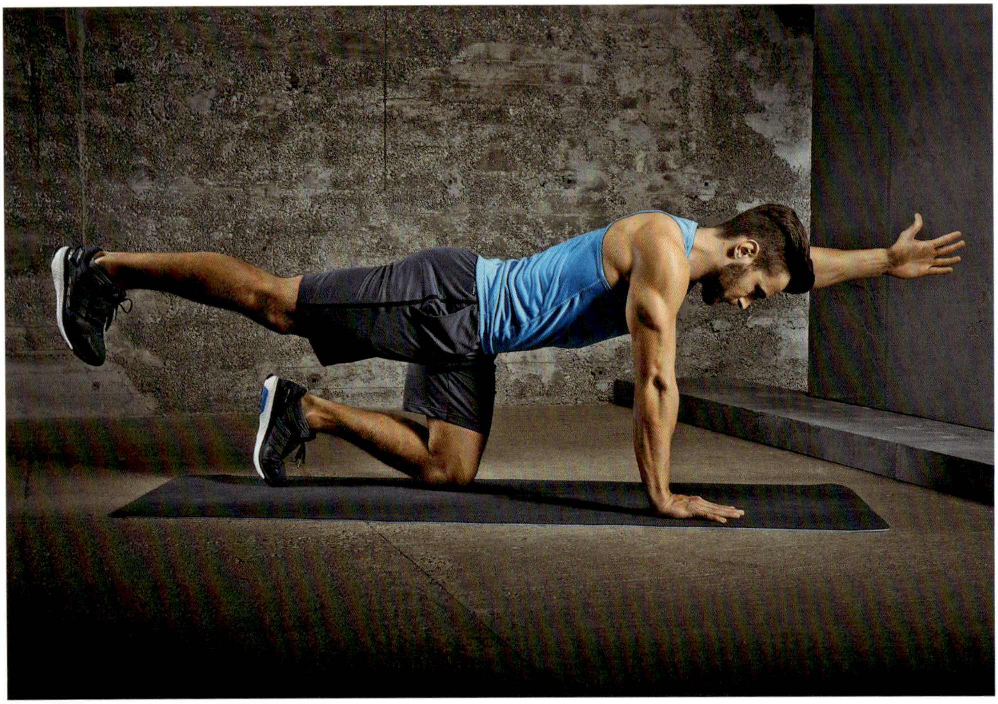

TIPP

VERZICHTEN SIE AUF TRANSFETTE

Fett ist ein unverzichtbarer Grundnährstoff und macht nur dann dick, wenn Sie mehr davon zu sich nehmen, als Sie verbrauchen. Die besten Fette finden Sie in Seefisch und vielen Pflanzenölen (siehe auch Seite 150). Als schwarze Schafe unter den Fetten hingegen gelten die TFS, die sogenannten Transfettsäuren. Dabei handelt es sich um eine bestimmte Form ungesättigter Fettsäuren, die vor allem in Frittierfett und industriell hergestellter Nahrung vorkommen. Sie fördern LDL-Cholesterin und dadurch Herzerkrankungen.

STAHLSEIL

- Gehen Sie in den Vierfüßlerstand.
- Die Ellbogen sind leicht gebeugt und nach außen gedreht, die Knie hüftbreit aufgestellt. Die Handflächen stützen auf dem Boden, die Finger zeigen nach vorne. Arme und Oberschenkel sind senkrecht, Unterschenkel und Fußrücken liegen auf dem Boden.
- Der Rücken ist gerade und der Kopf in Verlängerung der Wirbelsäule. Stellen Sie die Füße an.
- Spannen Sie jetzt die Bauchmuskeln an. Strecken Sie das linke Bein nach hinten in einer Linie zum Oberkörper und gleichzeitig den rechten Arm entsprechend nach vorne.
- Die Fußspitze ziehen Sie zum Schienbein hin an. Halten Sie die Position 15 bis 20 Sekunden und atmen Sie tief weiter.
- Lassen Sie Arm und Bein wieder nach unten sinken und wechseln die Seite.

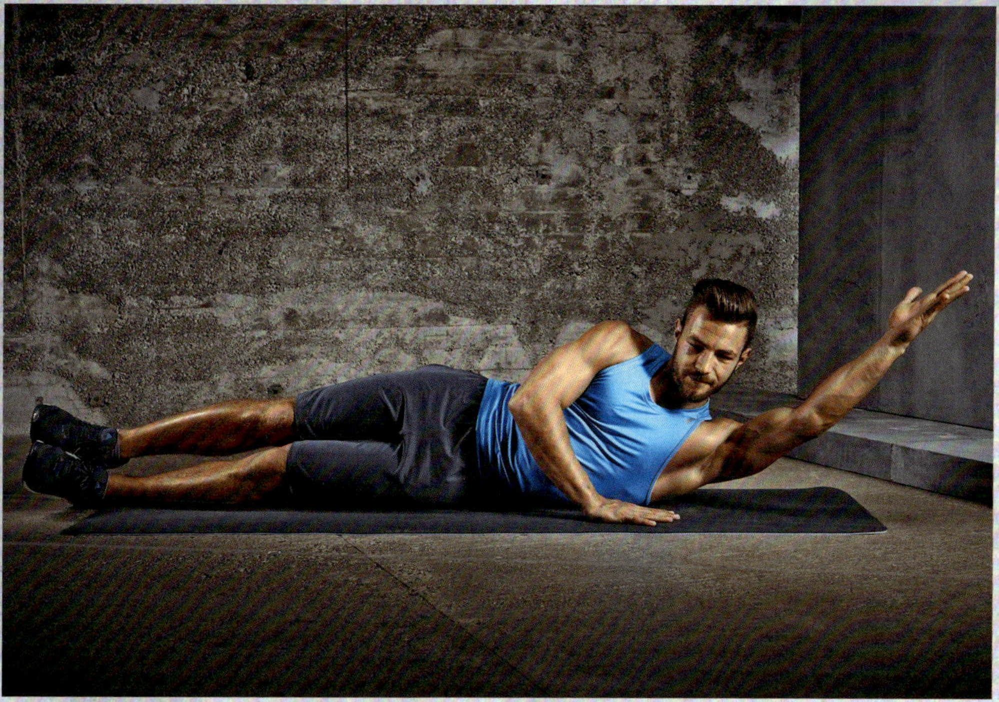

POWER-SEIT-CRUNCH

- Legen Sie sich auf die rechte Seite und strecken Sie Ihren rechten Arm lang aus. Die linke Hand stützt sich vor dem Körper ab. Heben Sie Kopf und Schultern etwas an.
- Mit dem Ausatmen ziehen Sie den Bauchnabel ein und heben aus der Kraft der Körpermitte gleichzeitig Oberkörper und Beine an. Die Beine sind dabei geschlossen.
- In der Core-Spannung weiteratmen und mit dem Oberkörper ein wenig höher kommen, dabei nicht mit der Stützhand nachhelfen.
- Wieder etwas herunterkommen und anschließend wieder nach oben bewegen.
- Wechseln Sie die Seite.

TIPP

FETT DARF NICHT FEHLEN!

Mein Ernährungs-Tipp für alle: Etwa 30 bis 40 Prozent der Kalorien aus Ihrer täglichen Ernährung sollten aus gesunden Fetten bestehen. Auch wer abnehmen möchte, sollte dies beibehalten – vor allem wenn Sie trainieren. Denn es ist wissenschaftlich erwiesen, dass sich die Stoffwechselprozesse und damit das Abnehmen bei zu wenig Fett verlangsamen.

TIPP

STEIGERUNGSVARIANTE

Sie können zur Steigerung des Trainingseffekts diese Übung durchführen, indem Sie sich mit den Händen auf einem instabilen Untergrund abstützen oder die Beine auf einen größeren Gymnastikball legen. Dies erschwert die Rotation in der Hüfte.

HÜFTDREHEN

- Gehen Sie in die Liegestützposition (siehe Seite 56) und setzen Sie die Füße auf eine Erhöhung, z. B. eine Bank oder Treppenstufe (maximal auf Sitzhöhe).
- Setzen Sie Ihre Füße mit dem Spann auf.
- Aktivieren Sie Ihre Körpermitte und spannen Sie die Gesäßmuskulatur an.
- Ziehen Sie langsam Ihr linkes Bein an.
- Drehen Sie jetzt mit Ihrer Hüfte nach rechts auf und strecken Sie gleichzeitig Ihr linkes Bein unter dem Körper zur rechten Seite.
- Halten Sie die Position kurz.
- Kehren Sie kontrolliert wieder in die Ausgangsposition zurück.

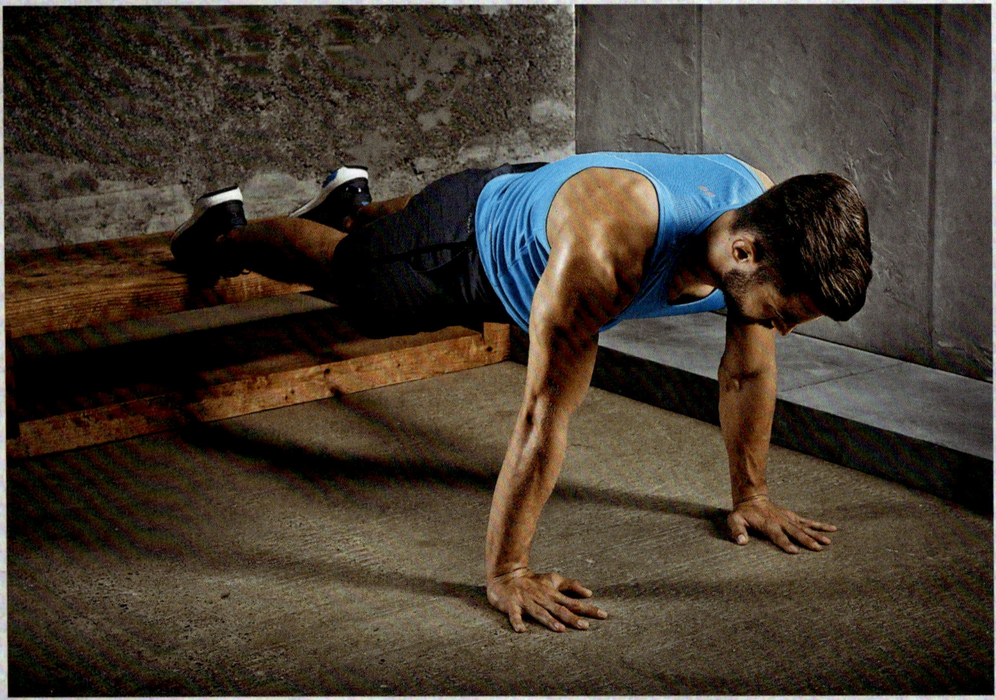

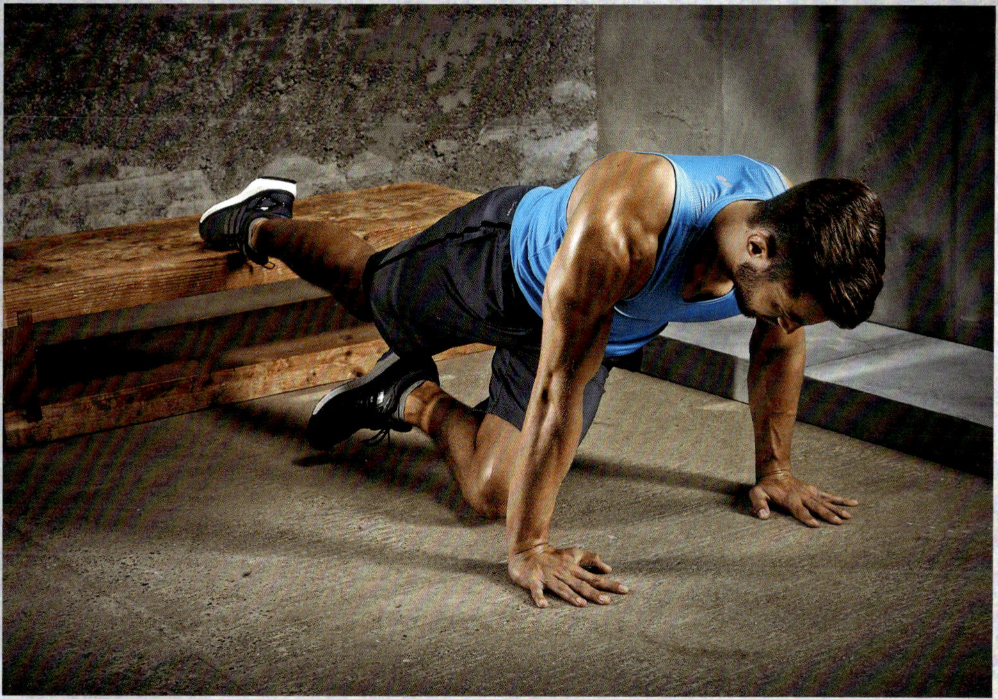

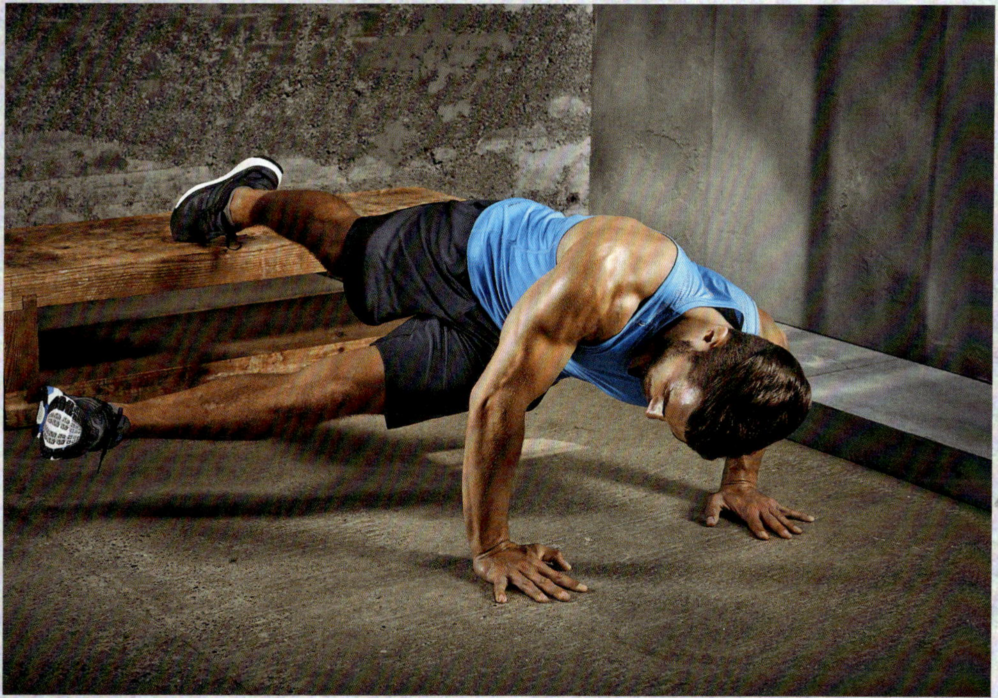

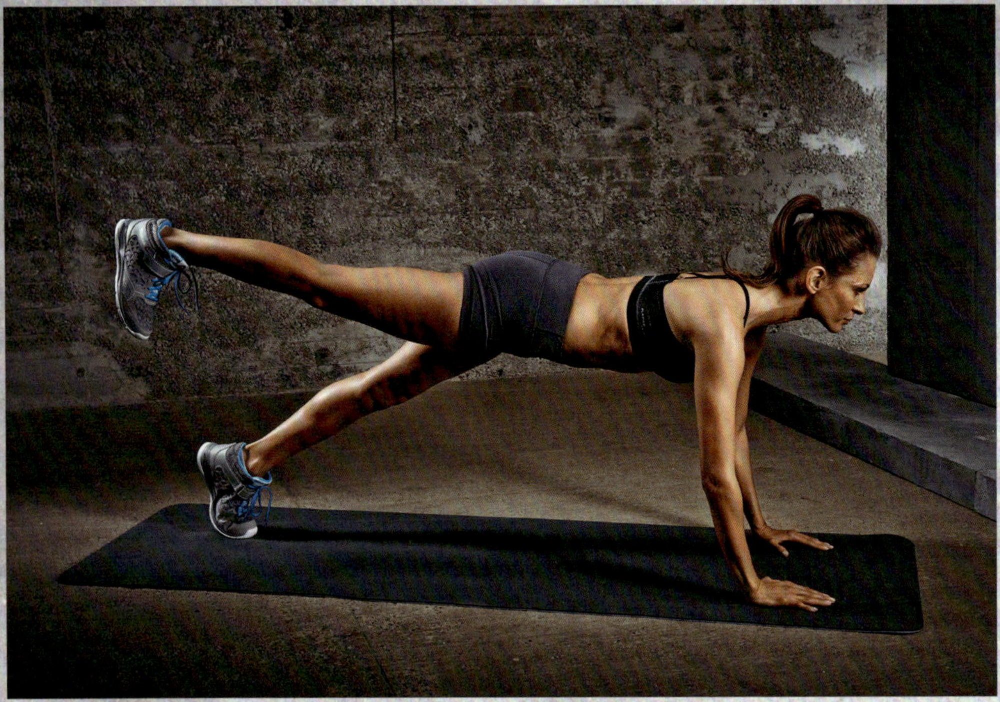

TIPP

WICHTIG

Achten Sie darauf, dass die Ellbogen leicht gebeugt sind. Beim Strecken der Beine den Bauch fest anspannen – nicht ins Hohlkreuz fallen.

FRONTAL-BEINHEBER

Kräftigung der tiefen Bauch und Rückenmuskulatur, zusätzlich der Arm- und Beinmuskulatur.

- Gehen Sie in die Liegestützposition (siehe Seite 56), die Hände stehen dabei unter den Schultern, die Finger zeigen nach vorn. Die Beine sind in Verlängerung des Oberkörpers nach hinten gestreckt, die Zehenballen berühren den Boden.
- Heben Sie nun Ihr linkes Bein in Verlängerung des Oberkörpers hoch, sodass Sie Wirbelsäule und Becken ruhig halten können.
- Halten Sie diese Position 5 Sekunden und setzen Sie das linke Bein mit dem linken Zehenballen langsam wieder auf den Boden.
- Wechseln Sie die Seite.

GESÄSS UND BEINE

AUSFALLSCHRITT

Kräftigung der Gesäßmuskulatur und der Oberschenkelvorderseite

- Stehen Sie aufrecht und stabil.
- Führen Sie einen großen Ausfallschritt nach vorne aus, sodass der Kniewinkel des vorderen Beins beim Absenken in die Hocke etwas größer als 90 Grad ist. Das Körpergewicht liegt auf beiden Beinen und der Schwerpunkt zwischen den Beinen. Die Hände stützen sich in der Taille ab.
- Gehen Sie in die Hocke, sodass das hintere Bein mit dem Knie fast den Boden berührt.

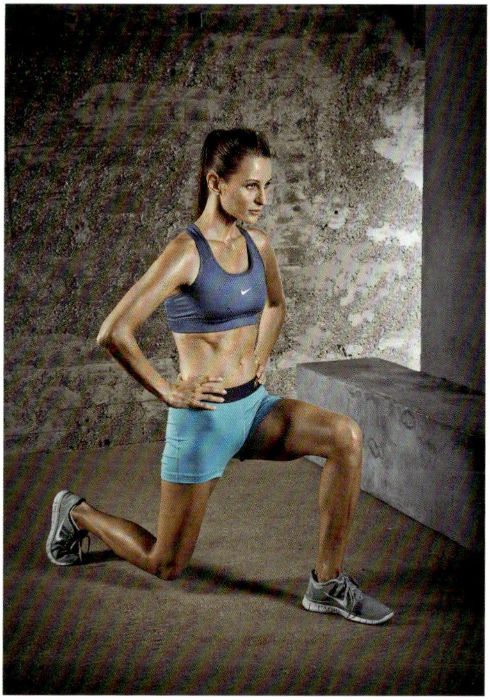

EINBEINKNIEBEUGE LIGHT

Kräftigung der Gesäßmuskulatur und der Oberschenkelvorderseite

- Stellen Sie sich auf ein Bein. Die Fußspitze des anderen Beines wird hüftbreit hinter dem Körper aufgesetzt.
- Beugen Sie jetzt das Standbein, bis das Knie des hinteren Beines fast den Boden berührt.
- Strecken Sie das Standbein durch und wechseln Sie die Seite.

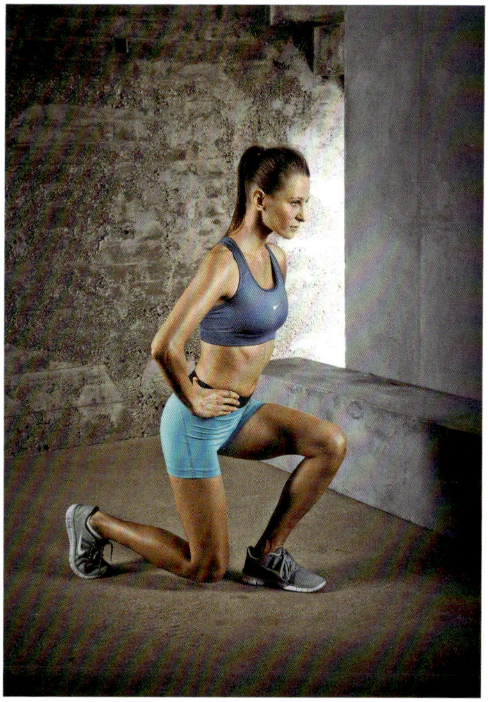

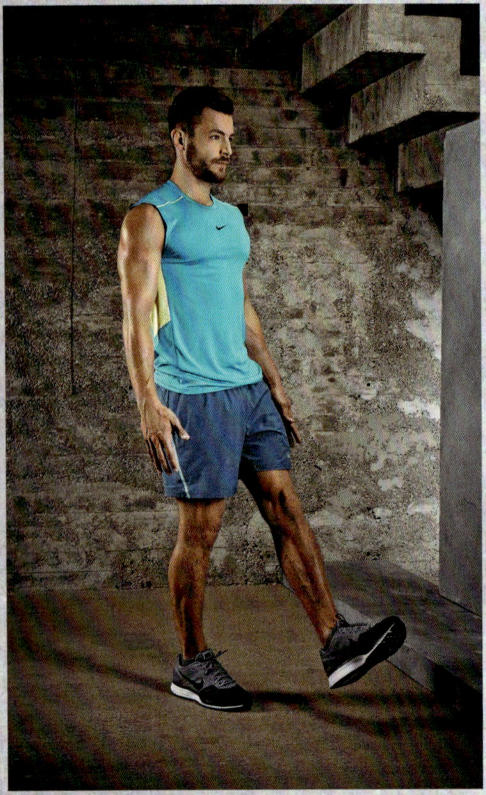

EINBEINKNIEBEUGE HIGH

Kräftigung der Gesäßmuskulatur und der Oberschenkelvorderseite

- Sie stehen mit geschlossenen Beinen auf dem Boden.
- Verlagern Sie das Gewicht jetzt auf das rechte Bein, heben Sie den linken Fuß und strecken Sie das linke Bein vor dem Körper aus.

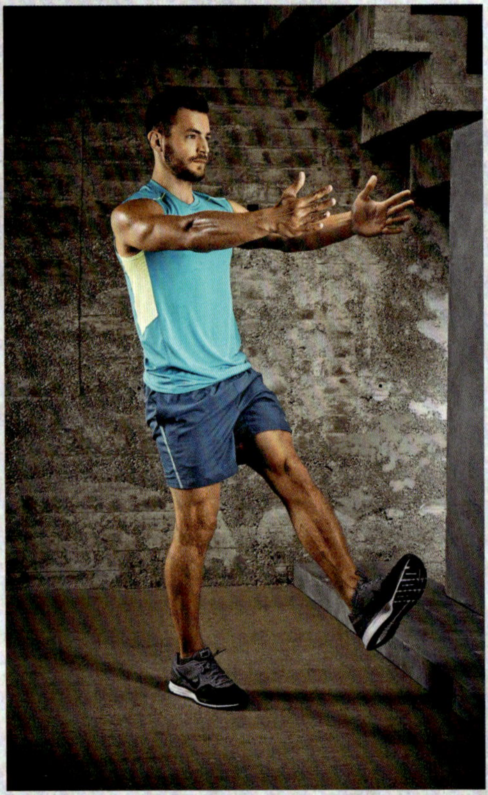

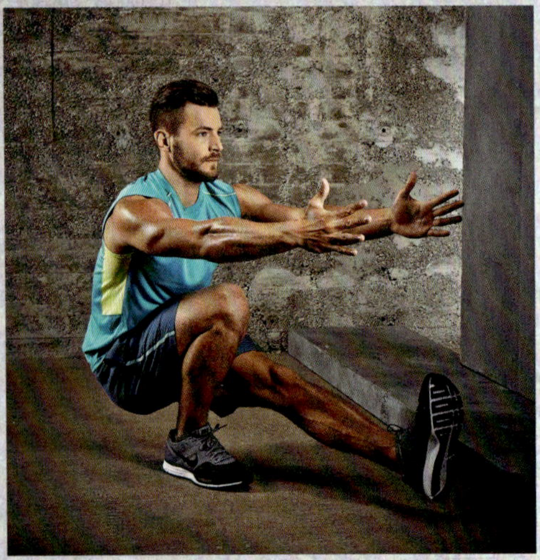

- Gehen Sie langsam nach hinten unten, als wollten Sie sich setzen. Senken Sie den Körper dabei so weit ab, bis der Unterschenkel parallel zum Boden zeigt.
- Richten Sie sich wieder auf. Der Oberkörper wandert dabei mit den gestreckten Armen nach vorne. Die Ferse bleibt auf dem Boden.
- Wechseln Sie die Seite.

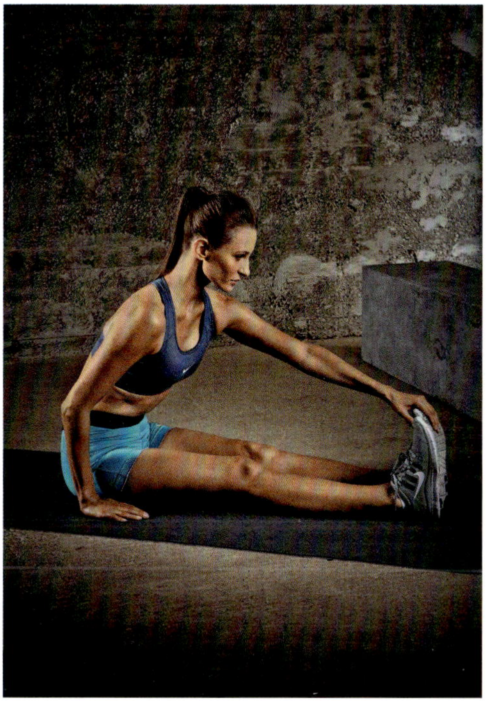

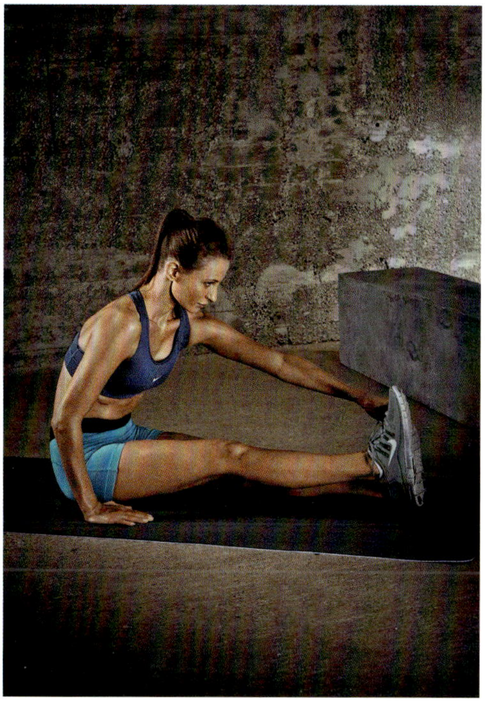

LANGER BEINHEBER

Kräftigung der Oberschenkelvorderseite

- Setzen Sie sich aufrecht und mit gestreckten Beinen auf den Boden.
- Neigen Sie den Oberkörper, so weit es geht, nach vorne und greifen Sie mit der linken Hand den linken Fuß. Der rechte Arm stützt dabei seitlich ab.
- Jetzt heben Sie das rechte Bein gestreckt an und senken es langsam wieder ab, ohne den Boden zu berühren.
- Anschließend die Seite wechseln.

TO DO

VEGETARISCHES EIWEISS

Wer sich vegetarisch ernährt, greift bei seiner Eiweißversorgung am besten zu Soja-Proteinen, die aus der Sojabohne gewonnen werden. Es gibt eine Vielzahl von Produkten von Sojamilch über Sojajoghurt bis hin zu Tofu in den verschiedensten Geschmacksrichtungen. Da zur Gewinnung von Eiweiß aus Soja keinerlei tierische Produkte notwendig sind, eignen sich Sojaproteine auch für Veganer. Sojaproteine besitzen fast alle wichtigen Aminosäuren und beinhalten keinerlei Cholesterin und Laktose.

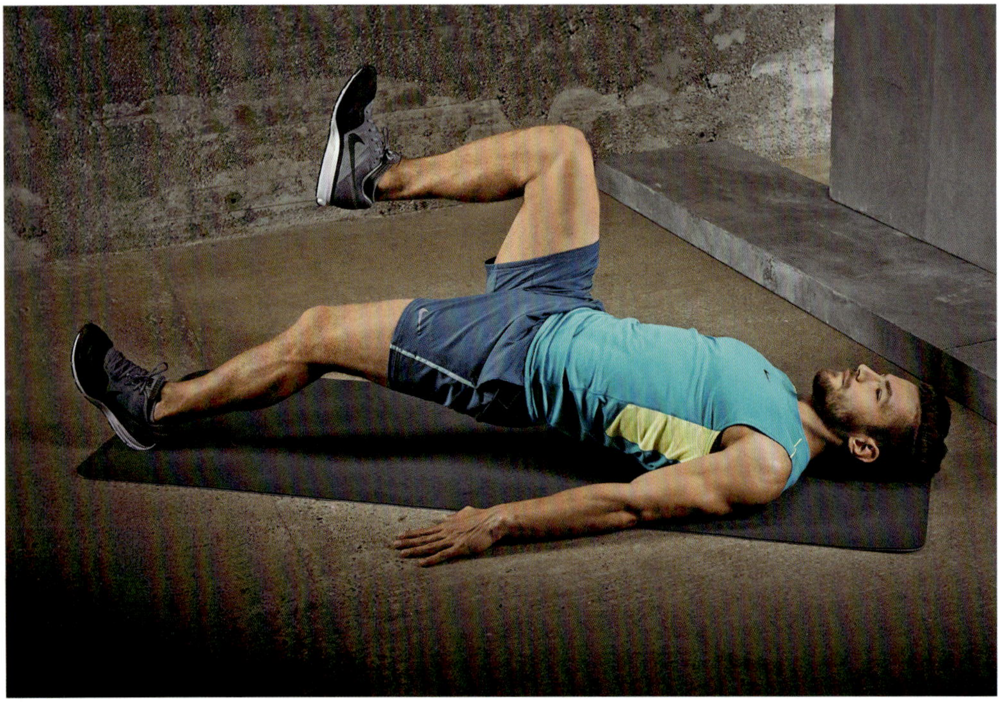

TIPP

DIE PERFEKTE EIWEISSQUELLE

100 g Magerquark enthält 12,2 g Eiweiß, 3,9 g Kohlenhydrate und etwa 0,3 g Fett. Damit bringt es dieses Milchprodukt auf insgesamt etwa 67 kcal pro 100 g. Gerade das macht Magerquark zu einem wertvollen Trainings- und Aufbausnack. Das Eiweiß in Magerquark setzt sich zu 80 Prozent aus Casein (Milcheiweiß) sowie 20 Prozent Whey (Molkeeiweiß) zusammen. Besonders bedeutsam ist auch der hohe Anteil an Glutamin, das sich als die wohl wichtigste Aminosäure in den Muskelzellen befindet.

BECKENLIFT

Kräftigung der Gesäßmuskulatur und Oberschenkelrückseite

- Legen Sie sich auf den Rücken und stellen Sie die Füße mit beiden Fersen weit entfernt vom Gesäß auf. Die Arme liegen locker neben dem Körper auf dem Boden auf.
- Ein Bein ziehen Sie in Richtung Brust, dabei hebt und senkt sich das Gesäß.
- Das Bein anschließend wechseln.

ADDUKTORENPRESSE

Kräftigung der Beininnenseite

- Setzen Sie sich auf einen Stuhl.
- Beugen Sie sich leicht nach vorne und klemmen Sie Ihre Unterarme zwischen den geöffneten Beinen ein.
- Üben Sie nun mit den Armen einen Druck nach außen gegen die Beininnenseite aus und drücken Sie mit den Beinen kräftig gegen die Arme.
- Einige Sekunden halten und lösen.

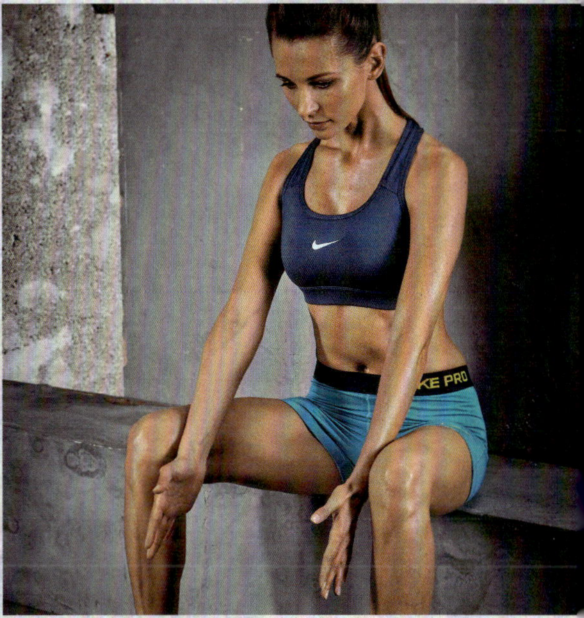

BEINLIFT IM STEHEN

Kräftigung der Abduktoren und der Gesäßmuskulatur

- Gehen Sie in eine leichte Kniebeugen-Stellung und verlagern Sie Ihr Gewicht auf das rechte Bein.
- Heben Sie das linke Bein nun gebeugt oder auch gestreckt bis auf Taillenhöhe an und senken Sie es wieder.
- Wenn Sie sich zu Beginn im Einbeinstand etwas unsicher fühlen, können Sie sich zunächst an einer Wand festhalten.
- Mit der Zeit sollten Sie die Übung freihändig ausführen. Dies fördert zusätzlich das Gleichgewicht.

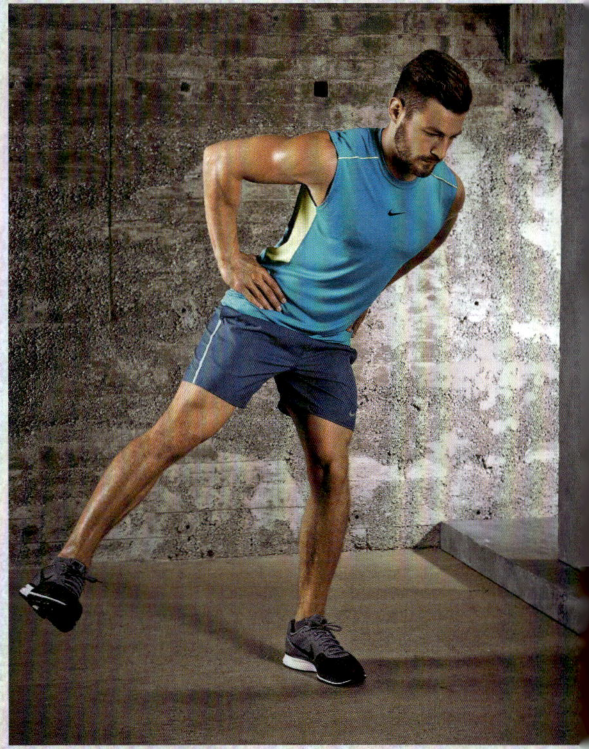

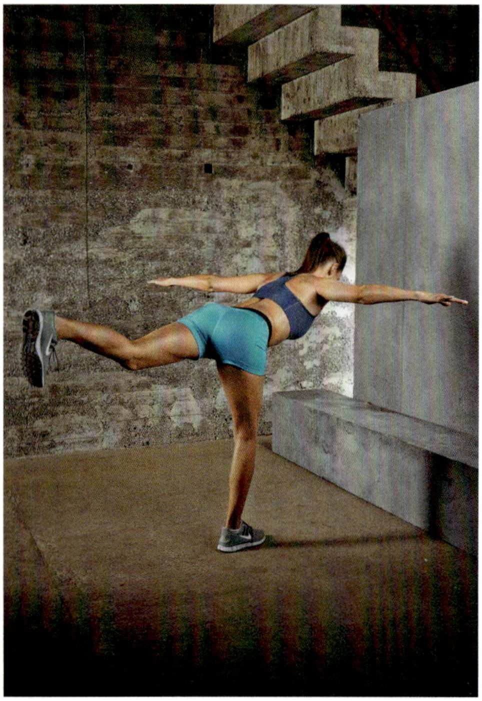

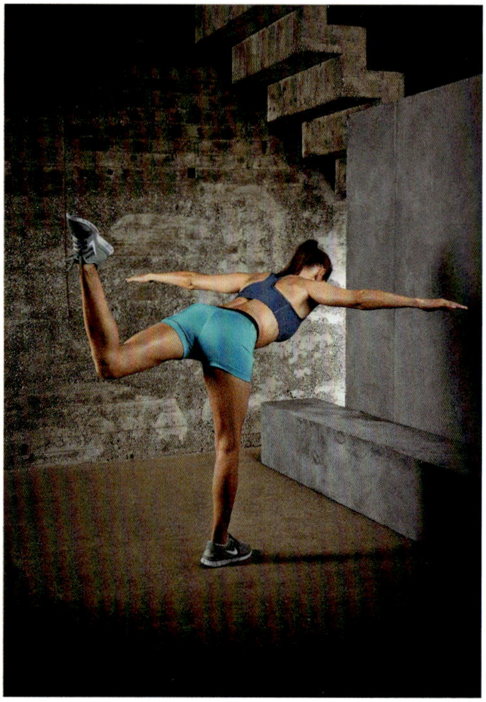

WISSEN

WAS PASSIERT BEI ZU VIEL EIWEISS?

Die meisten Menschen in unserer Region nehmen Tag für Tag recht viel Eiweiß auf. Wenn Sie zusätzlich noch Shakes & Co. verzehren, verändern Sie Ihren Stoffwechsel hin zu einem Eiweißstoffwechsel. Davon nehmen Sie zu, denn das Protein wird in Speicherfett umgewandelt. Außerdem kann zu viel Eiweiß die Nieren überlasten. Eiweißessen ohne Training bringt übrigens überhaupt nichts – außer zusätzliche Fettpolster! Unser Körper braucht immer den Trainingsreiz, um mehr Eiweiß in den Muskeln einzulagern.

BEIN-CURLS

Kräftigung der Oberschenkelrückseite

- Gehen Sie in den Einbeinstand.
- Der Oberkörper wird leicht nach vorne geneigt. Strecken Sie nun das freie Bein, so weit es geht, nach hinten und halten Sie es in dieser Position. Für ein besseres Gleichgewicht können Sie die Arme zur Seite ausstrecken oder sich zunächst an einer Wand festhalten.
- Nun beugen und strecken Sie das freie Bein nur im Kniegelenk.

KISTEN- ODER TREPPENSPRUNG

Kräftigung der gesamten Beinmuskulatur

- Nutzen Sie eine große Treppenstufe, stabile Kiste oder einen Bordstein für Sprünge auf einem Bein oder mit beiden Beinen.
- Stellen Sie sich vor die Erhöhung. Springen Sie erst mit einem Bein, dann mit dem anderen und später mit beiden – das ist anstrengender – auf die Erhöhung und ohne Pause rückwärts wieder herunter.
- Landen Sie möglichst weich. Steigern Sie mit der Zeit das Tempo.

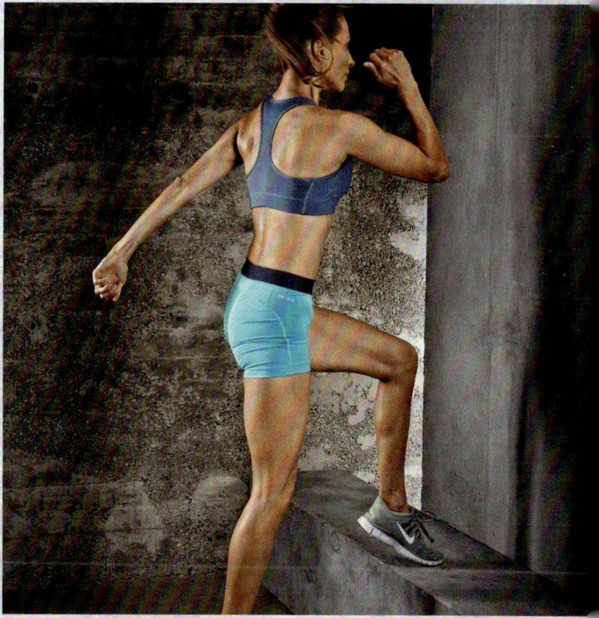

SEITLICHER AUSFALLSCHRITT

Kräftigung der Adduktoren, der Gesäßmuskulatur und der Oberschenkelvorderseite

- Sie stehen mit den Beinen hüftbreit auseinander und stützen die Hände an den Hüften ab. Machen Sie einen großen Ausfallschritt zur Seite.
- Beugen Sie das Bein, das den Schritt ausführt, im Knie; das andere Bein bleibt durchgestreckt. Achten Sie dabei darauf, dass sich Ihr Kniegelenk gegen Ende dieser Bewegungsphase hinter oder auf gleicher Höhe mit der Fußspitze befindet und dass das Knie in die gleiche Richtung weist wie die Fußspitze.
- Drücken Sie sich über die Ferse des gebeugten Beines wieder in die Ausgangsposition zurück.

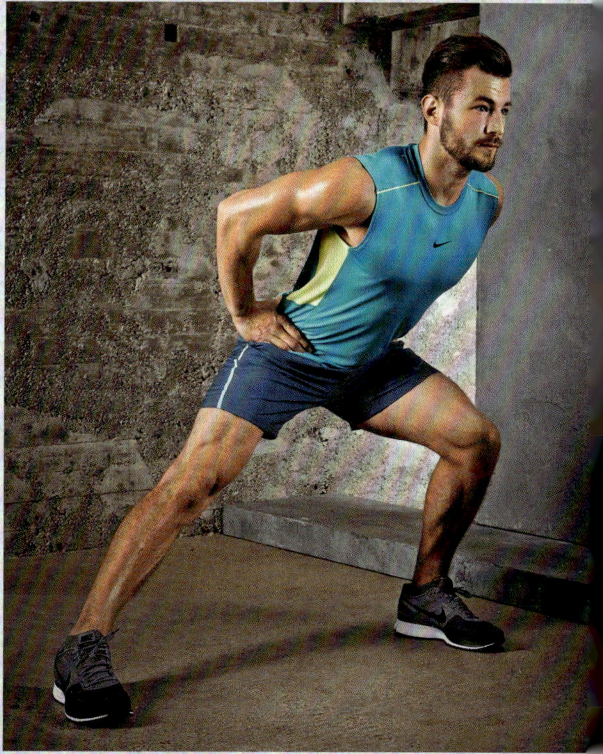

SUMO-KNIEBEUGE

Kräftigung der Bein- und Gesäßmuskulatur

- Stellen Sie sich etwa 30 cm entfernt vor eine Wand. Die Füße stehen etwas weiter als schulterbreit auseinander und um 45 Grad nach außen gedreht. Die Hände befinden sich neben dem Kopf.
- Senken Sie das Gesäß so weit nach hinten ab, bis die Oberschenkel parallel zum Boden zeigen. Die Fersen drücken in den Boden. Der Rücken bleibt dabei möglichst senkrecht.
- Gehen Sie langsam und konzentriert wieder nach oben in die Ausgangsposition. Versuchen Sie, ob Sie es mit der Zeit schaffen, dass diese exzentrische Kontraktion doppelt so lange dauert wie das Absenken.

WECHSELSPRUNG – AUSFALLSCHRITT

Kräftigung der Gesäßmuskulatur und der Oberschenkelvorderseite

- Gehen Sie mit dem linken Bein in einen tiefen Ausfallschritt (siehe Seite 95).
- Springen Sie mit Unterstützung eines aktiven Armschwungs in den rechten Ausfallschritt.
- Der Oberkörper bleibt während des gesamten Bewegungsablaufs aufrecht.
- Steigern Sie das Tempo. Bleiben Sie dabei aber in Ihren Bewegungen kontrolliert und versuchen Sie die Sprünge immer sauber auszuführen. Auf eine weiche kontrollierte Landung achten!

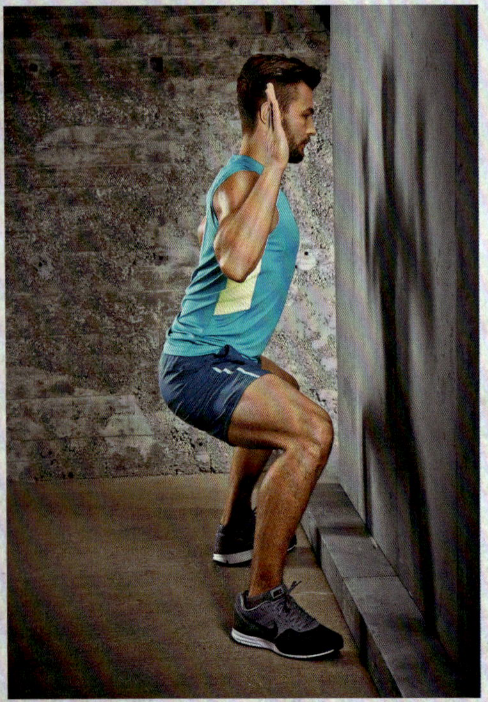

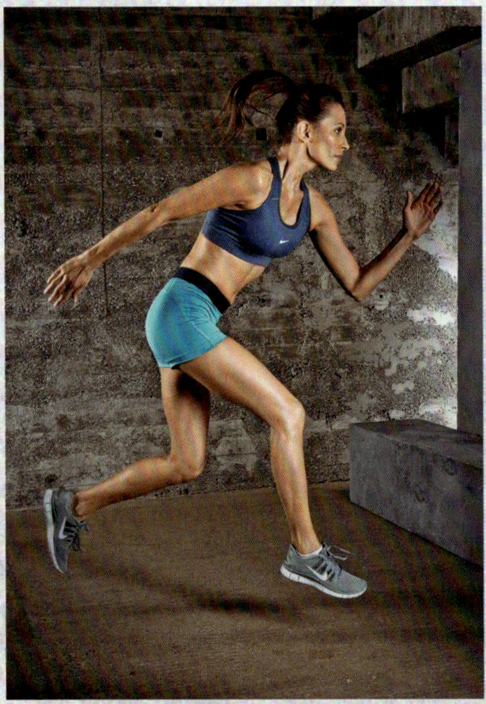

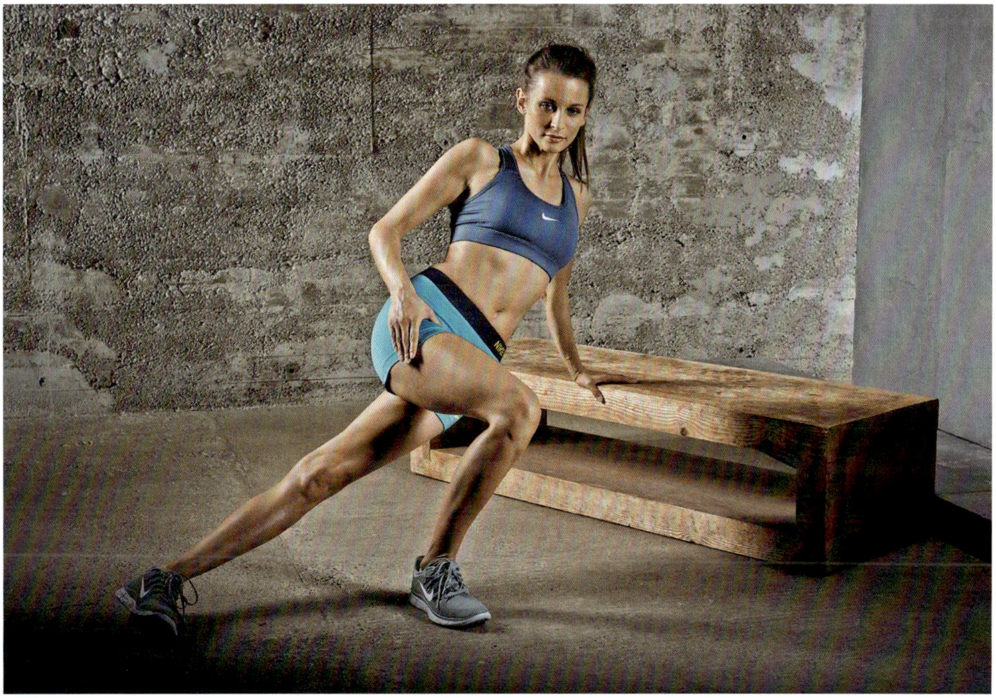

HÜFTWIPPE

Kräftigung der Abduktoren

- Stützen Sie sich auf einer erhöhten Fläche (z. B. dem Bett) mit dem gestreckten linken Arm ab. Die Finger zeigen dabei immer vom Körper weg.
- Überkreuzen Sie die Beine übereinander, sodass Sie das obere rechte Bein vor dem Körper aufstellen können.
- Nun die Hüfte absenken, sodass sich das rechte Kniegelenk des vorderen rechten Beines beugt und streckt.
- Das linke Bein bleibt die ganze Zeit über gestreckt. Der Oberkörper bleibt dabei in einer Ebene mit dem gestreckten linken Bein.

WISSEN

EIWEISS-SHAKES – JA ODER NEIN?

Mittlerweile gibt es eine ganze Reihe eindeutiger wissenschaftlicher Studien, die belegen, dass Eiweiß-Shakes eine sehr gute Möglichkeit darstellen, den Muskelaufbau zu unterstützen.

- Sie geben dem Körper gerade auch in Diätphasen viele Baustoffe, die dem Abbau der Muskeln entgegenwirken.
- Sie sind leicht und schnell herzustellen.
- Sie haben eine hohe, stoffwechselaktivierende Wirkung.

Auf was Sie bei den Shakes achten müssen, erfahren Sie, wenn Sie weiterblättern.

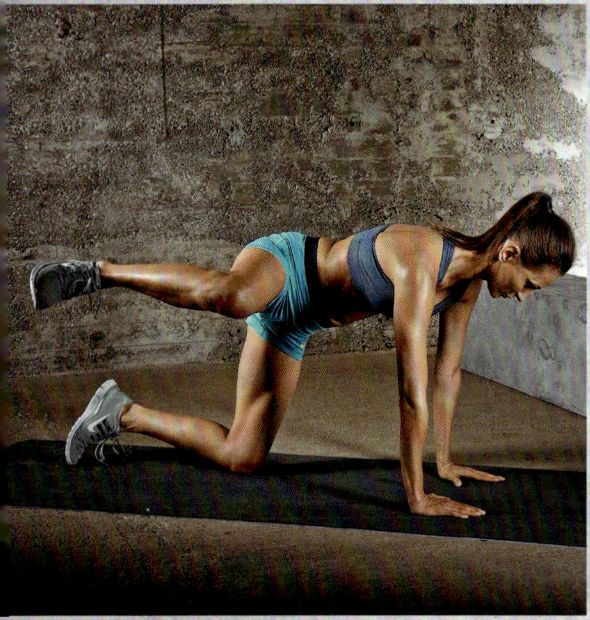

PO-RUNDER LIGHT

Kräftigung der Bein- und Gesäßmuskulatur, zusätzlich Kräftigung im unteren Rücken

- Gehen Sie in den Vierfüßlerstand. Die Hände stützen genau unter der Schulter und zeigen parallel nach vorne.
- Führen Sie das rechte Bein zur Seite und heben und senken Sie dieses. Ober- und Unterschenkel bilden dabei einen genauen 90-Grad-Winkel.
- Der Rücken bleibt gerade und der Kopf ist in Verlängerung der Wirbelsäule. Der Blick ist zum Boden gerichtet.

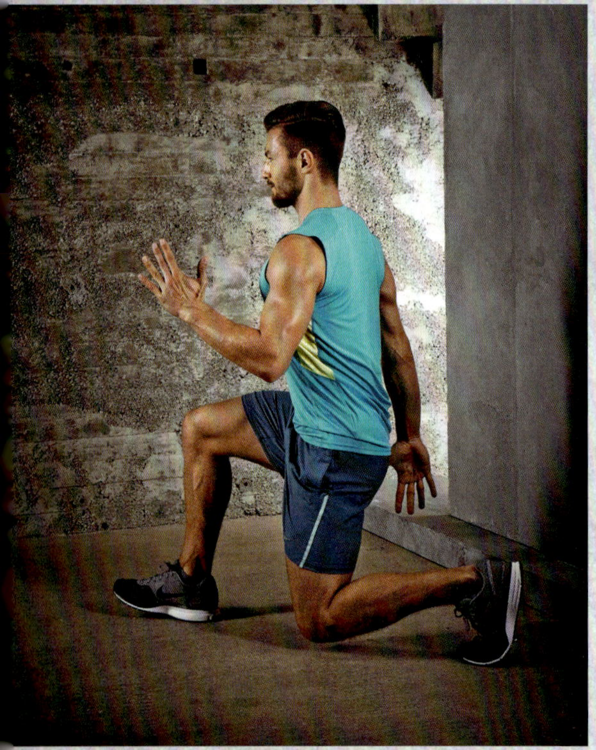

WALKING LUNCHES

Kräftigung der Gesäßmuskulatur und der Oberschenkelvorderseite

- Führen Sie hintereinander große Ausfallschritte nach vorne aus, sodass der Kniewinkel des vorderen Beins beim Absenken in die Hocke ein wenig mehr als 90 Grad beträgt.
- Bei jedem Schritt gehen Sie in die Hocke, sodass das hintere ebenfalls im 90-Grad-Winkel gebeugte Bein mit dem Knie fast den Boden berührt.
- Die Arme schwingen seitlich mit.
- Das Körpergewicht liegt immer auf beiden Beinen und der Körperschwerpunkt liegt zwischen den Beinen. Der Oberkörper bleibt die ganze Zeit aufrecht.

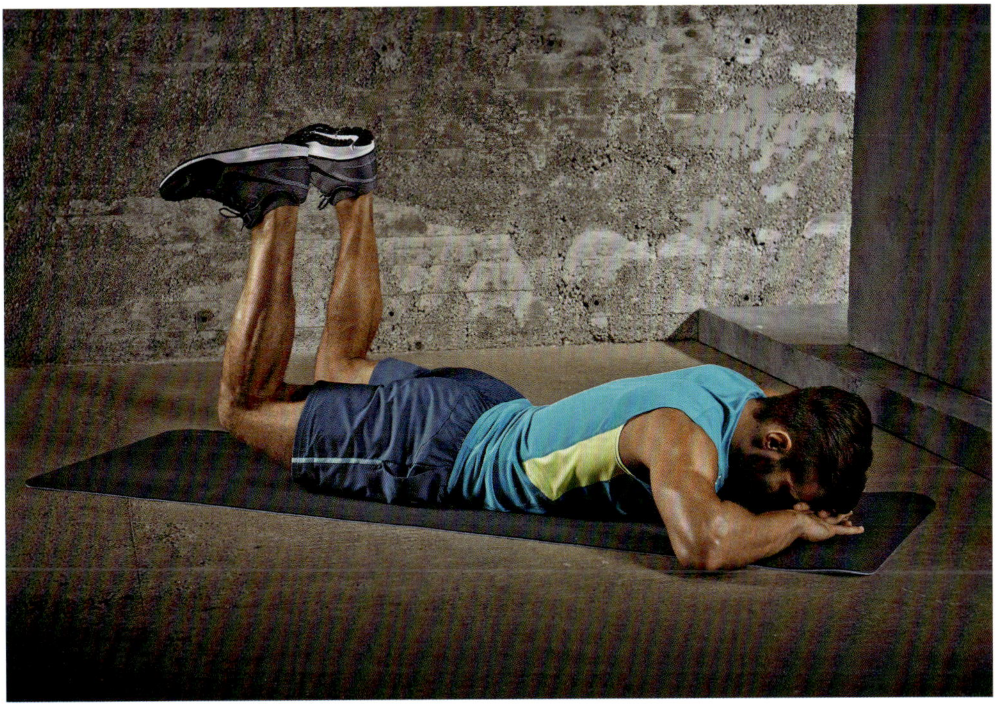

ZWEI-BEIN-HEBER

Kräftigung der Bein- und Gesäßmuskulatur, zusätzlich Kräftigung im unteren Rücken

- In Bauchlage legen Sie Ihren Kopf mit der Stirn auf Ihren verschränkten Händen ab.
- Winkeln Sie Ihre Beine an, sodass sich Ihre Fersen über Ihren Knien befinden.
- Heben Sie die Oberschenkel nun leicht vom Boden ab. Halten Sie die Spannung einen Moment und lassen Sie die Beine wieder in Richtung Boden sinken, ohne ihn mit den Knien zu berühren.
- Danach die Beine wieder anheben.

WISSEN

WELCHES EIWEISS IST GUT FÜR MICH?

Whey-Protein ist optimal nach dem Training, weil es eine hohe biologische Wertigkeit besitzt und für den Muskelaufbau bedeutsame Aminosäuren bereithält. Casein dagegen ist günstig bei Diäten. Dieses Protein wird langsam abgebaut und sollte daher abends nach dem Training als »letzte Mahlzeit« genommen werden. Soja-Eiweiß enthält meist relativ viel Fett und ist daher nur bedingt im Zusammenhang mit Diäten geeignet. Ideal sind »Milchprotein-Isolate«, die die Vorteile des Caseins und Whey-Proteins vereinen.

PO-RUNDER HIGH

Kräftigung der Bein- und Gesäßmuskulatur, zusätzlich Kräftigung im unteren Rücken

- Gehen Sie in den Vierfüßlerstand. Die Hände stützen genau unter den Schultern und zeigen parallel nach vorne.

TIPP

EINSTEIGERVARIANTE

Sie können diese Übung auch auf einem Tisch ausführen. Legen Sie sich mit dem Bauch auf einen stabilen Tisch. Halten Sie sich mit den Händen seitlich an den Tischkanten fest. Die Füße stabilisieren sich im Zehenspitzenstand auf dem Boden.

- Heben Sie den rechten Oberschenkel so an, dass er sich parallel zum Boden befindet. Ober- und Unterschenkel bilden einen 90-Gradwinkel, die Fußsohle zeigt zur Decke. Der Rücken bleibt gerade und der Kopf in Verlängerung der Wirbelsäule. Der Blick ist zum Boden gerichtet.
- Mit dem angewinkelten Bein führen Sie nun kleine Bewegungen in Richtung Decke aus und bewegen das Bein dabei auf und ab. Achten Sie die ganze Zeit auf eine ruhige und gleichmäßige Atmung.
- Heben Sie jetzt das rechte Bein und strecken Sie es nach hinten. Die Zehenspitzen sind dabei angezogen.
- Halten Sie diese Position für etwa 10 Sekunden. Senken Sie das Bein und wiederholen Sie die Übung.

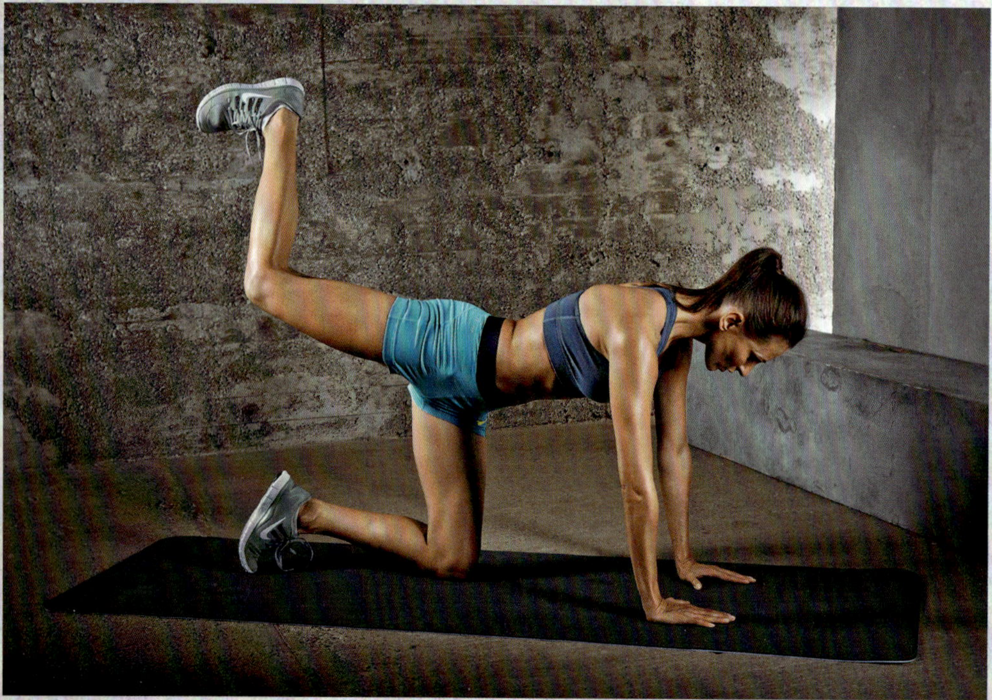

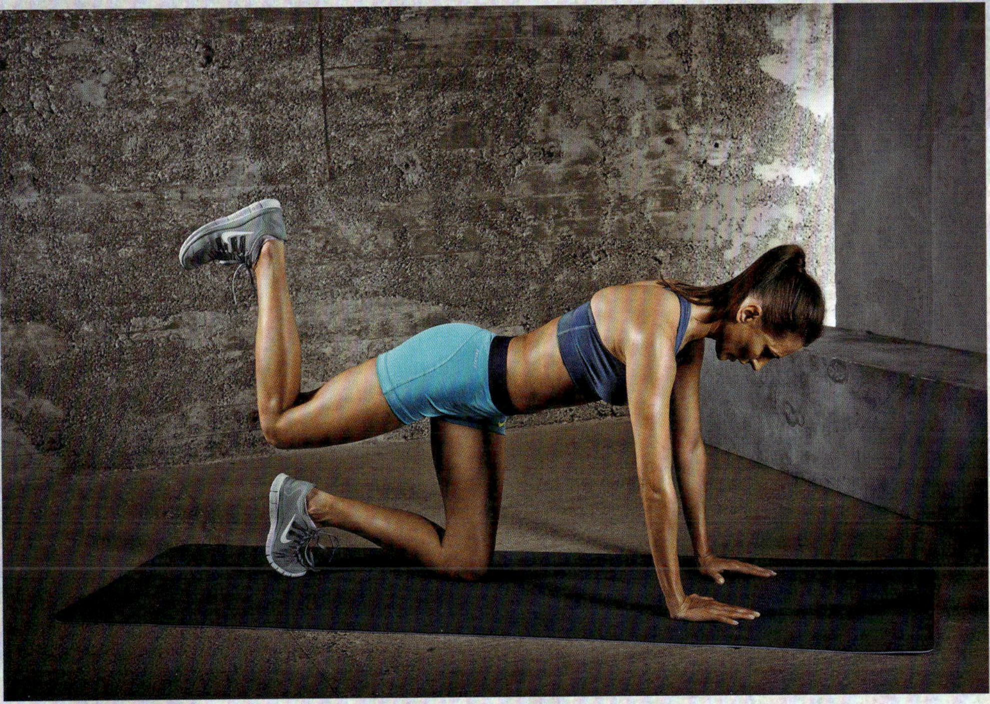

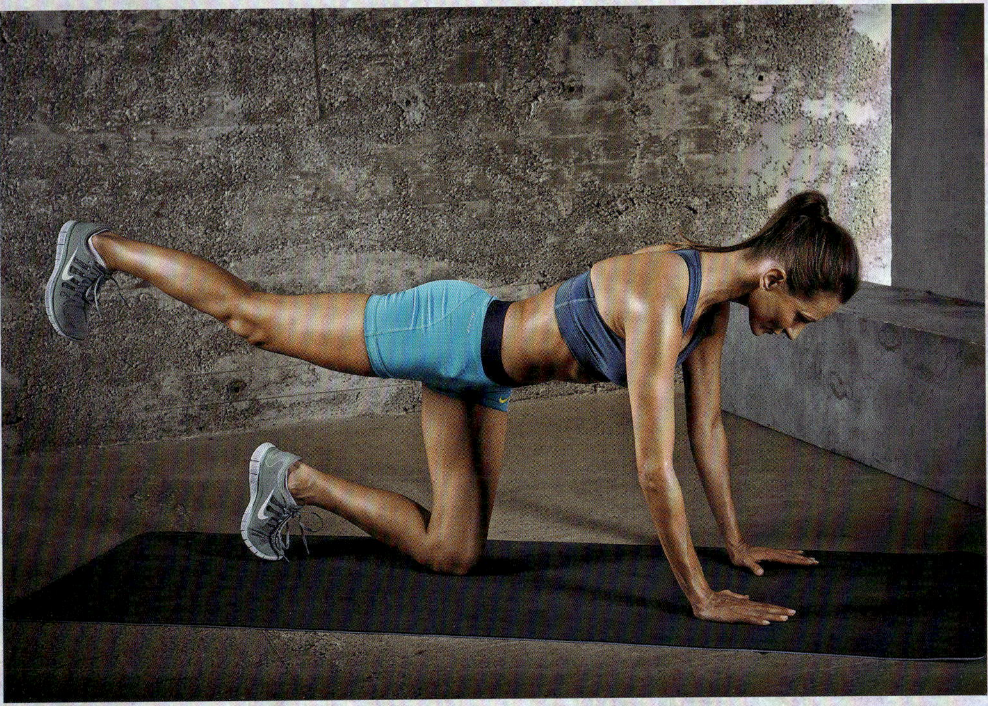

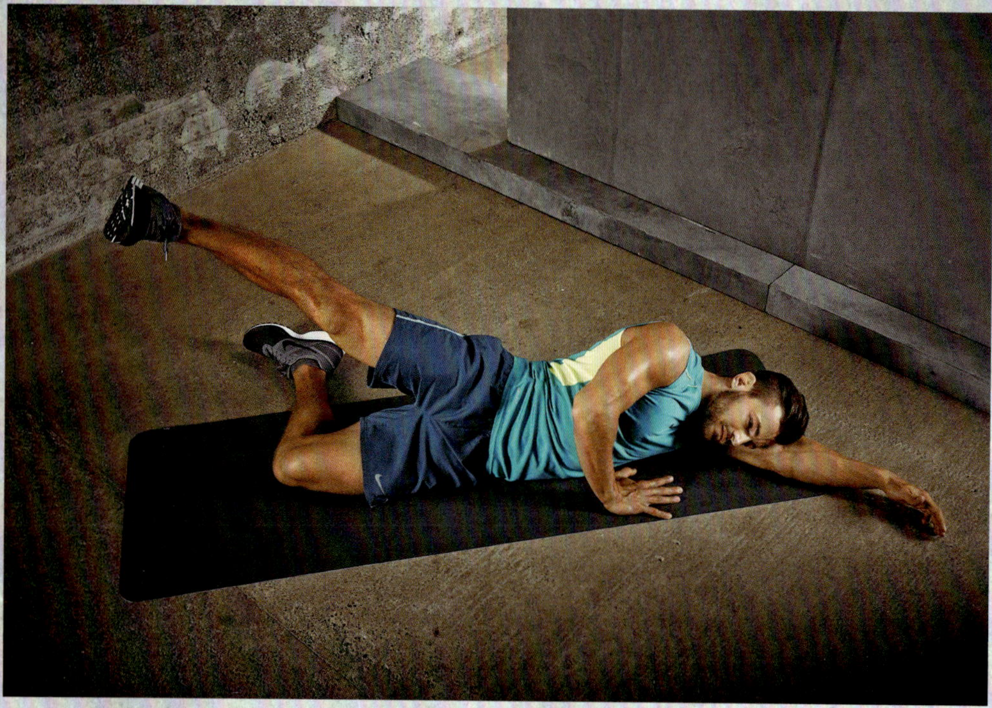

TIPP

DER SHAKE

Schauen Sie beim Shake-Kauf immer auf die Zutatenliste. Entscheidend ist dabei die Reihenfolge: Je weiter hinten eine Komponente steht, umso weniger davon ist drin. Wenn Sie unsicher sind, kaufen Sie am besten ein Whey-Protein, weil es die höchste biologische Wertigkeit besitzt. Das Protein sollte kalt verarbeitet sein, weil Proteine denaturieren, wenn sie über 80° erhitzt wurden. Dies sollte immer auf der Verpackung stehen. Wird das nicht erwähnt, können Sie davon ausgehen, dass das Pulver erhitzt worden ist.
Also: Finger weg.

AUSSENSEITLIFT

Kräftigung der Gesäßmuskulatur und der Abduktoren

- Legen Sie sich auf die Seite und den Kopf auf Ihren unteren Arm. Der obere Arm stützt in Brusthöhe auf dem Boden.
- Winkeln Sie jetzt das untere Bein leicht an. Die Hüfte bleibt gestreckt.
- Nun das obere Bein etwas anheben und, so weit es geht, nach hinten führen.
- Jetzt dieses Bein nach oben spreizen und wieder senken.
- Achten Sie darauf, dass Sie nicht aufdrehen und dass Sie die Hüfte stabilisieren. Die überstreckte Position dabei nicht aufgeben.

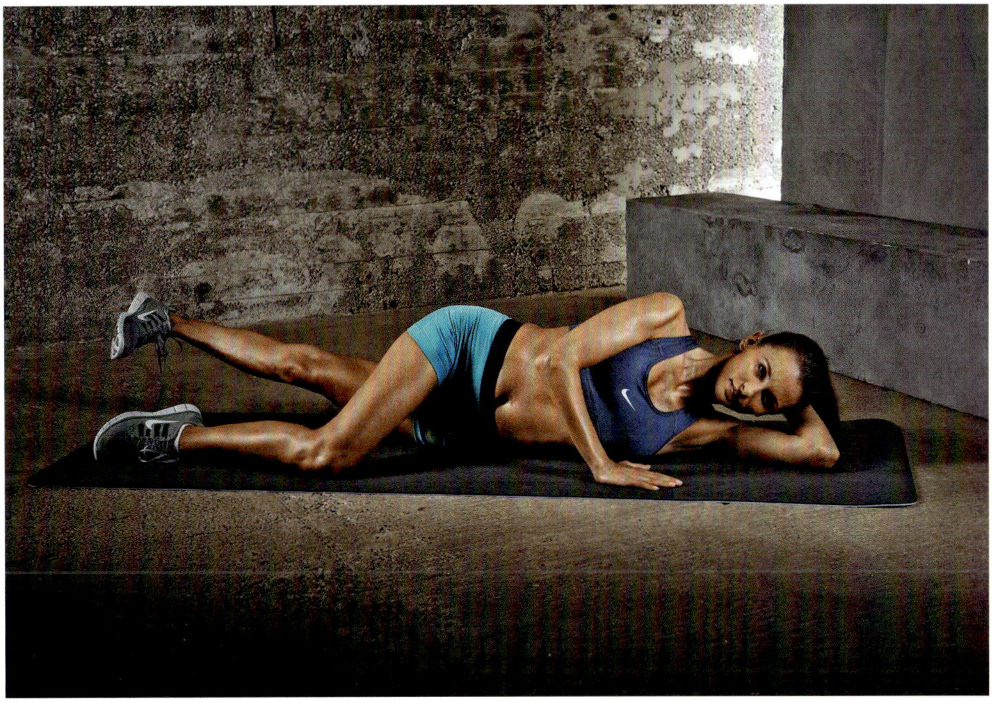

INNENSEITLIFT

Kräftigung der Adduktoren

- Legen Sie sich auf die Seite und den Kopf auf den unteren Arm. Der obere Arm stützt in Brusthöhe auf dem Boden.
- Das obere Bein ist angewinkelt und liegt vor dem Körper auf dem Boden. Die Hüfte bleibt gestreckt.
- Das untere Bein ist gestreckt und wird so weit es geht vom Boden angehoben. Die Fußspitzen bleiben während der Übung angezogen.
- Das untere Bein wieder absenken, ohne aber das Bein komplett abzulegen.

WISSEN

KRÄMPFE – ES GIBT ZWEI TYPEN

1. Krämpfe im Ruhezustand weisen auf eine Störung des Elektrolythaushalts besonders nach intensiven Belastungen hin. Sie können unter anderem durch den Verlust von Natrium und Magnesium bei hoher Schweißproduktion und Wasserverlust verursacht werden.

2. Krämpfe während der Belastung (auch Tetanus genannt) entstehen vermutlich durch eine verlangsamte Wiederherstellung des Elektrolytgleichgewichts. Wichtig ist hier oft die Regeneration der neuro-muskulären Strukturen.

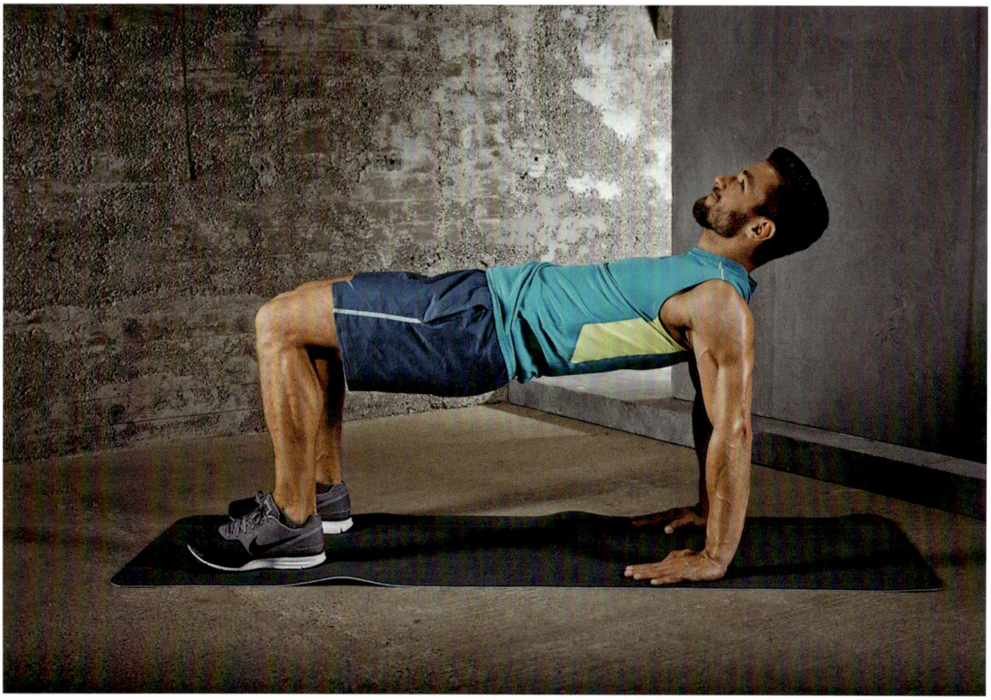

TIPP

STEIGERUNGSVARIANTE

- Wenn Sie während der Ausführung zusätzlich die Fersen heben, können Sie Ihre Wadenmuskulatur nebenbei effektiv mittrainieren.
- Sollte Ihnen die Übung zu leicht sein, können Sie einen beliebig schwer gefüllten Rucksack über dem Becken platzieren und ihn auf diese Weise als Zusatzgewicht verwenden.

BECKENLIFT-BRÜCKE

Kräftigung der Oberschenkelrückseite und der Gesäßmuskulatur

- Setzen Sie sich auf den Boden. Die Hände positionieren Sie mit ausgestreckten Armen jeweils links und rechts neben dem Gesäß (oder etwas dahinter) auf dem Boden. Die Finger zeigen dabei in Richtung Füße.
- Die Beine sind etwa 45 Grad angewinkelt und die Füße stehen hüftbreit flach auf dem Boden. Heben und schieben Sie nun kontrolliert die Hüfte nach vorne oben, bis sich der Körper in der Waagerechten befindet und die Hüfte gestreckt ist.
- Diese Position mit um 90 Grad angewinkelten Beinen und fast ausgestreckten Armen für 10 Sekunden halten.
- Anschließend die Hüfte langsam absenken, ohne mit dem Gesäß aufzusetzen.

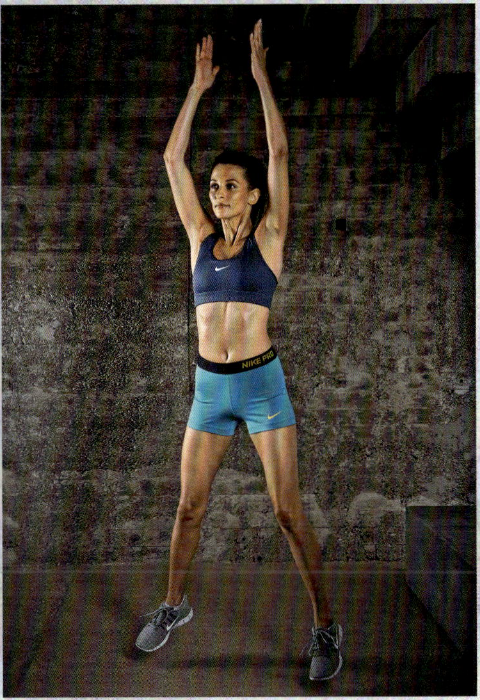

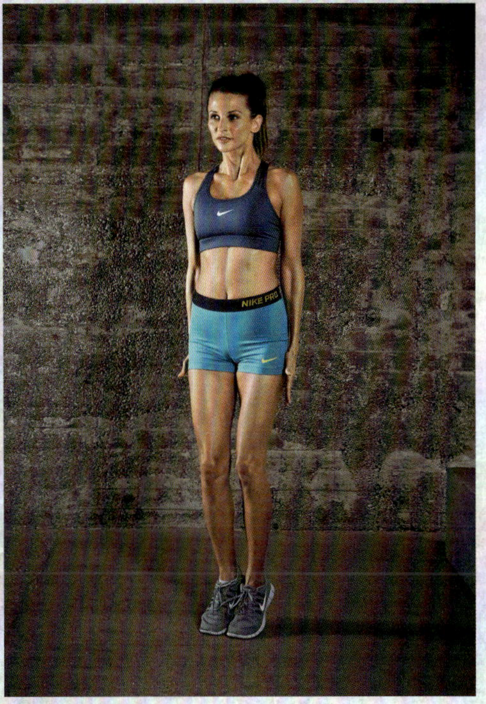

JUMPING JACKS

Kräftigung der Beinmuskulatur und Förderung der Ausdauer

- Sie stehen aufrecht, Ihr Blick ist geradeaus gerichtet. Die Füße sind zusammen.
- Ihre Arme hängen seitlich am Körper nach unten und die Handflächen zeigen dabei zu den Oberschenkeln.
- Springen Sie nun locker vom Boden ab und spreizen Sie dabei die Beine etwas weiter als schulterbreit. Bewegen Sie während des Springens Ihre Arme schnell in einem äußeren Bogen über den Kopf. Dabei zeigen die Handflächen zueinander.
- Landen Sie mit gespreizten Beinen auf den Zehenballen.
- Springen und schwingen Sie in die geschlossene Ausgangsposition zurück und führen Sie die Sprünge durch.

TIPP

DER ABNEHM-SHAKE

Casein ist der ideale Eiweißstoff zum Abnehmen. Leider ist es oft schwer verdaulich und kann Blähungen verursachen. Für Sportler ist es eher »unangenehm«. Eine wunderbare, gut verträgliche Alternative ist Magerquark. 30 Gramm Casein erhält man zum Beispiel aus einem leckeren Shake mit Quark (250 g), etwas stillem Mineralwasser und einer Banane vermischt.

KNIEHEBELAUF

Kräftigung der Bein- und Hüftmuskulatur und Förderung der Ausdauer

- Sie stehen mit den Beinen hüftbreit auseinander, die Körperhaltung ist aufrecht. Der Blick ist nach vorne gerichtet. Die Arme hängen an den Seiten herunter.
- Springen Sie nun von einem Bein auf das andere und heben Sie dabei Ihre Knie im Wechsel so hoch wie möglich, am besten in Hüfthöhe. Setzen Sie dabei jeweils die Zehenballen auf. Die Arme schwingen mit.
- Je schneller Sie diese Übung durchführen, umso größer ist der Trainingserfolg.

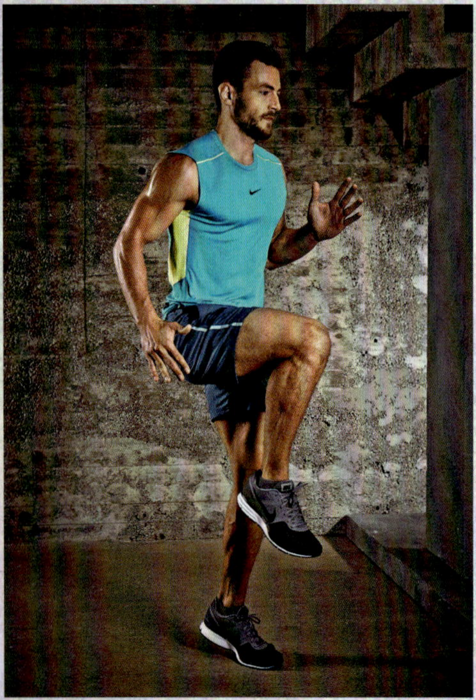

EINWÄRTS-AUSWÄRTS-DREHER

Kräftigung der sprunggelenksstabilisierenden Muskulatur

- Setzen Sie sich auf einen Stuhl und ziehen Sie die Schuhe aus.
- Konzentrieren Sie sich nun darauf, nur Ihre Fußaußenkante maximal seitlich nach außen oben zu führen.
- Anschließend führen Sie die Fußinnenkante maximal seitlich nach innen oben.
- Führen Sie gleichmäßige Bewegungen nach innen und außen aus.

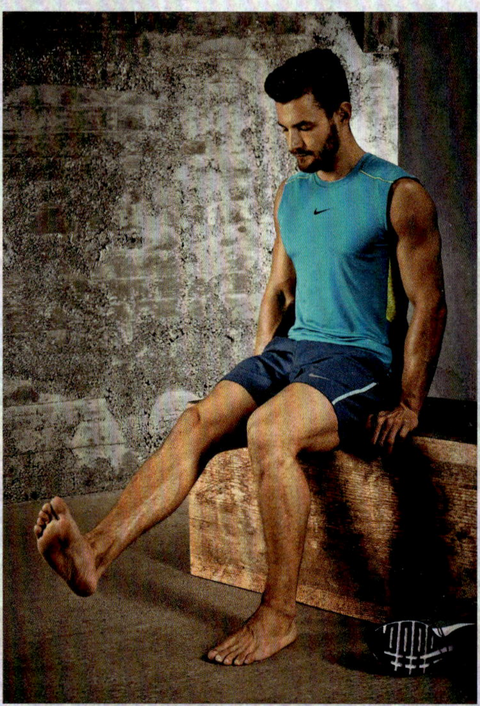

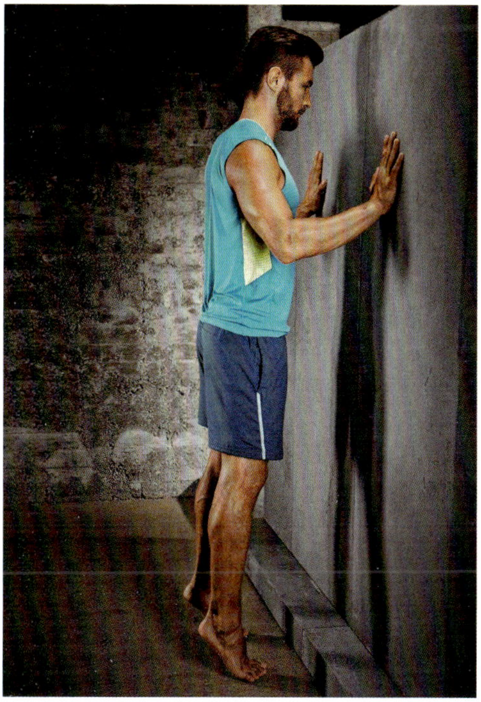

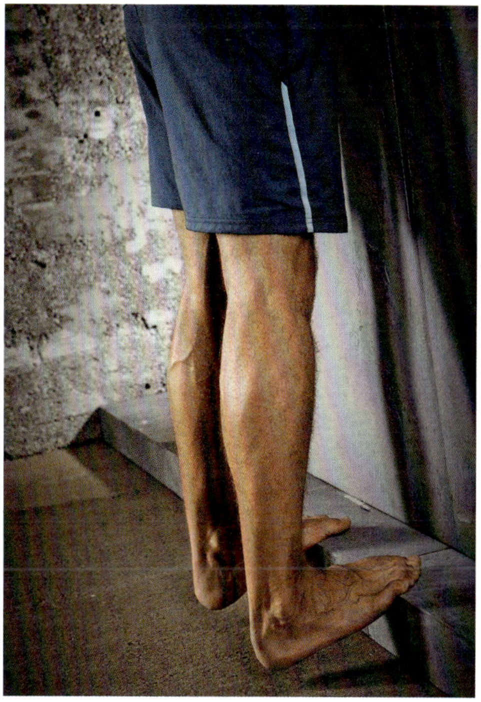

WADEN-TRIMMER

Kräftigung der Wadenmuskulatur

- Suchen Sie sich einen freien Platz an einer Wand. Verlagern Sie Ihr Gleichgewicht auf den vorderen Teil Ihrer Füße.
- Bei Bedarf können Sie sich an der Wand mit den Händen festhalten.
- Drücken Sie sich nun langsam aus den Füßen so weit, wie es geht, nach oben auf die Zehenspitzen.
- Halten Sie kurz diese Position und senken Sie die Ferse langsam und kontrolliert wieder ab, ohne den Boden zu berühren.
- Üben Sie nur auf einem Bein.
- Suchen Sie sich eine Erhöhung (etwa die unterste Treppenstufe). Stellen Sie sich nur mit dem Vorfuß auf die Stufe, sodass Sie die Ferse weiter nach unten absenken können.

TIPP

SCHUHE AUS!

- Damit Sie beim Waden-Trimmer und beim Schienbeintrimmer (siehe Seite 114) einen guten Stand haben, trainieren Sie am besten barfuß.
- Wenn Sie die Übungen steigern möchten, führen Sie sie jeweils mit einem nach Ihrem Können bepackten Rucksack (5 – 20 kg) durch.

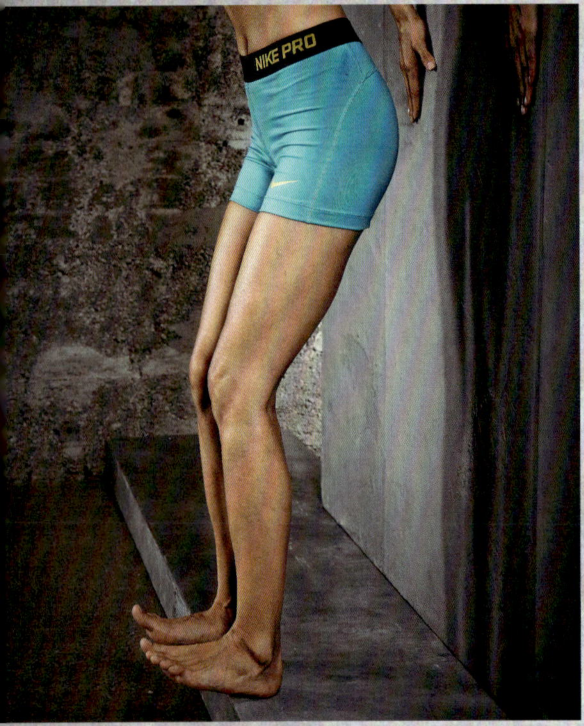

SCHIENBEINTRIMMER

Kräftigung der Schienbeinmuskulatur

- Stellen Sie sich mit beiden Fersen auf eine Stufe, die Zehenballen schweben dabei in der Luft.
- Senken Sie nun die Fußspitzen nach vorne ab und heben Sie die Zehenspitzen dann maximal wieder an.
- Achten Sie darauf, dass Ihre Knie nicht komplett gestreckt sind. Bei Bedarf können Sie sich auch festhalten.
- Wenn Sie einen Gang zuschalten möchten, führen Sie die Übung nur auf einem Bein durch.

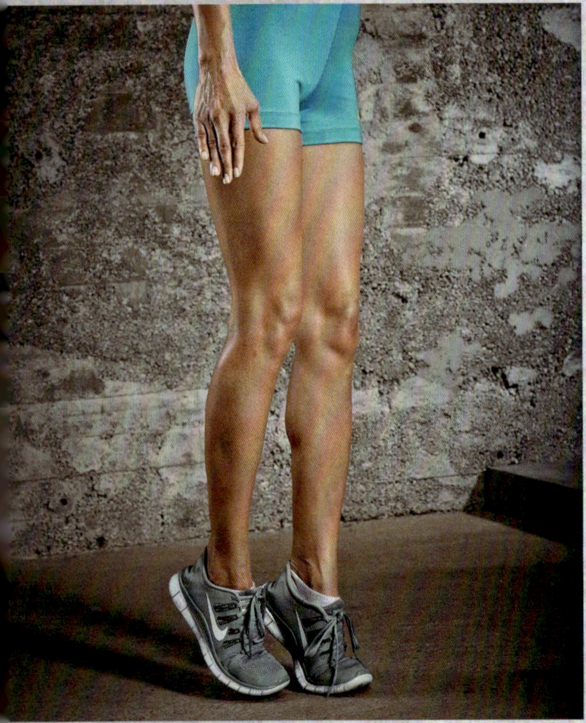

FERSEN- UND ZEHENGANG

Kräftigung der Unterschenkelmuskulatur, Förderung der Venenpumpe

- Stellen Sie sich aufrecht hin. Ihre Füße stehen hüftbreit auf dem Boden. Spannen Sie Bauch- und Gesäßmuskulatur an.
- Verlagern Sie Ihr Gewicht auf die Fersen und ziehen Sie die Zehenspitzen an.
- Laufen Sie auf den Fersen auf der Stelle und halten Sie das Gleichgewicht.
- Verlagern Sie dann Ihr Gewicht auf die Zehenspitzen und gehen Sie auch hier im Zehenspitzengang auf der Stelle.

STABILISATION DES KÖRPERS

SEITLICHER UNTERARMSTÜTZ

- Gehen Sie in die Seitlage mit gestreckten Beinen und stützen Sie sich mit der Hand bei fast gestrecktem Arm auf dem Boden ab, der obere Arm stützt in der Taille oder (schwieriger!) wird zur Decke gestreckt.
- Heben Sie die Hüfte und strecken Sie beide Beine, sodass Ihr gesamter Körper eine Linie bildet wie ein Brett in Seitlage.
- Grätschen Sie das obere Bein jetzt weit ab und halten Sie die Position für mindestens 30 Sekunden.

TIPP

DAS KOMPLETTPAKET

Auch bei den Übungen zur Stabilisation des ganzen Körpers finden Sie naturgemäß keine Beschreibungen der Wirkungen auf einzelne Muskelgruppen. Auch diese Workouts wirken auf die tiefen, stabilisierenden Muskeln, die nicht willkürlich angespannt werden können.

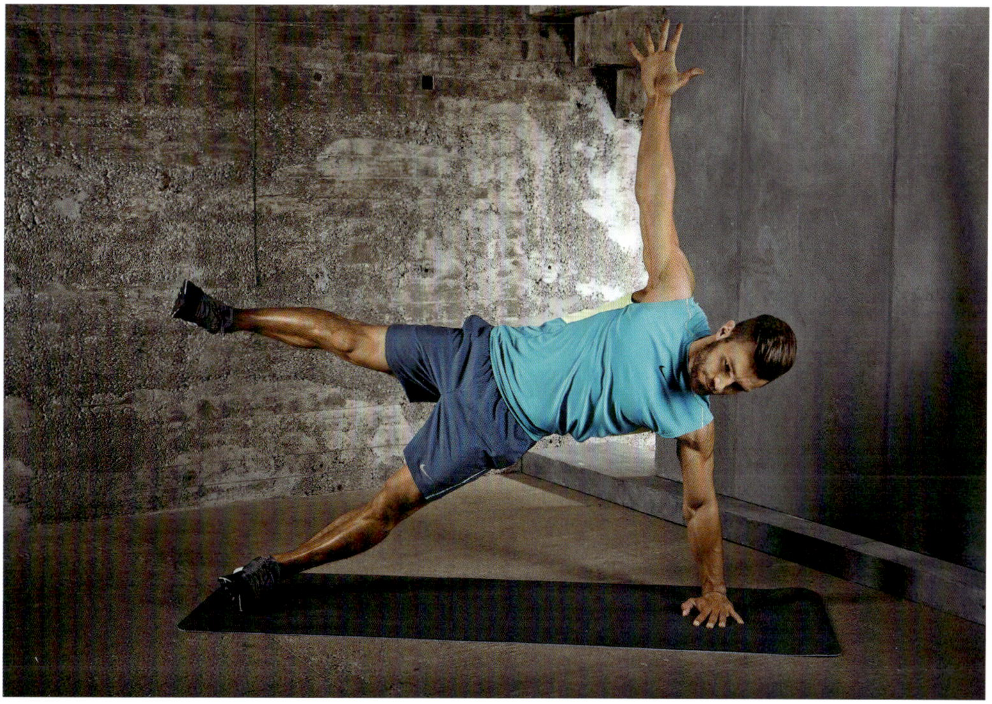

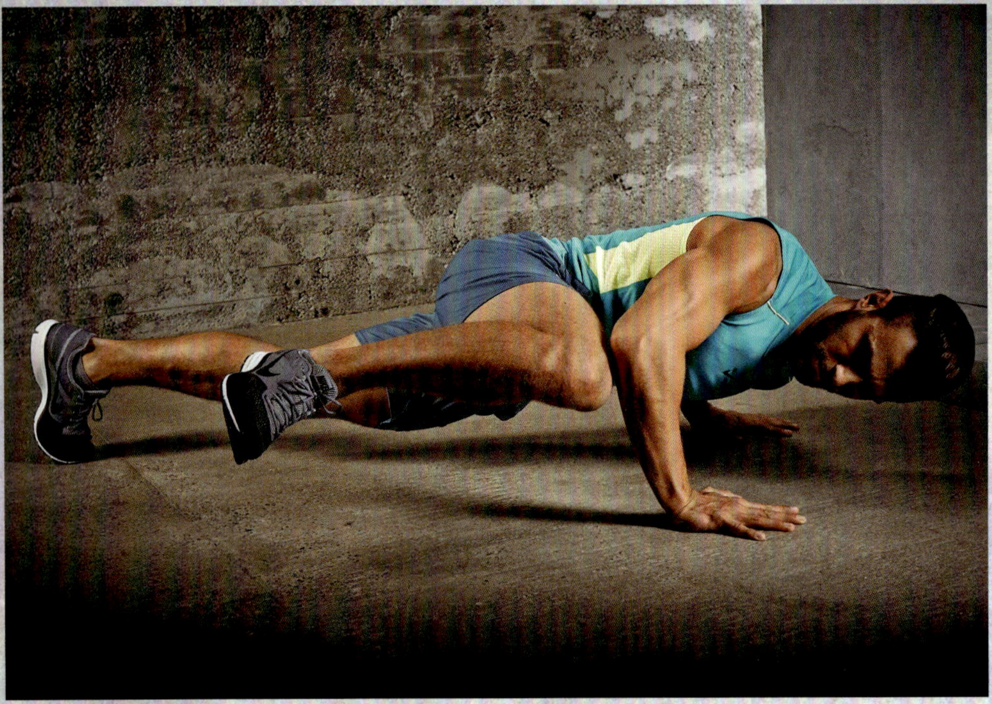

WISSEN

DIE BESTEN EIWEISS-LIEFERANTEN (I)

Hätten Sie gewusst, dass Pute mehr Eiweiß enthält als Rind oder dass Algen der Superstar unter den Proteinquellen sind? Hier sehen Sie, wie viel Sie von einem Lebensmittel essen müssen, um 20 Gramm Eiweiß aufzunehmen.

- Algen 30 g
- Lammfilet, Pute je 75 g
- Hähnchenbrust, dicke Bohnen je 75 g
- Erdnüsse (geröstet/gesalzen) 80 g
- Schnittkäse, Forelle, Roastbeef 90 g
- Kalb, Rind, Heilbutt, Thunfisch, Zander, Bohnen (getrocknet) 100 g

SPIDER-STÜTZ

- Gehen Sie in die Liegestützposition (siehe Seite 56): Grätschen Sie nun Ihre Beine leicht und stellen Ihre Hände möglichst nah beieinander in Brusthöhe.
- Sobald die Arme beugen, wird gleichzeitig ein Bein abgehoben und seitlich zu den Armen gebeugt.
- Die Arme strecken, das Bein wieder aufstellen und die andere Seite ist dran.

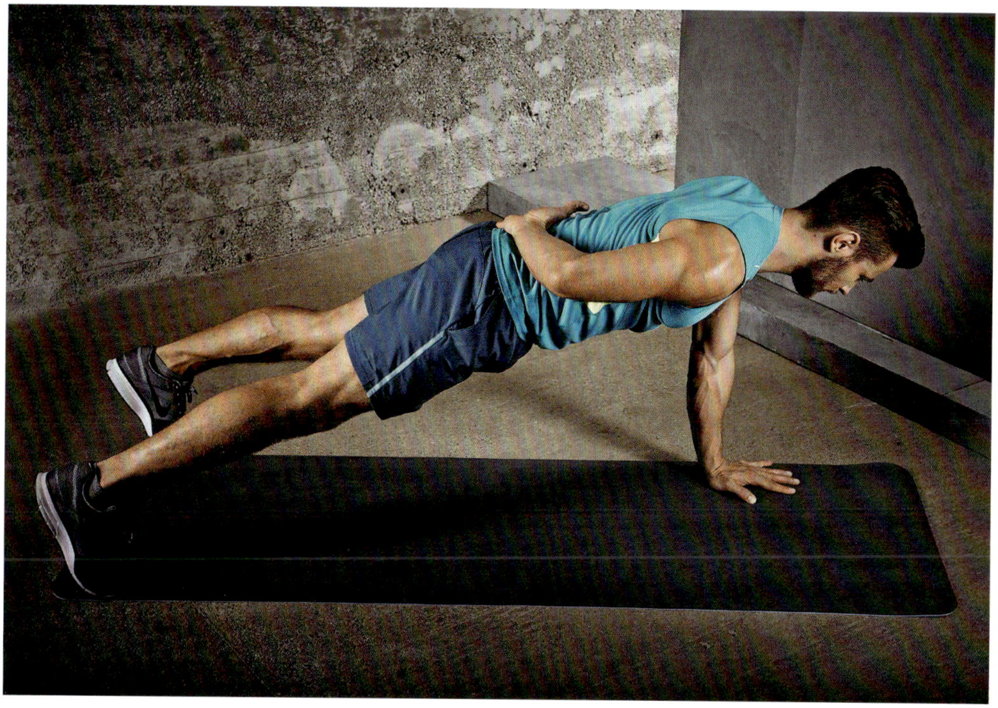

WECHSELSTÜTZ

- Gehen Sie auf Ihrer Übungsmatte in die Liegestützposition (siehe Seite 56).
- Beugen Sie die Arme wie gewohnt. Nach dem Strecken der Arme legen Sie eine Hand auf den Rücken. Die Position halten.
- Stützen Sie wieder mit beiden Armen, führen langsam einen Liegestütz durch und legen Sie nach dem Armestrecken die andere Hand auf den Rücken.

WISSEN

DIE BESTEN EIWEISS-LIEFERANTEN (2)

- Garnele, Sardine je 105 g
- Mozzarella, Ente, Hering, Lachs, Mandeln je 110 g
- Magerquark, Seehecht, Cashewnüsse, Pistazien je 115 g
- Kabeljau, Seezunge, Steinbutt je 120 g
- Seeteufel, Tintenfisch, Quinoa 130 g
- Amaranth 135 g
- Paranuss 140 g
- Ei, Vollkornteigwaren, Walnüsse (geröstet/gesalzen) je 150 g

TIPP

VARIANTE

Wenn Ihnen der Stütz auf dem fast gestreckten Arm zu anstrengend ist, können Sie auch einen Gang herunterschalten, indem alle Übungen im Unterarmseitstütz durchgeführt werden.

KOMBI-SEITSTÜTZ

- Begeben Sie sich in die Seitstütz-Position (siehe Seite 115) auf dem fast gestreckten Arm. Der obere Arm ist nach oben gestreckt.
- Jetzt taucht der obere Arm unter der unteren Flanke durch. Sie rotieren wieder zurück in die Ausgangsposition.
- Führen Sie einen Crunch mit dem oberen Arm und oberen Bein durch – dazu beugen Sie Arm und Bein seitlich so an, dass sich die seitliche Rumpfmuskulatur kontrahiert – und gehen zurück in die Ausgangsposition.
- Der obere Arm stützt in der Taille und Sie heben und senken die Hüfte.
- Jetzt starten Sie wieder von vorne und wechseln dann die Seite.

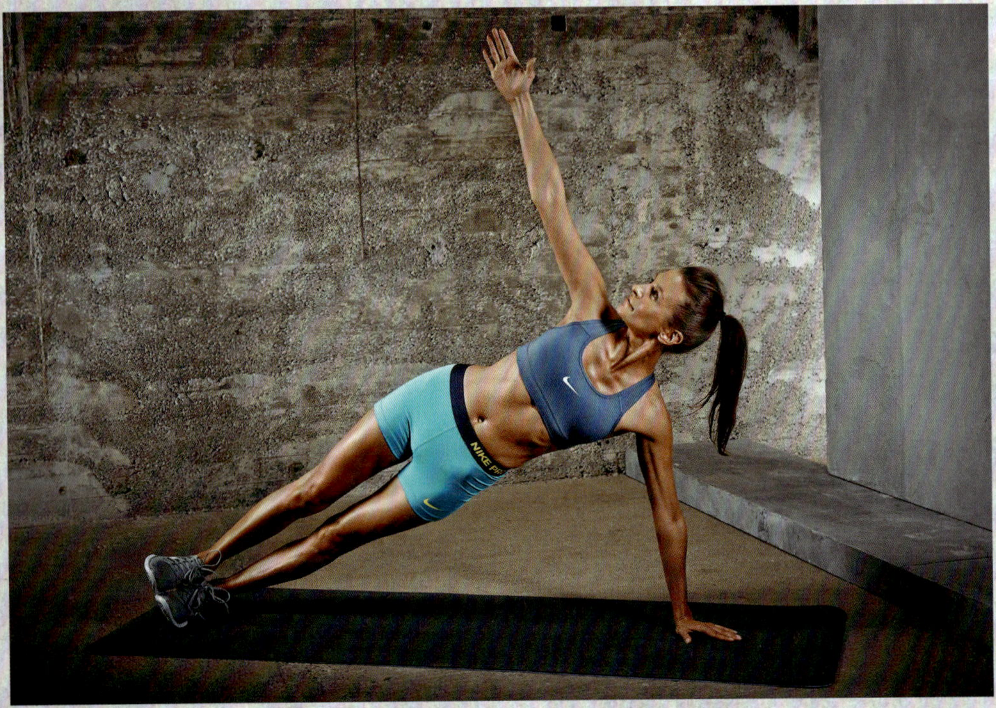

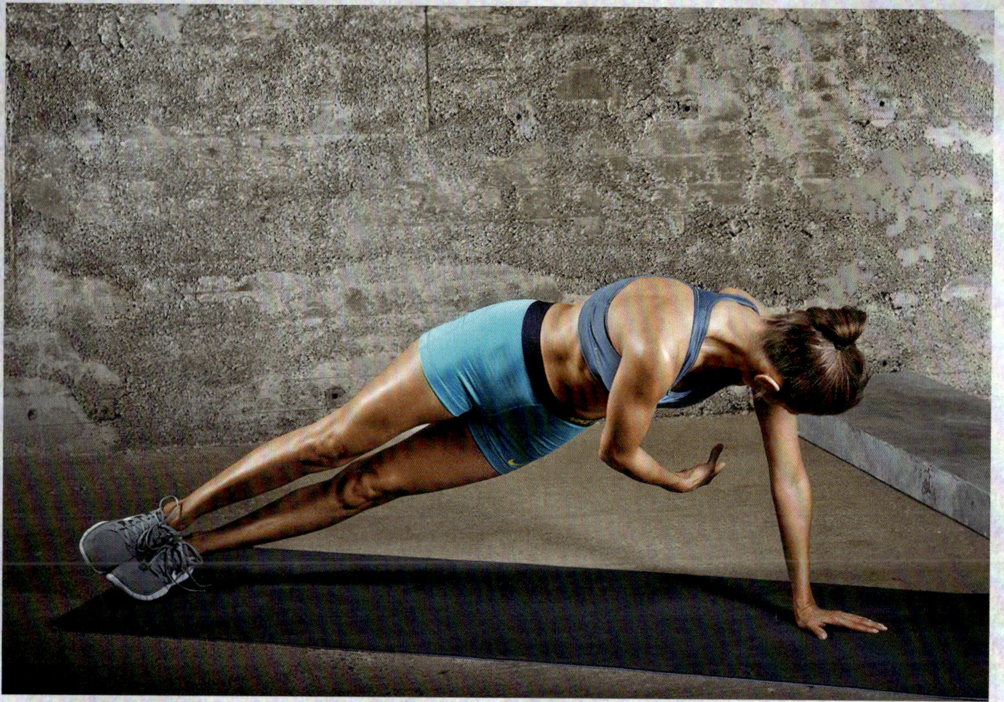

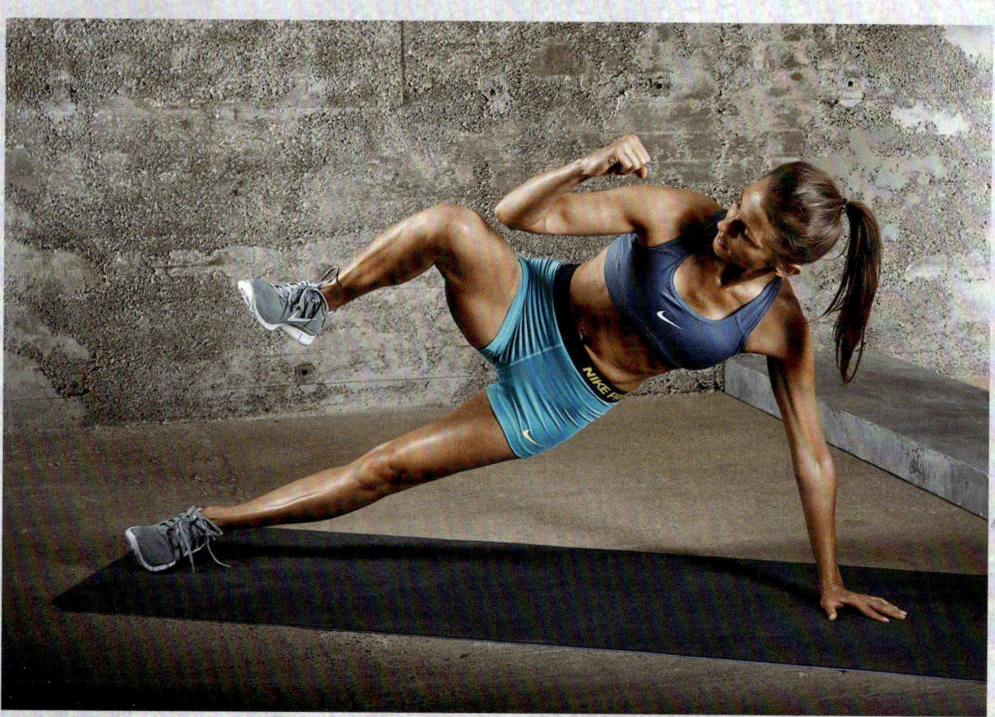

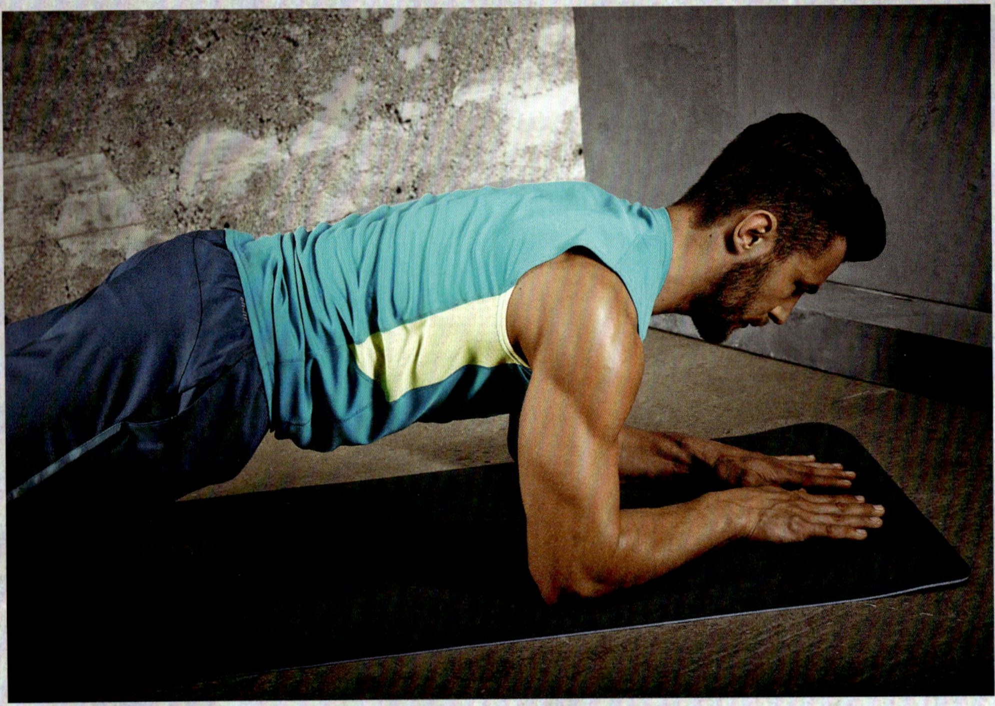

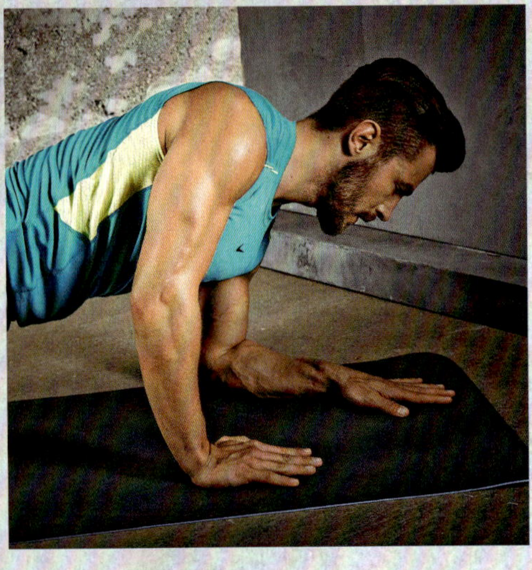

WECHSELBRETT

- Gehen Sie in die Liegestützposition. Die Ellbogen sind leicht gebeugt.
- Gehen Sie dann in den Unterarmstütz und anschließend wieder in die klassische Liegestützposition zurück.
- Versuchen Sie, einen fließenden Wechsel der Positionen zu erreichen.

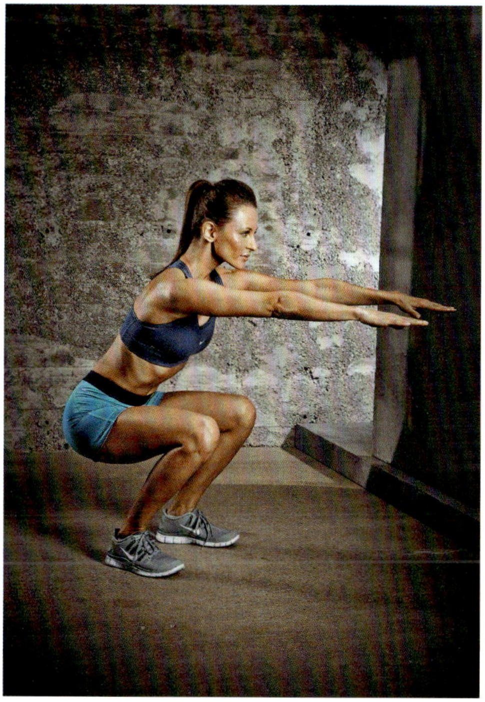

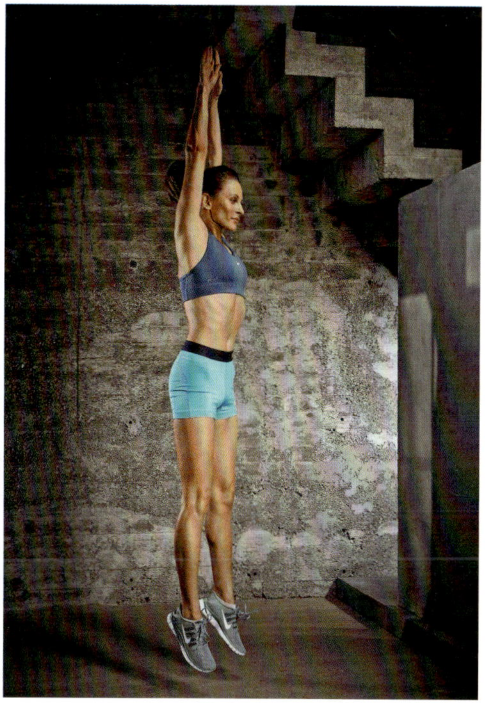

SPRUNG-KNIEBEUGE

- Gehen Sie in eine tiefe Kniebeuge, die Arme sind nach vorne gestreckt, die Handflächen zeigen nach unten.
- Strecken Sie sich explosionsartig nach oben, sodass Sie sich mit beiden Füßen vom Boden abdrücken. Die Arme nehmen dabei den Schwung mit über den Kopf.
- Sie landen direkt wieder in der tiefen Kniebeuge mit den Armen in Vorhalte.
- Der Rücken bleibt während der ganzen Übung ganz gerade.
- Geübte springen nicht nur hoch, sondern auch möglichst weit.

TIPP

MOLKE-PRODUKTE FÜR DEN AUFBAU

Besonders wichtig sind für den Muskelaufbau die Aminosäuren L-Valin, Glutamin und Leucin. Gerade Leucin scheint einen direkten aufbauenden Effekt auf die Muskeln auszuüben. Andere Aminosäuren wie Methionin, Arginin und Glycin sind direkt beteiligt an der Verarbeitung von Kreatin, was wichtig für die energetischen Prozesse im Muskel ist. Gerade Molkeprodukte enthalten ein großes Spektrum all dieser wichtigen Aminosäuren und sind nach dem Training ideal.

WISSEN

NAHRUNGS-ERGÄNZUNGSMITTEL

Beliebt bei vielen Sportlern, sind diese nicht komplett ungefährlich, wie meist angenommen wird. Denn ein Zuviel an Vitaminen und Mineralien kann auch schaden. Wussten Sie, dass große Mengen des so »geschätzten« Vitamin C Durchfall auslösen? Oder dass ein Zuviel an Vitamin B zu Herzrasen, Schweißausbrüchen oder Juckreiz führt? Also gehen Sie mit solchen »scheinheiligen« Produkten vorsichtig um, denn auch Vitamine sind nicht ohne Nebenwirkungen. Bleiben Sie stattdessen lieber bei leckerem Obst und Gemüse.

BERGSTEIGER

- Gestartet wird in der Liegestützposition.
- Achten Sie darauf, dass die Ellenbogen während der Übung leicht gebeugt bleiben.
- Stellen Sie nun ein Bein nach vorne unter die Brust und direkt wieder nach hinten.
- Während das Bein nach hinten ausgestreckt wird, das andere Knie gleichzeitig nach vorne unter die Brust ziehen. Der Zehenballen berührt den Boden.
- Wer mehr Übung hat, kann die Zehenballen außen zu den Händen setzen oder kann beide Beine gleichzeitig mit einem kleinen Sprung anhocken und wieder strecken.

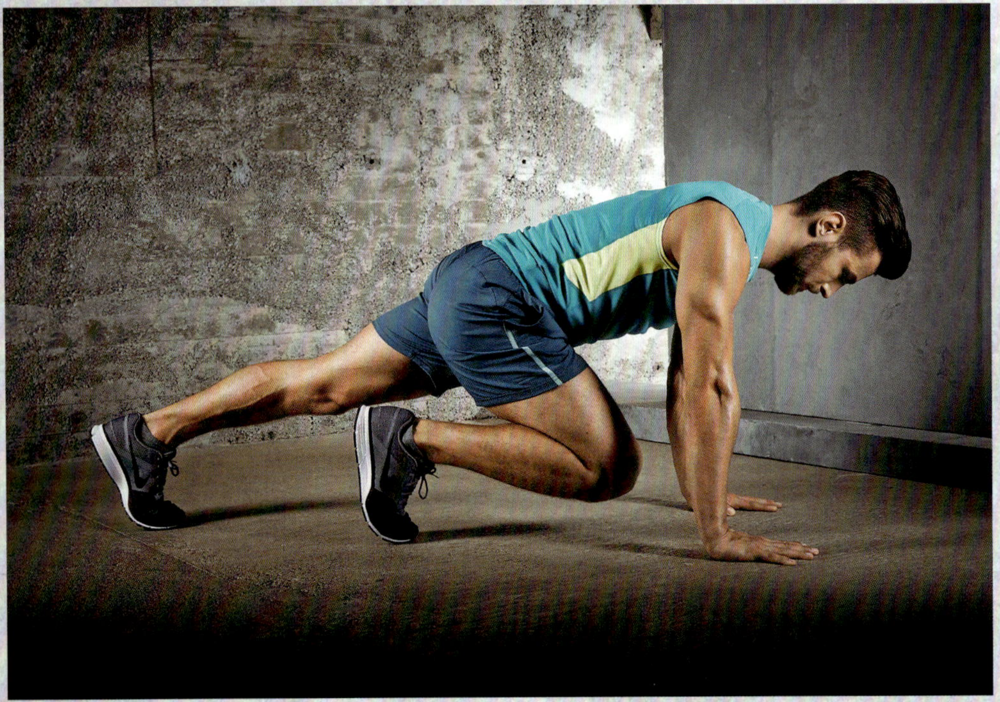

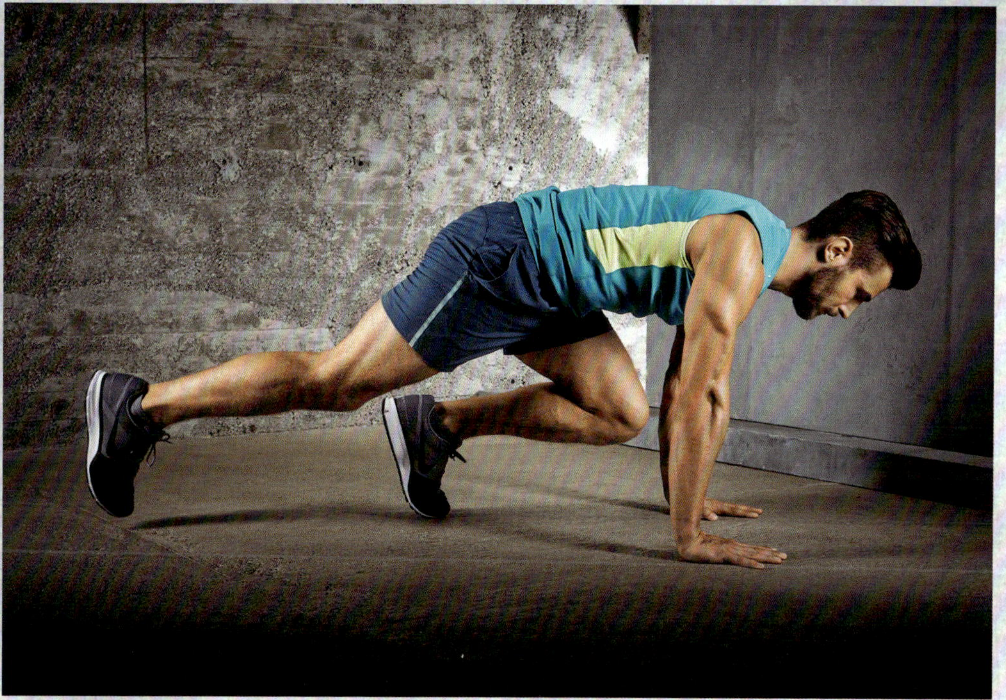

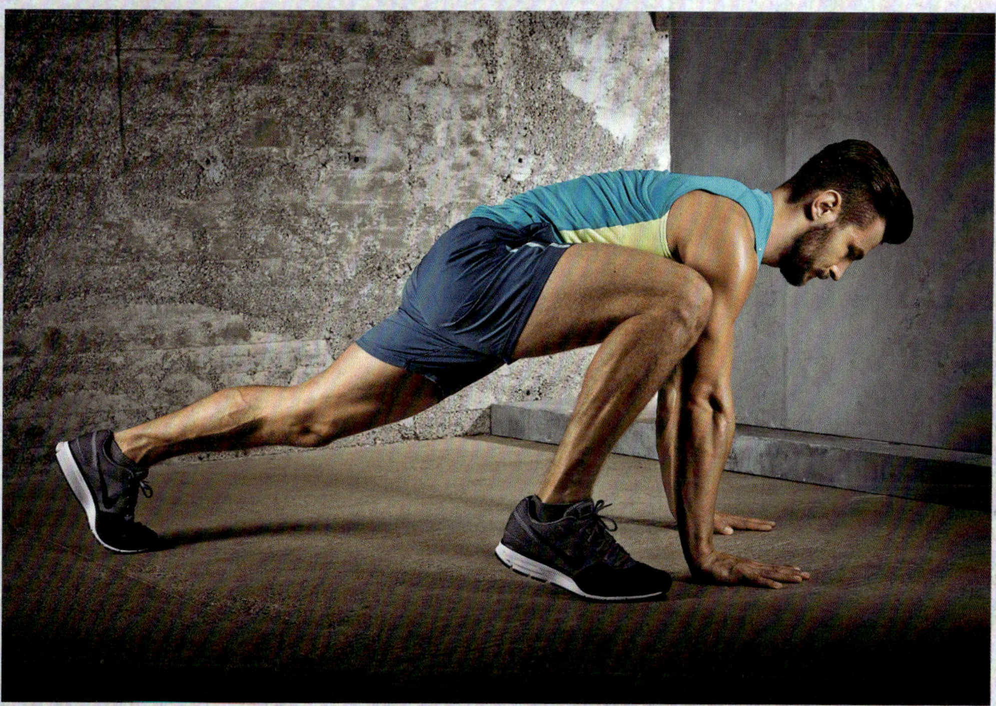

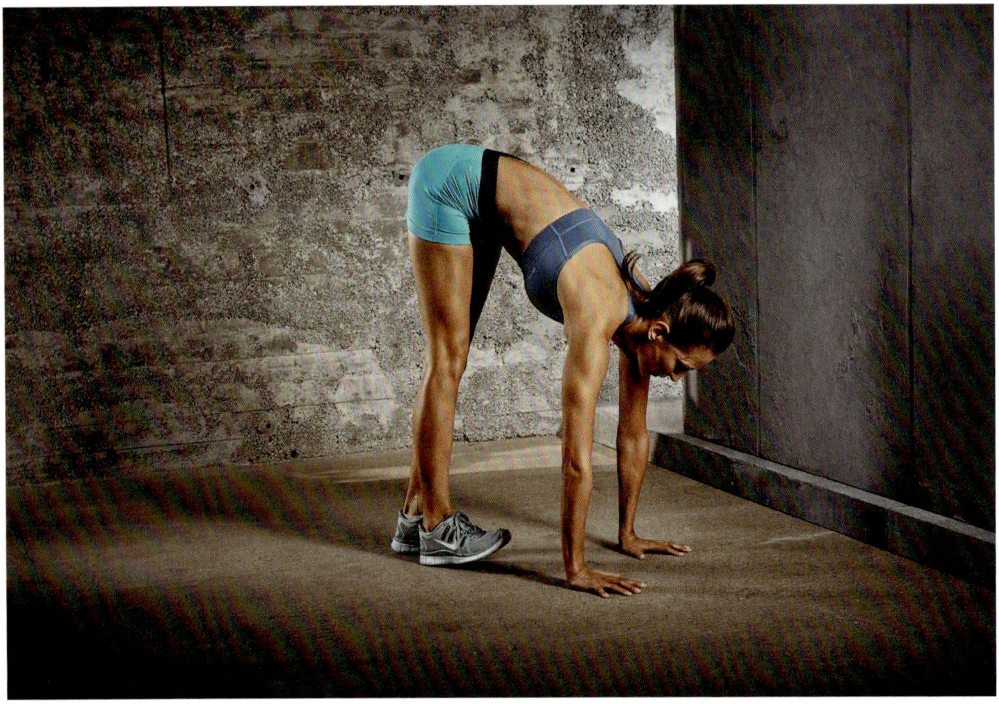

TIPP

WANN EIWEISS?

Wenn Sie wie die meisten Menschen Ihre Muskeln am späten Nachmittag oder frühen Abend trainieren, passt das bestens zum Biorhythmus und den üblichen Lebensgewohnheiten. Denn danach ist es Zeit fürs Abendessen und die Muskeln bekommen gleich den passenden Baustoff: das Eiweiß. Nach Möglichkeit sollten Sie das in den nächsten beiden Stunden nach dem Training zu sich nehmen, denn in dieser Phase kann Ihr Organismus die Proteine am besten für den Muskelaufbau nutzen. Wir nennen das »anaboles Fenster« (siehe hierzu auch Seite 125).

KRABBLER

- Aus der aufrechten Standposition mit leicht gebeugten oder gestreckten Beinen neigen Sie sich nach vorne und wandern mit beiden Händen schulterbreit in den Liegestütz (siehe Seite 56). Stabilisieren Sie sich in dieser Position mit gestreckten Beinen.
- Dann wandern Sie langsam mit den Füßen zu den Händen und richten sich wieder auf.
- Anschließend beginnen Sie den Bewegungsablauf von Neuem.

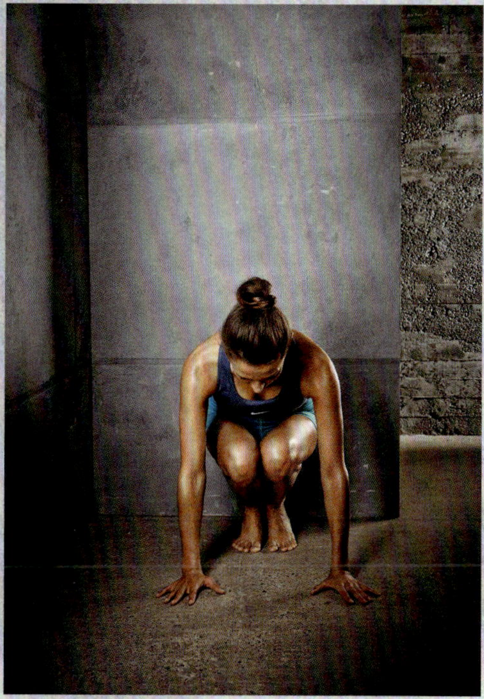

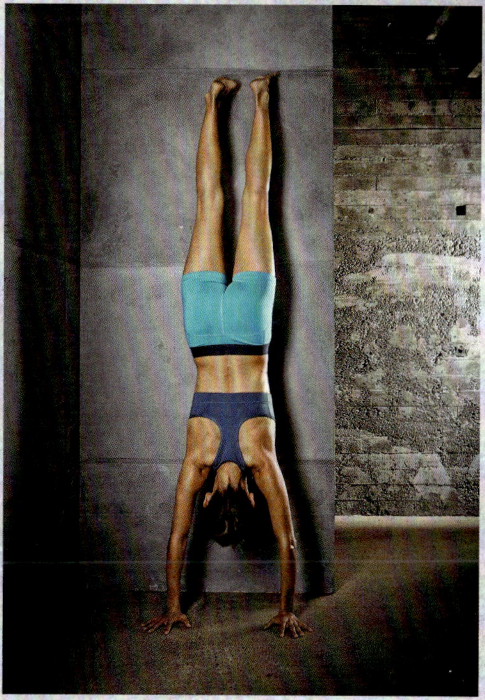

WANDHANDSTANDLAUF

- Hocken Sie sich rücklings zur Wand hin und stützen Sie sich mit beiden Händen schulterbreit vorne auf den Boden.
- Laufen Sie nun mit den nackten Füßen die Wand rückwärts so weit hoch, bis Ihr Körper eine Gerade bildet. Halten Sie diese Position.
- Wandern Sie dann langsam wieder zurück auf Ihre Füße.

WISSEN

DAS ANABOLE FENSTER

Der Organismus kann nach einer großen Belastung wie einem intensiven Training in den folgenden beiden Stunden Proteine deutlich besser für die Regeneration und das Muskelwachstum verwerten als zu anderen Zeiten. Diese Phase nennen Sportwissenschaftler »anaboles Fenster«. – Der Begriff »anabol« bezeichnet Stoffwechselvorgänge, die Gewebe aufbauen. Abbauende Prozesse heißen »katabol«. – Aktuelle Forschungen lassen vermuten, dass sich das anabole Fenster sogar schon beim Training öffnet. Entsprechend könnte ein leichter Proteinsnack vor dem Sport bereits währenddessen genutzt werden.

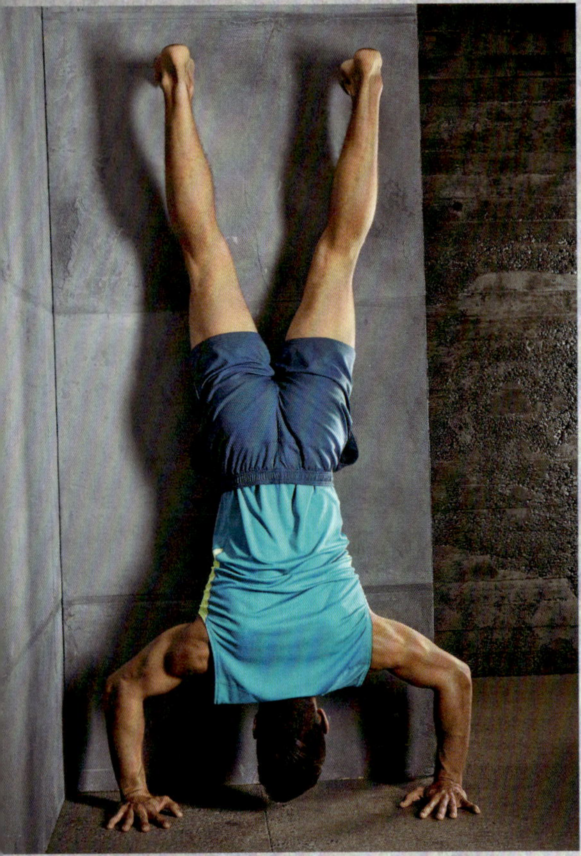

WANDHANDSTAND-PUSH-UP

- Setzen Sie sich rücklings zur Wand hin und stützen Sie sich mit beiden Händen schulterbreit vorne auf den Boden.
- Laufen Sie nun mit den nackten Füßen die Wand rückwärts so weit hoch, bis Ihr Körper eine Gerade bildet.
- Halten Sie diese Position und führen Sie Liegestütze über Kopf aus, indem Sie die Arme beugen und wieder strecken.
- Wandern Sie dann langsam wieder zurück, bis Sie sich wieder in der Ausgangsposition auf den Füßen befinden.

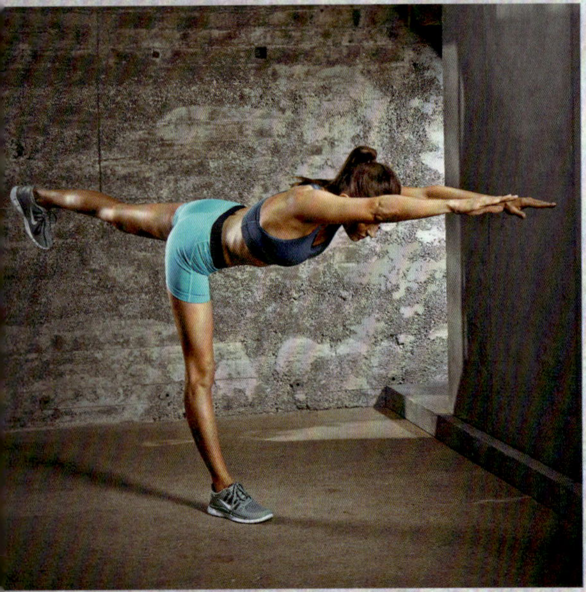

STANDWAAGE

- Aus der aufrechten Standposition stellen Sie sich auf ein Bein.
- Neigen Sie den Oberkörper nach vorne mit den Armen in Verlängerung des Körpers.
- Währenddessen strecken Sie das freie Bein nach hinten, bis Sie in der Position einer Standwaage sind.
- Das freie Bein, der Oberkörper und die Arme in Verlängerung des Körpers befinden sich in einer Waagerechten.
- Halten Sie diese Position und wechseln dann die Seite.

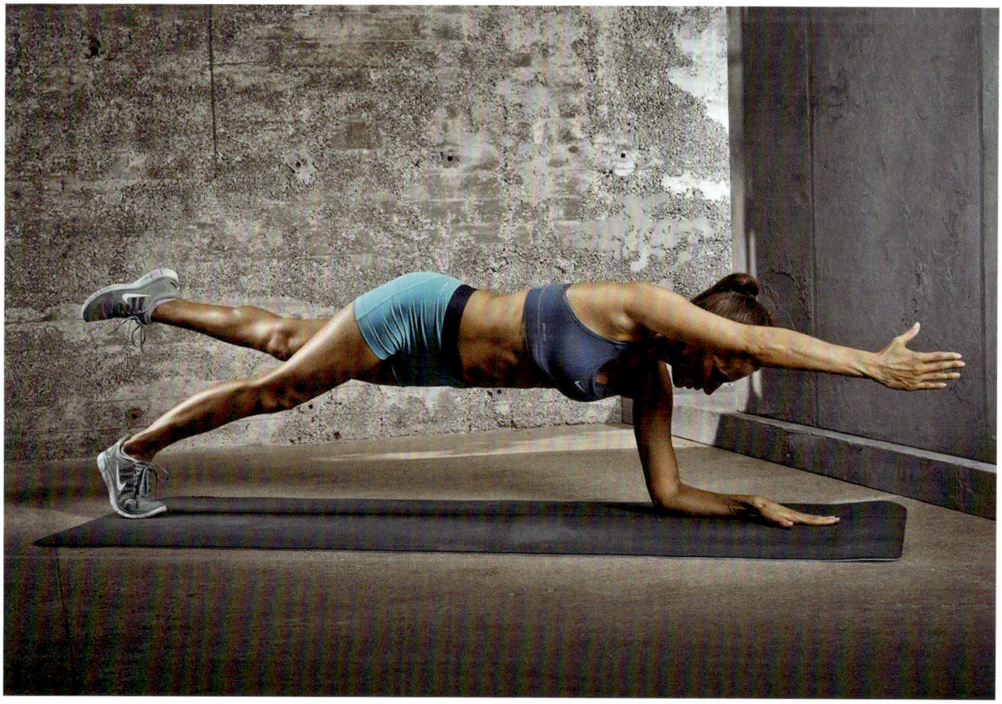

LIEGESTÜTZ-HEBER

- Begeben Sie sich auf Ihrer Übungsmatte in die Bauchlage.
- Stützen Sie sich mit den Unterarmen auf. Heben Sie den Körper so an, dass Kopf, Rücken und Beine eine diagonale Linie bilden. Die Fußspitzen sind aufgestellt.
- Heben Sie nun den linken Arm und das rechte Bein diagonal gestreckt etwas vom Boden ab und halten Sie diese Position.
- Danach wechseln Sie die Seite.
- Achten Sie auf eine stabile Mitte und eine gleichmäßige Atmung.

TIPP

Bei kaltem Wasser muss der Körper die Flüssigkeit aufwärmen und fährt dabei den Stoffwechsel hoch. Deshalb schwitzen wir bei Hitze noch mehr, wenn wir eiskalte Getränke aufnehmen. Besser ist es lauwarm – nicht umsonst trinken die Menschen in warmen Ländern viel heißen Tee.

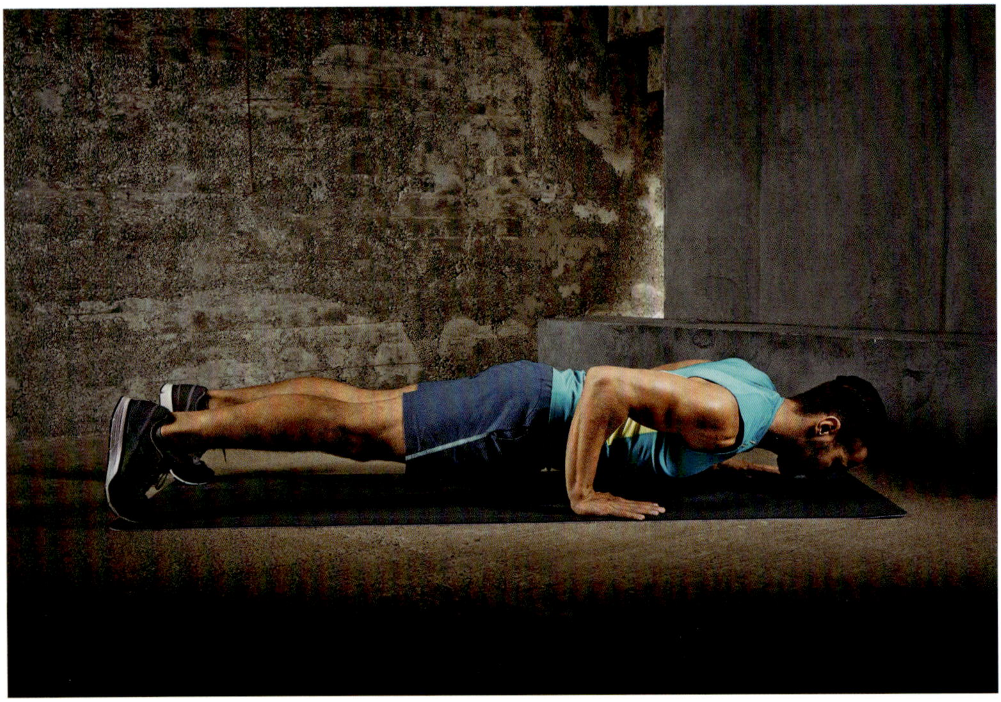

TIPP

EIWEISSDRINKS: KAUFTIPPS

Steht auf der Packung eines Eiweißdrinks »hydrolysiert« oder »Hydrolysat«, wurden die Proteine mit Hilfe von Enzymen behandelt, also quasi vorverdaut. Darauf können Sie verzichten.
Die beste Produktionsmethode ist die »Cross-Flow-Microfiltration« (CFM), bei der die wichtigen »zellschützenden« und »abwehrstimulierenden« Merkmale des Proteins erhalten sind.

LIEGESTÜTZ VERSETZT

- Gehen Sie in die Liegestützposition.
- Eine Hand setzen Sie oberhalb der Schulter und eine unterhalb der Schulter jeweils flach auf den Boden auf.
- Der Körper bleibt die ganze Zeit gerade wie ein Brett. Halten Sie vor allem die Spannung in der Körpermitte.
- Senken Sie nun den Körper ab, indem Sie beide Arme beugen und strecken Sie die Arme wieder durch. Die Ellbogen bleiben dabei stets ein wenig gebeugt.

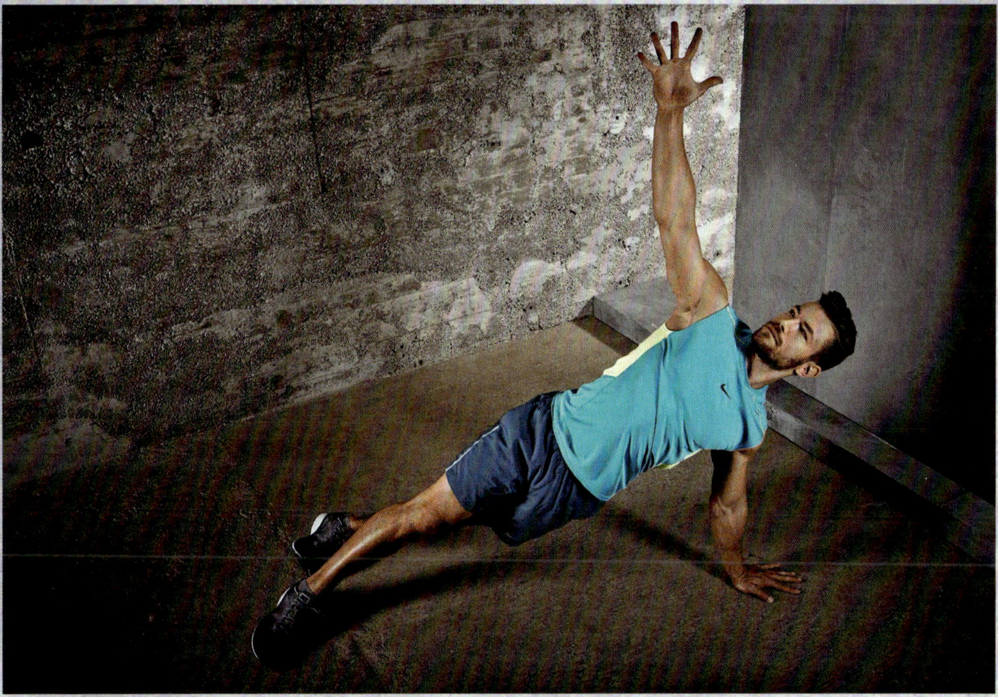

POWERSTÜTZ

- Gehen Sie in die Liegestützposition (siehe Seite 56)und führen Sie einen Liegestütz aus.
- Heben Sie den linken Arm und drehen Sie sich dabei auf bis in den rechten Seitstütz.
- Halten Sie diese Position. Der linke Arm wird dabei zur Decke gestreckt.
- Gehen Sie anschließend wieder zurück in die Liegestützposition, führen Sie erneut einen Liegestütz aus.
- Drehen Sie sich nun auf die linke Seite und gehen Sie in den linken Seitstütz.
- Halten Sie diese Position.

TIPP

ESSEN IM BIORHYTHMUS

Stoffwechselgerecht essen heißt essen im Biorhythmus. Dazu verteilen Sie die Nährstoffe am besten wie folgt über den Tag:

- **Kohlenhydrate zum Frühstück:** Der Körper und vor allem das Gehirn brauchen jetzt Energie in Form von Müsli und Vollkornbrot, beides mit ein wenig Fett.
- **Mischkost zum Mittagessen:** Jetzt müssen Vitalstoffe und Energielieferanten her mit viel Gemüse und Salat, dazu Kartoffeln, Vollkornnudeln oder -reis und eine kleine Portion Fleisch oder Fisch.
- **Eiweiß zum Abendessen:** Nachts erholt sich der Körper und repariert, was notwendig ist. Dazu braucht er Proteine.

SKORPION-LIEGESTÜTZ

- Gehen Sie in die bekannte Liegestützposition (siehe Seite 56).
- Beugen Sie langsam beide Arme und spannen Sie dabei besonders den Bauch an.
- Verlagern Sie nun den größten Teil des Körpergewichts auf die Hände. Dabei führen Sie einen Fuß (mit gebeugtem Bein) über das andere Bein hinweg und so weit wie möglich in Richtung Rücken. Die Hüfte und der Oberkörper drehen sich leicht mit.
- Achten Sie darauf, dass sich die Schultern nicht mitdrehen und die Belastung nicht zu groß wird. Halten Sie die Spannung hoch, um nicht das Gleichgewicht zu verlieren.
- Stellen Sie anschließend den Fuß wieder auf den Boden und strecken Sie die Arme.
- Beim nächsten Durchgang Bein wechseln.
- Etwas einfacher wird die Übung, wenn man sie im Unterarmstütz ausführt.

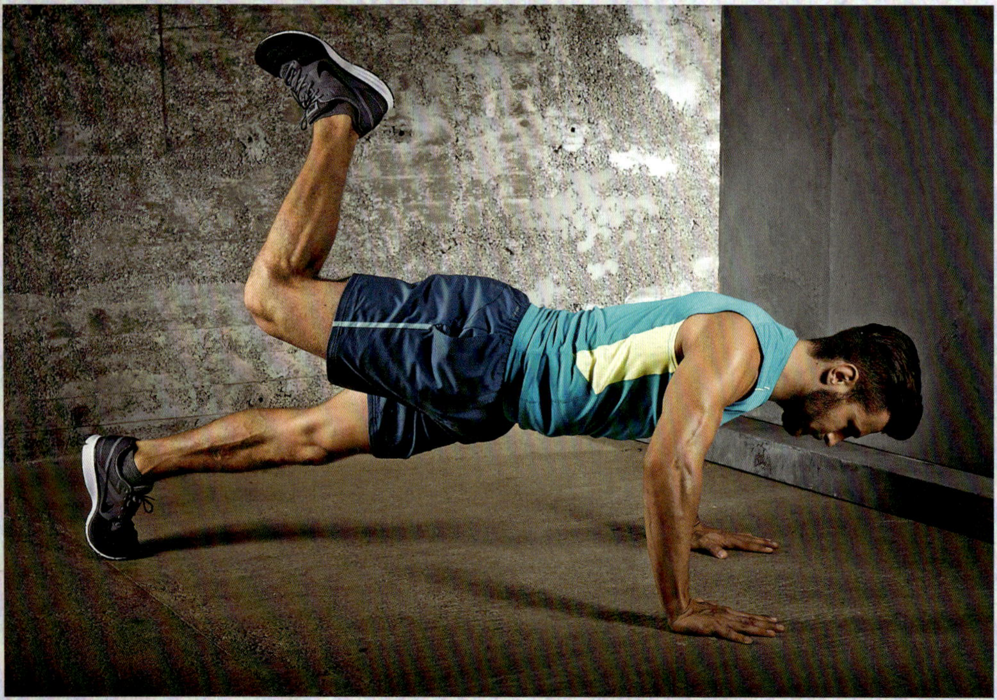

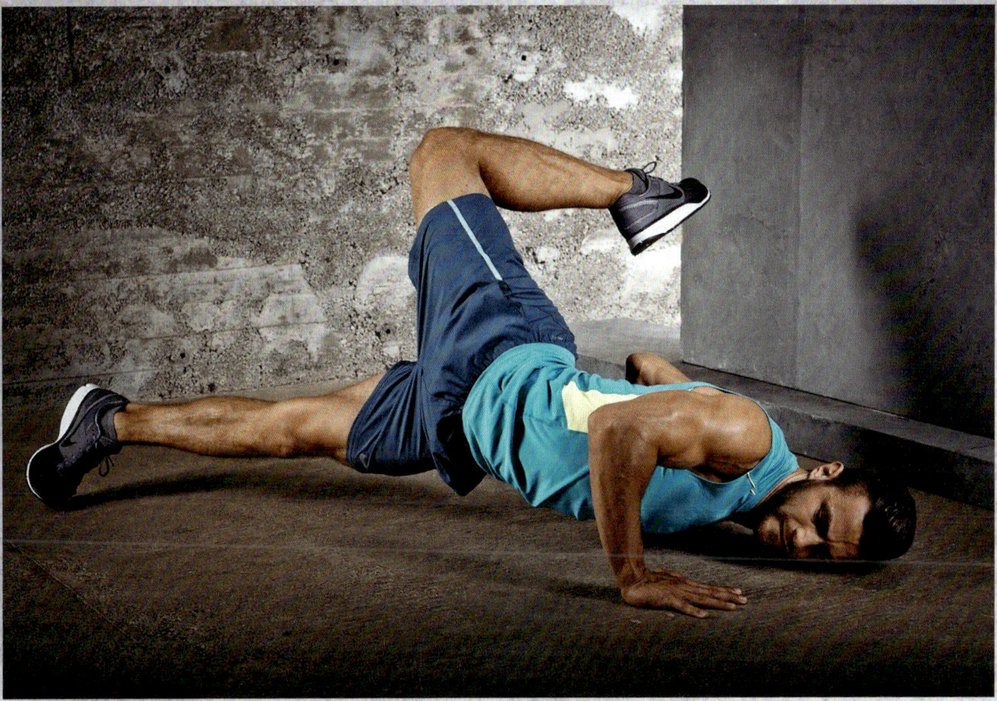

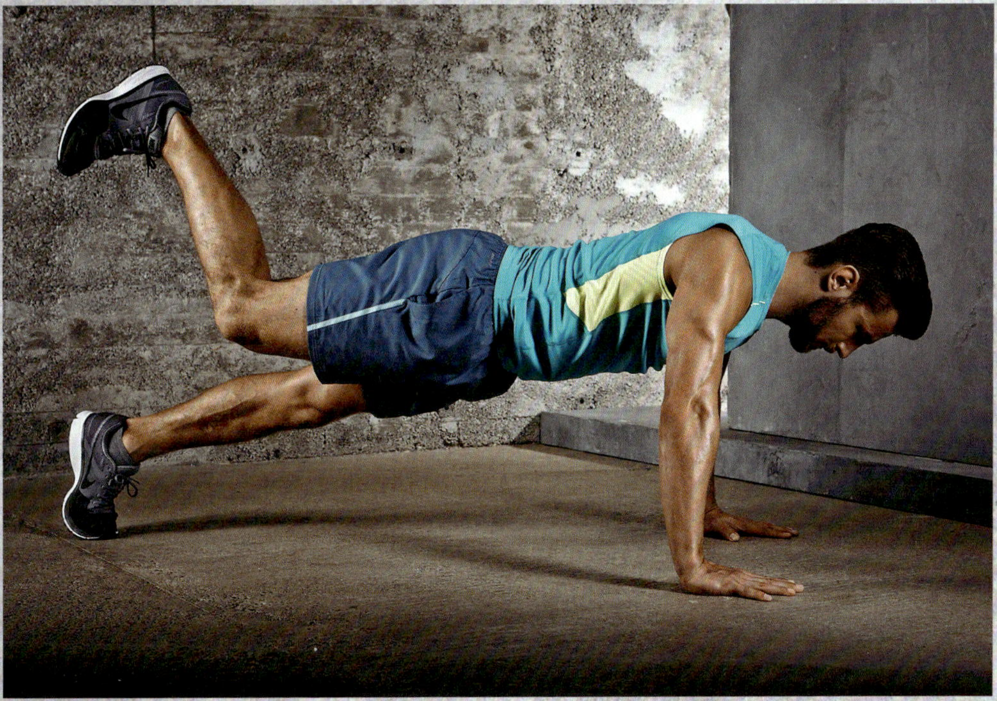

DIE TRAININGSPROGRAMME

MINIMAL-WORKOUT

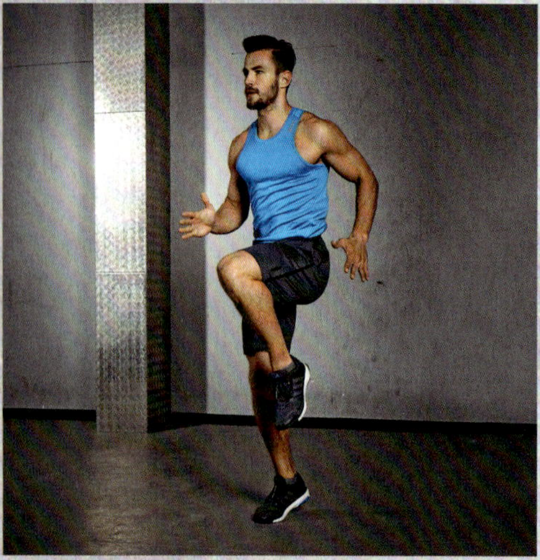

1. Kniehebelauf (siehe Seite 112)
1 Satz / 30 Wdh. / 30 Sek. Pause

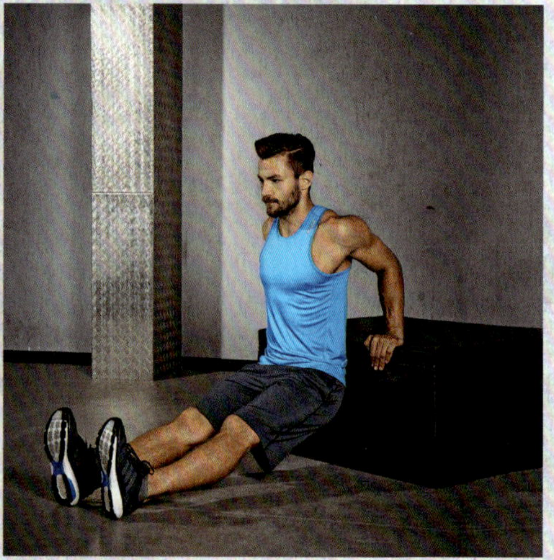

2. Higher Dips (siehe Seite 34)
1 Satz / 20 Wdh. / 30 Sek. Pause

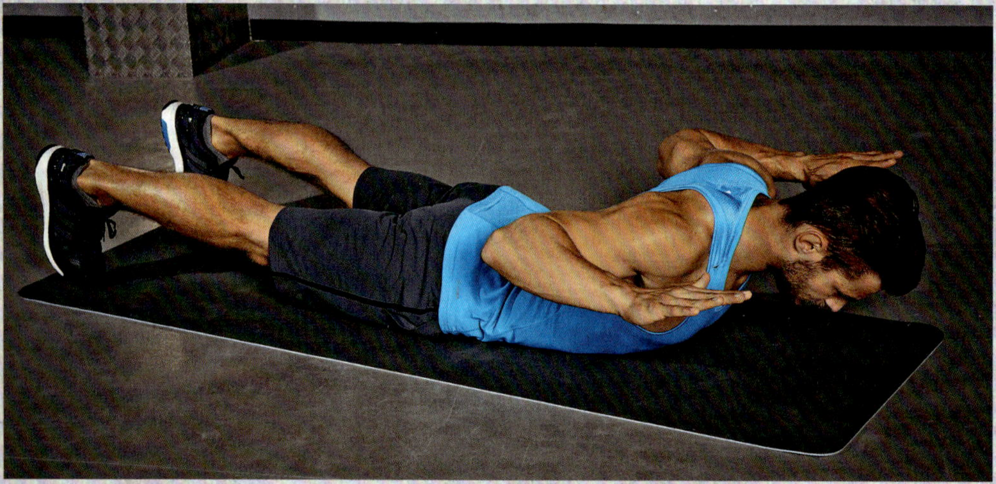

3. Armzug (siehe Seite 46)
1 Satz / 20 Wdh. / 30 Sek. Pause

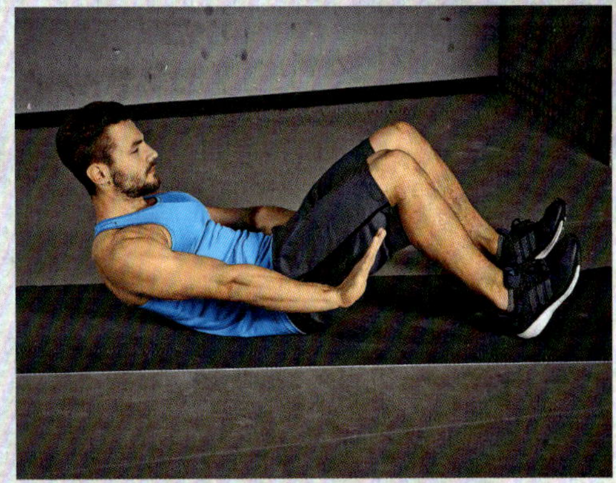

4. Crunches (siehe Seite 63)
1 Satz / 20 Wdh. / 30 Sek. Pause

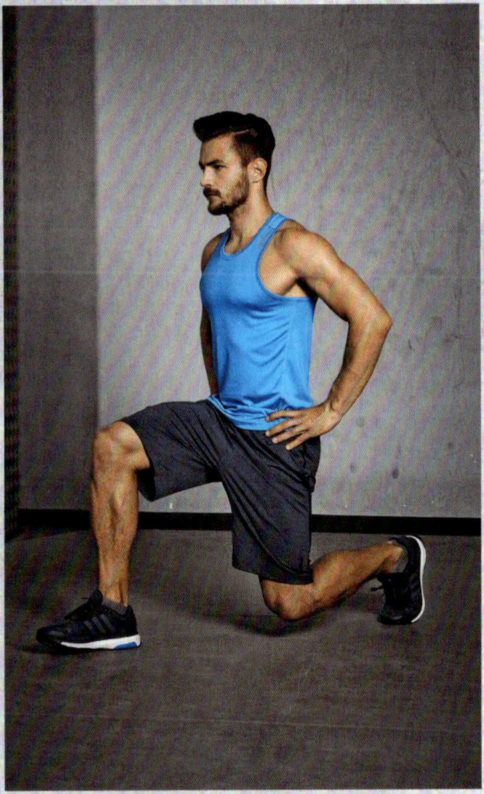

5. Ausfallschritt (siehe Seite 95)
1 Satz / 15 Wdh. je Seite / 30 Sek. Pause

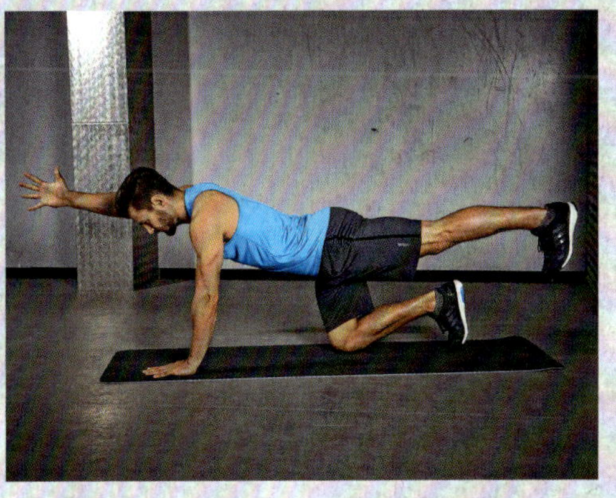

6. Superman (siehe Seite 79)
1 Satz / 15 Wdh. je Seite / 30 Sek. Pause

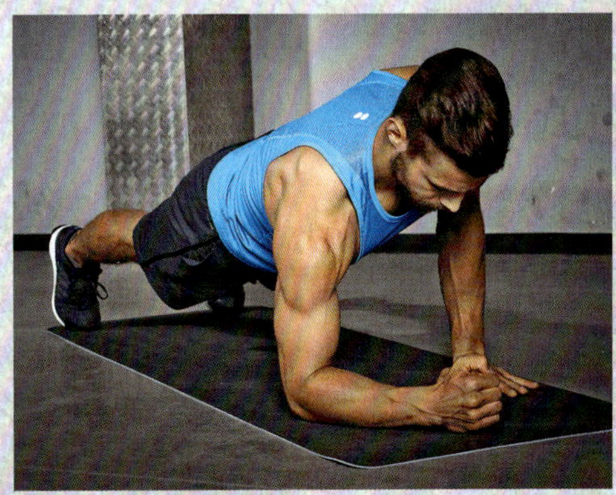

7. Wechselbrett (siehe Seite 120)
1 Satz / 20 Wdh. / 30 Sek. Pause

FITNESS-WORKOUT LEVEL I

1. Liegestütz (siehe Seite 56)

Woche 1 bis 4

3 Sätze / 15 Wdh. / 30 – 40 Sek. Pause

Woche 5 bis 8

3 Sätze / 20 Wdh. / 30 Sek. Pause

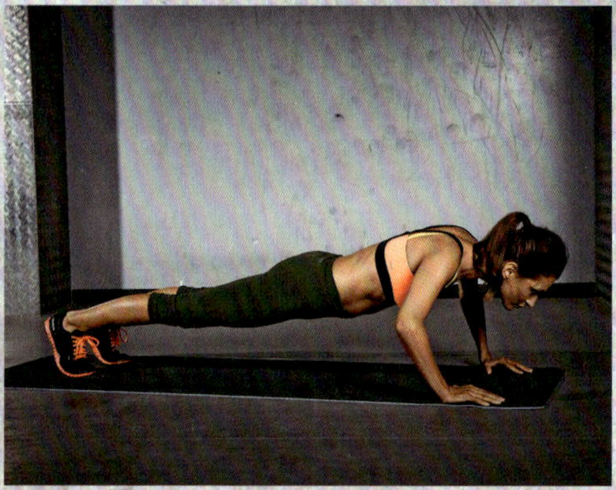

2. Lat-Rudern (siehe Seite 52)

Woche 1 bis 4

3 Sätze / 15 Wdh. / 30 – 40 Sek. Pause

Woche 5 bis 8

3 Sätze / 20 Wdh. / 30 Sek. Pause

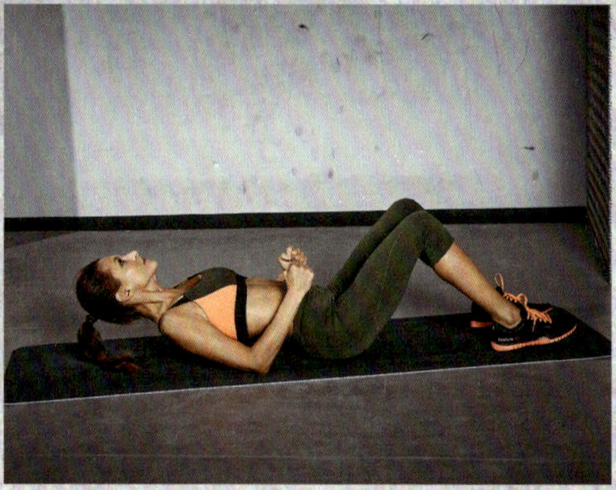

3. Bauchwippe (siehe Seite 60)

Woche 1 bis 4

3 Sätze / 15 Wdh. / 30 – 40 Sek. Pause

Woche 5 bis 8

3 Sätze / 20 Wdh. / 30 Sek. Pause

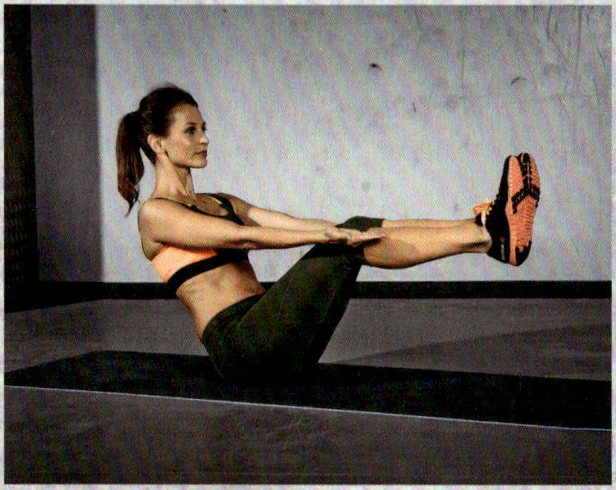

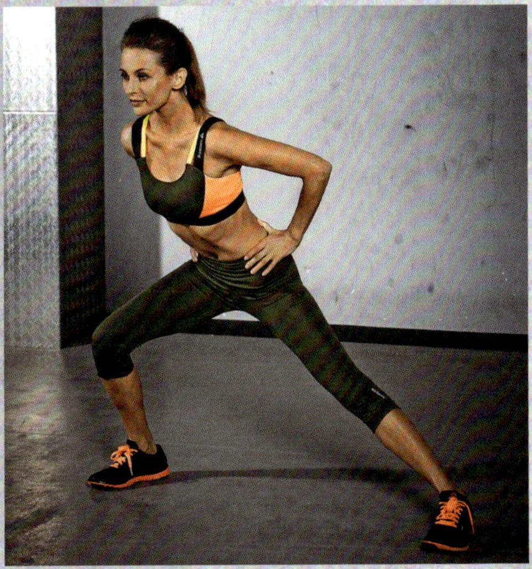

4. Seitlicher Ausfallschritt (siehe Seite 101)

Woche 1 bis 4

3 je Seite / 15 Wdh. / 30 – 40 Sek. Pause

Woche 5 bis 8

3 Sätze / 20 Wdh. / 30 Sek. Pause

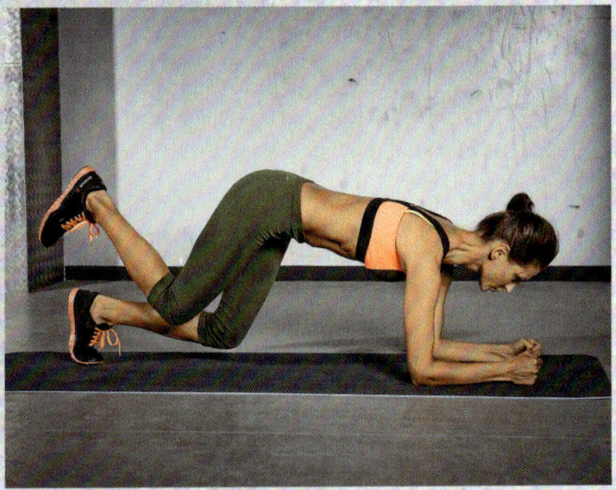

5. Hacker im Liegestütz (siehe Seite 83)

Woche 1 bis 4

3 Sätze / 15 Wdh. / 30 – 40 Sek. Pause

Woche 5 bis 8

3 Sätze / 20 Wdh. / 30 Sek. Pause

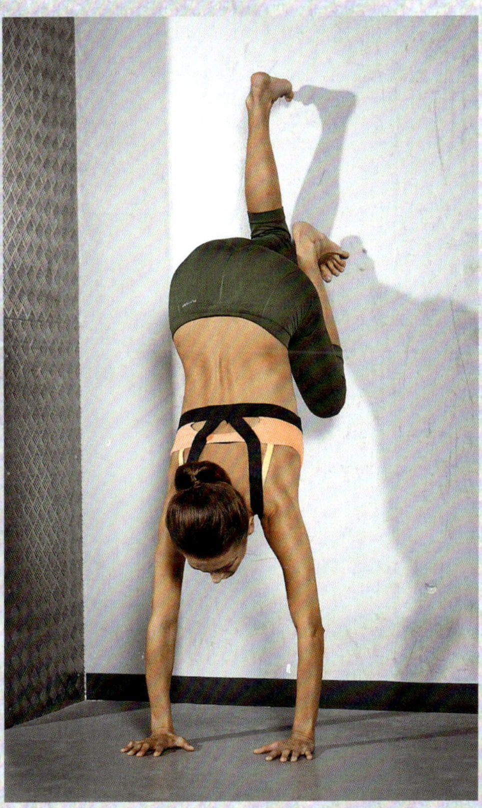

6. Wandhandstandlauf (siehe Seite 126)

Woche 1 bis 4

3 Sätze / 15 Wdh. / 30 – 40 Sek. Pause

Woche 5 bis 8

3 Sätze / 20 Wdh. / 30 Sek. Pause

FITNESS-WORKOUT LEVEL 2

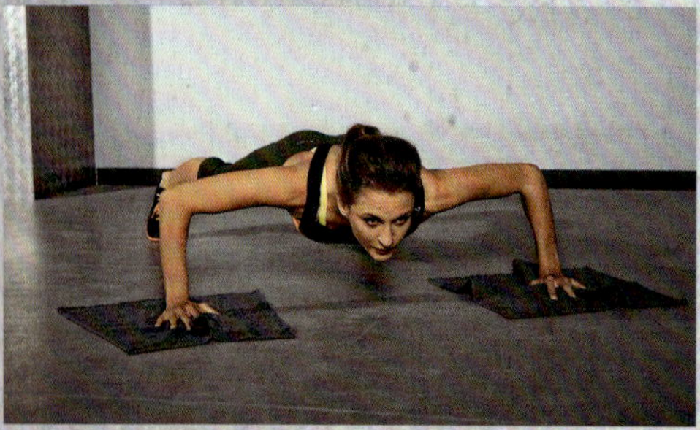

1. Gleitzug (siehe Seite 57)

Woche 1 bis 4

3 Sätze / 12 Wdh. / 30 – 40 Sek. Pause

Woche 5 bis 8

3 Sätze / 15 Wdh. / 30 Sek. Pause

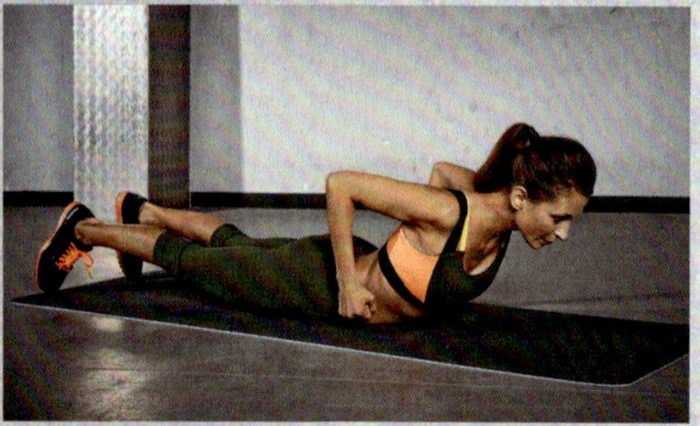

2. Rückheber (siehe Seite 51)

Woche 1 bis 4

3 Sätze / 12 Wdh. / 30 – 40 Sek. Pause

Woche 5 bis 8

3 Sätze / 15 Wdh. / 30 Sek. Pause

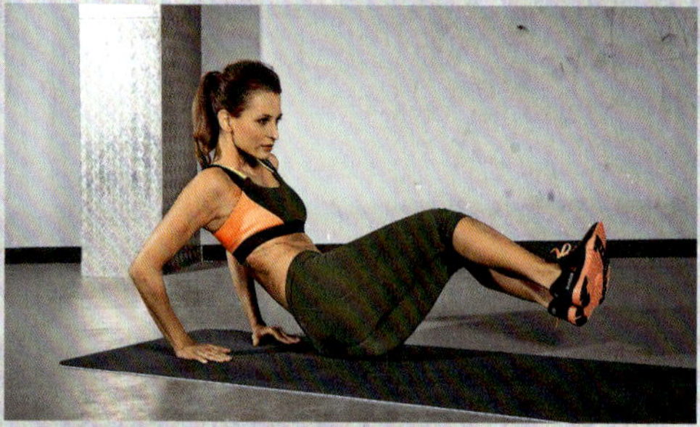

3. Bauchwippe in Rotation (siehe Seite 60)

Woche 1 bis 4

3 Sätze / 12 Wdh. / 30 – 40 Sek. Pause

Woche 5 bis 8

3 Sätze / 15 Wdh. / 30 Sek. Pause

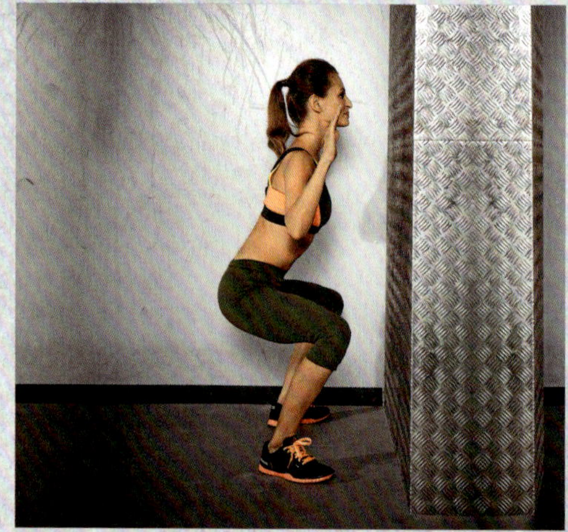

4. Sumo-Kniebeuge (siehe Seite 102)

Woche 1 bis 4

3 je Seite / 12 Wdh. / 30 – 40 Sek. Pause

Woche 5 bis 8

3 Sätze / 15 Wdh. / 30 Sek. Pause

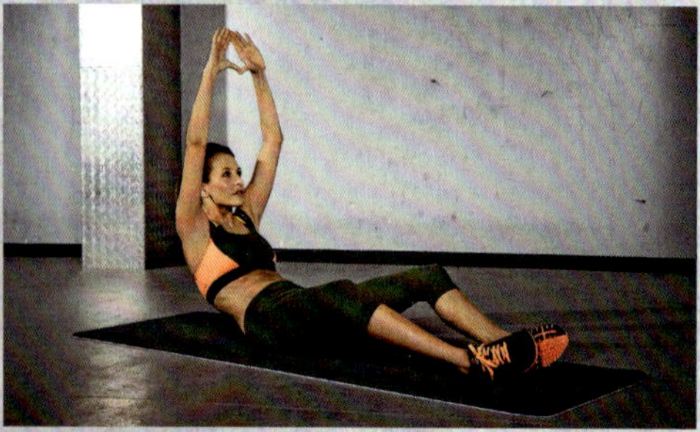

5a. Große Sit-ups (siehe Seite 72)

Woche 1 bis 4

3 Sätze / 12 Wdh. / 30 – 40 Sek. Pause

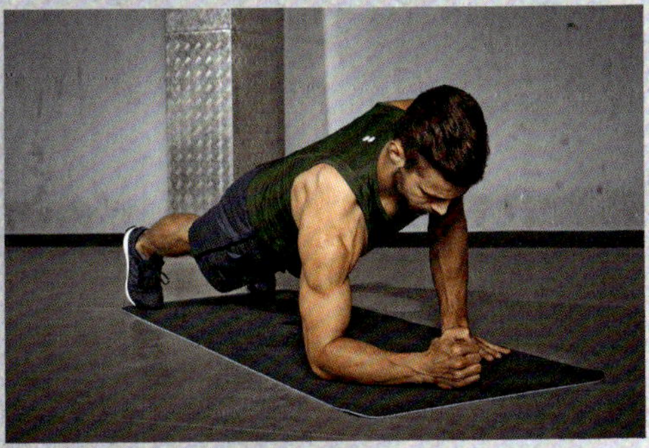

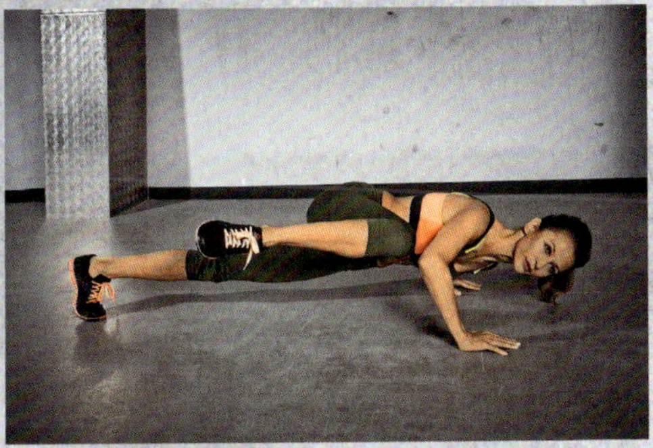

6. Spider-Stütz (siehe Seite 116)

Woche 1 bis 4

3 Sätze / 12 Wdh. / 30 – 40 Sek. Pause

Woche 5 bis 8

3 Sätze / 15 Wdh. / 30 Sek. Pause

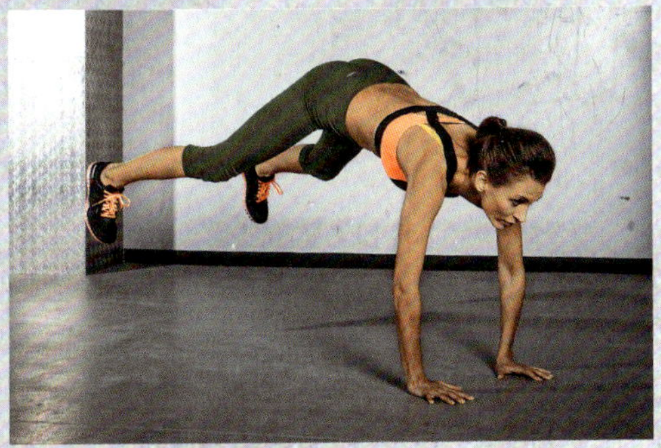

7. Burpees (siehe Seite 82)

Woche 1 bis 4

3 je Seite / 12 Wdh. / 30 – 40 Sek. Pause

Woche 5 bis 8

3 Sätze / 15 Wdh. / 30 Sek. Pause

5b. Wechselstütz (siehe Seite 120)

Woche 5 bis 8

3 Sätze / 15 Wdh. / 30 Sek. Pause

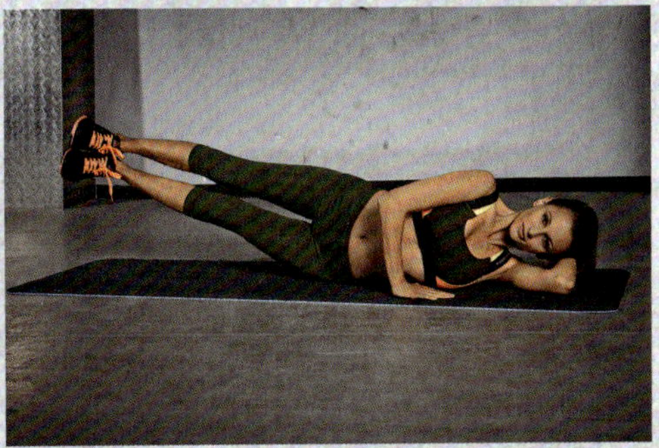

8. Taillenmacher (siehe Seite 74)

Woche 1 bis 4

3 Sätze / 12 Wdh. / 30 – 40 Sek. Pause

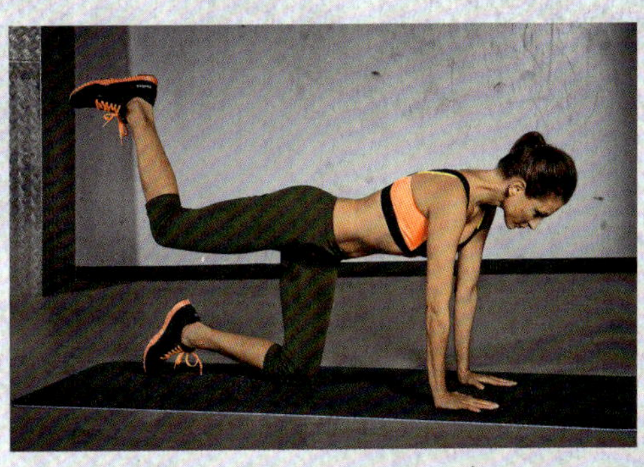

9. Po-Runder high (siehe Seite 106)

Woche 1 bis 4

3 Sätze / 12 Wdh. / 30 – 40 Sek. Pause

Woche 5 bis 8

3 Sätze / 15 Wdh. / 30 Sek.

BODY-SHAPE-WORKOUT

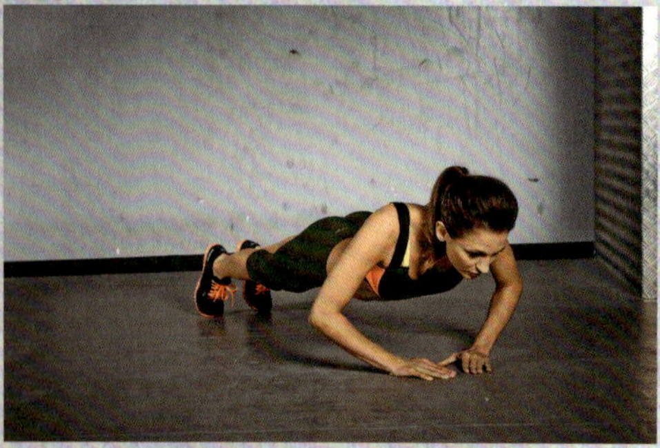

1. Diamant-Liegestütz (siehe Seite 35)
2 Sätze / 8 Wdh. / 30 Sek. Pause

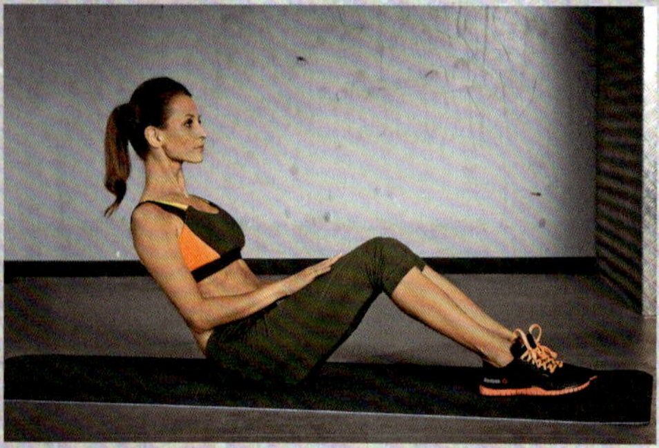

2. Crunches rückwärts mit den Armen in Verlängerung (siehe Seite 65)
2 Sätze / 8 Wdh. / 30 Sek. Pause

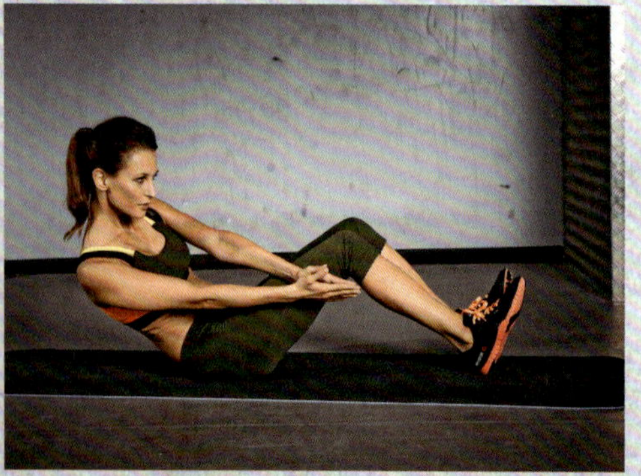

3. Schräge Bauchpresse (siehe Seite 67)
2 Sätze / 8 Wdh. / 30 Sek. Pause

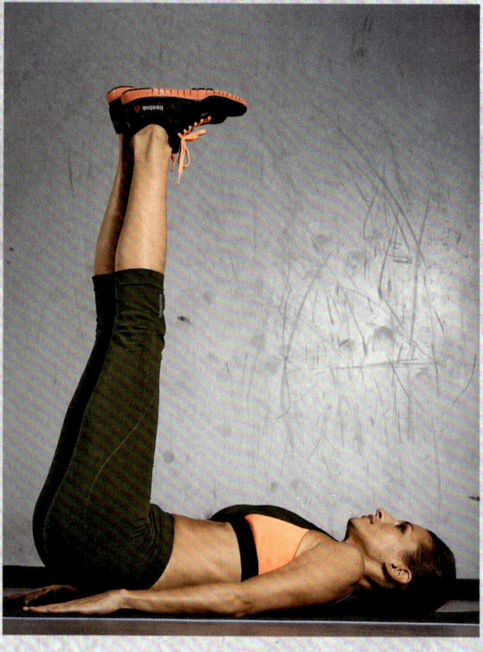

4. Unterbauchheber (siehe Seite 66)
2 Sätze / 8 Wdh. / 30 Sek. Pause

5. Außenseitlift (siehe Seite 108)
2 Sätze / 8 Wdh. / 30 Sek. Pause

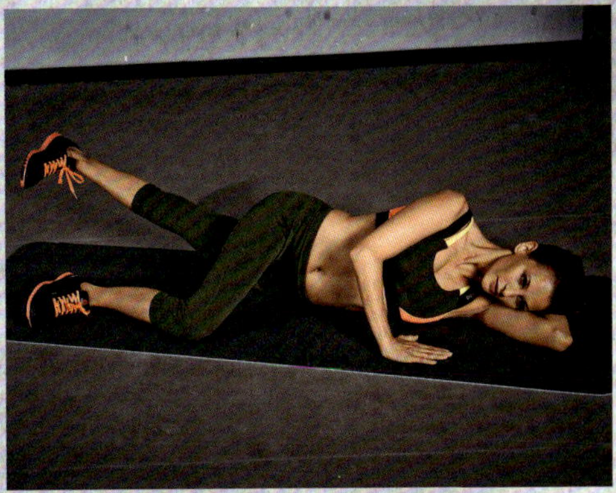

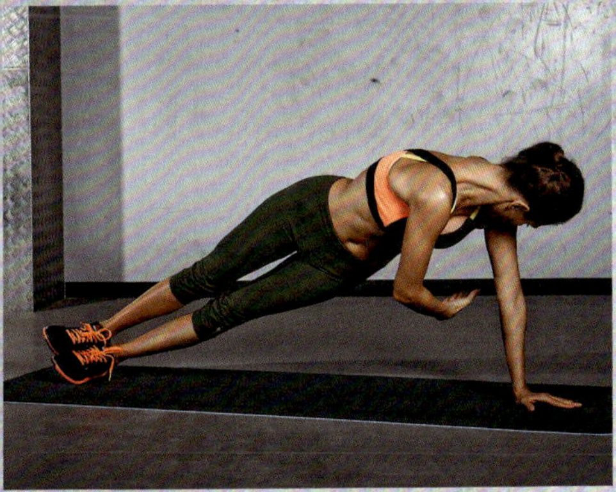

6. Kombi-Seitstütz (siehe Seite 118)
2 Sätze / 8 Wdh. / 30 Sek. Pause

7. Zwei-Bein-Heber (siehe Seite 105)
2 Sätze / 8 Wdh. / 30 Sek. Pause

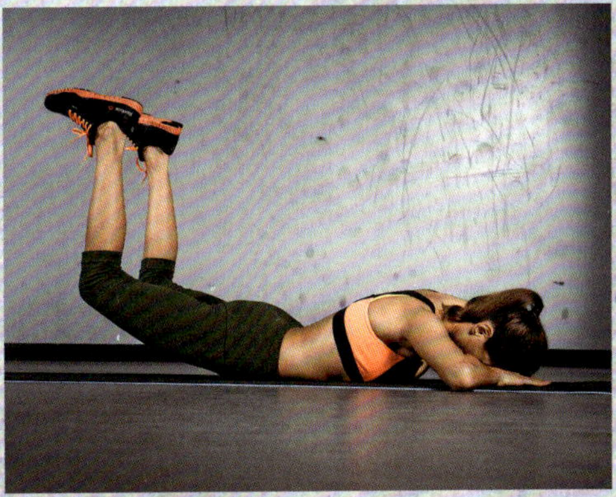

RÜCKEN-WORKOUT

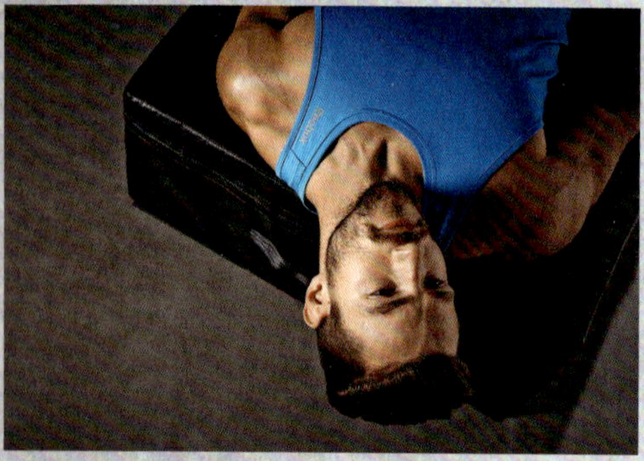

1. Nick-Nacken-Dreher (siehe Seite 42)
3 Sätze / 15 Wdh. / 30 – 60 Sek. Pause

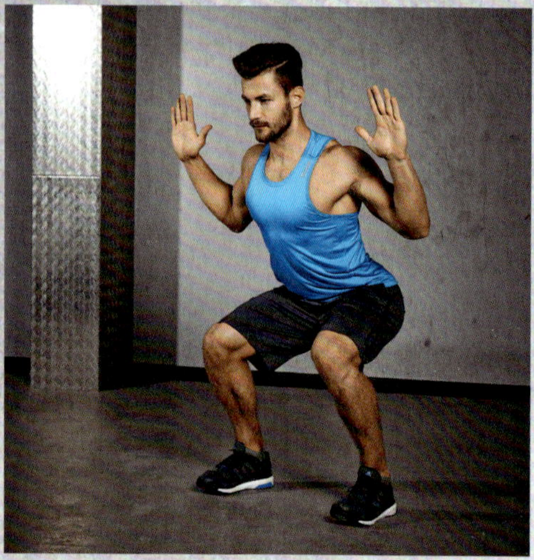

2. Latzug in Kniebeuge (siehe Seite 47)
3 Sätze / 15 Wdh. / 30 – 60 Sek. Pause

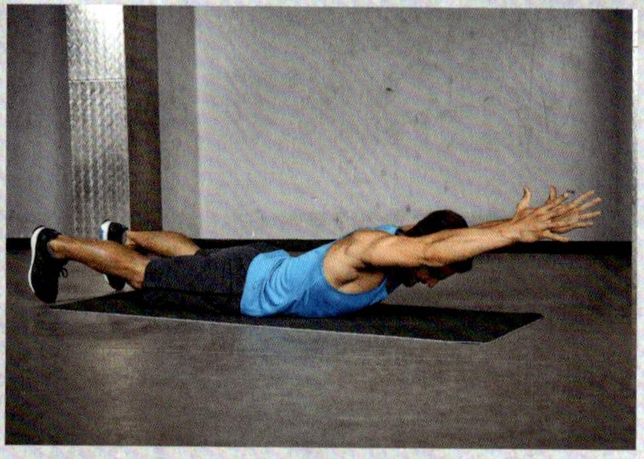

3. Schulterstrecker (siehe Seite 50)
3 Sätze / 15 Wdh. / 30 – 60 Sek. Pause

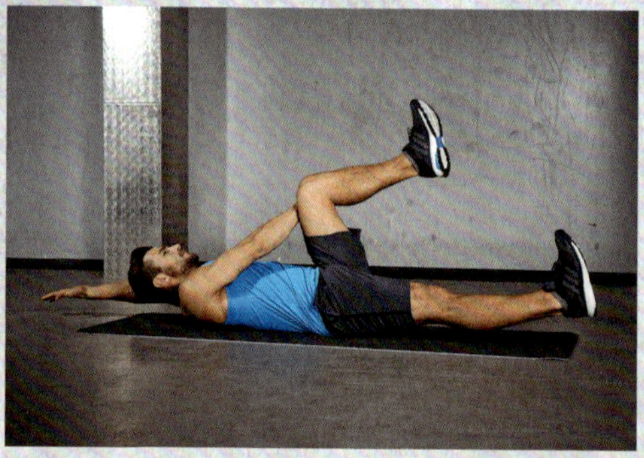

4. Criss-Cross (siehe Seite 62)
3 Sätze / 15 Wdh. / 30 – 60 Sek. Pause

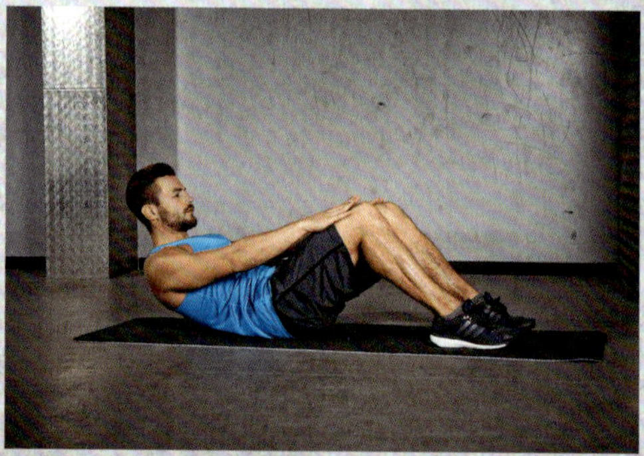

5. Crunches rückwärts (siehe Seite 65)
3 Sätze / 15 Wdh. / 30 – 60 Sek. Pause

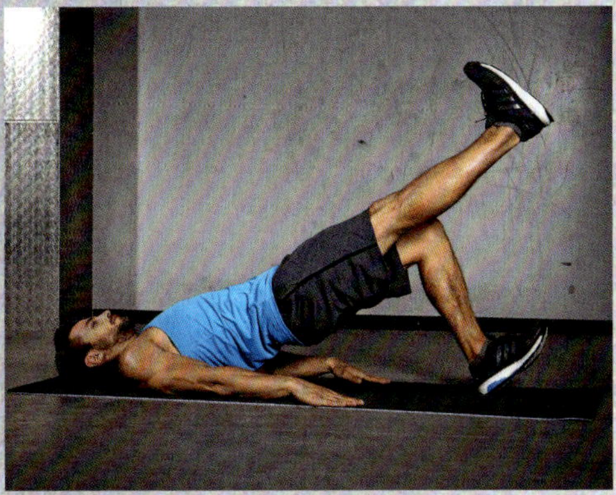

6. Dynamischer Beckenlift (siehe Seite 68)
3 Sätze / 15 Wdh. / 30 – 60 Sek. Pause

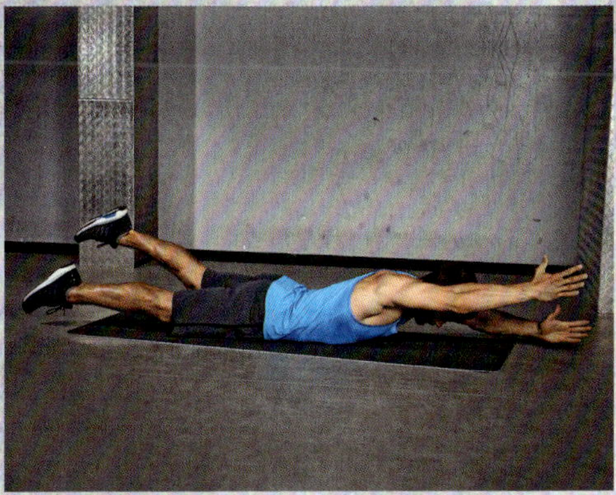

7. Schwimmer (siehe Seite 71)
3 Sätze / 15 Wdh. / 30 – 60 Sek. Pause

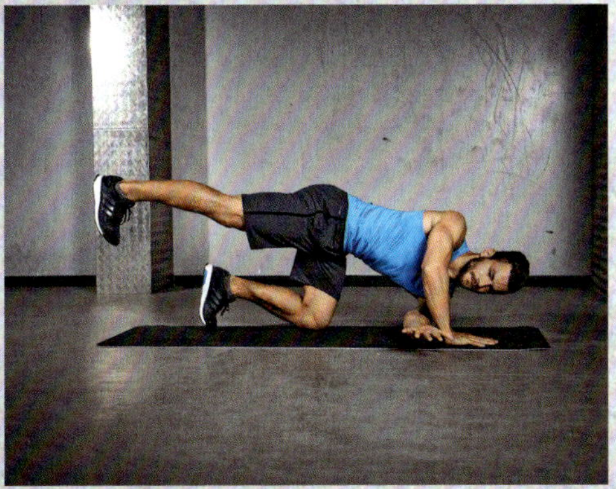

8. Core-Push (siehe Seite 86)
3 Sätze / 15 Wdh. / 30 – 60 Sek. Pause

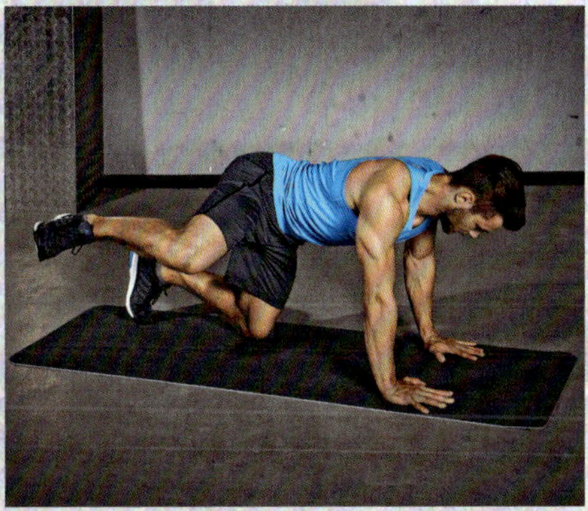

9. Po-Runder light (siehe Seite 104)
3 Sätze / 15 Wdh. / 30 – 60 Sek. Pause

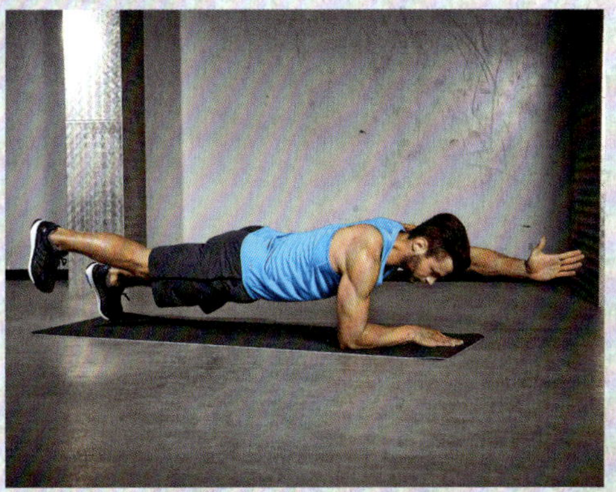

10. Liegestütz-Heber (siehe Seite 127)
3 Sätze / 15 Wdh. / 30 – 60 Sek. Pause

ABNEHM-PROGRAMM: WOCHE 1 BIS 3

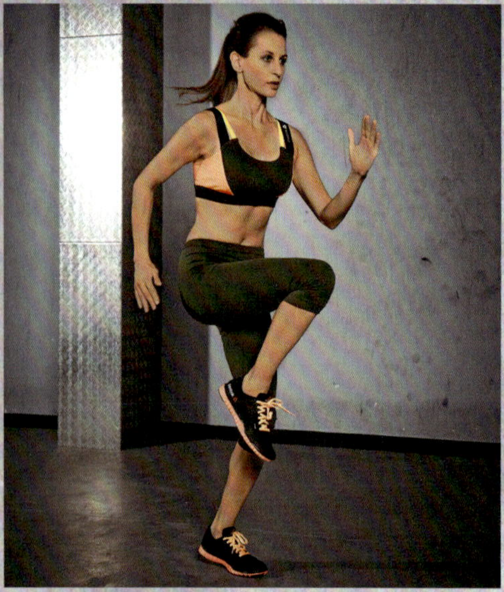

1. Kniehebelauf (siehe Seite 112)
60 Sek. / 40 Sek. Pause

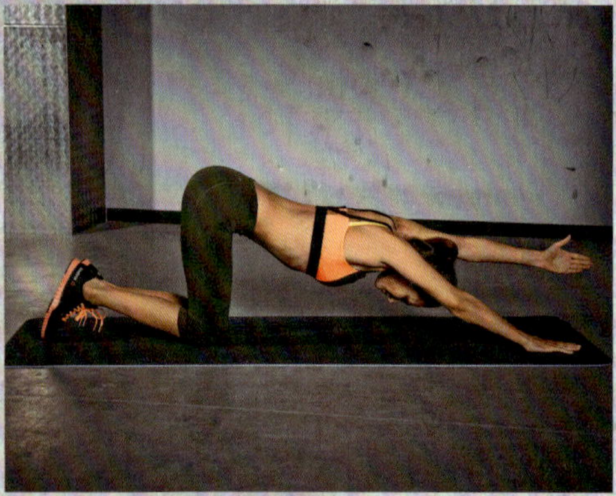

2. Armheber im Kniestand (siehe Seite 45)
3 Sätze / 15 Wdh. / 40 Sek. Pause

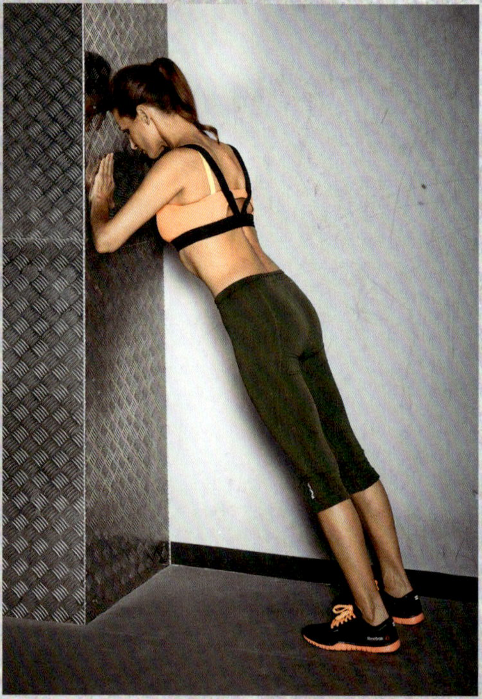

3. Positiver Liegestütz (siehe Seite 57)
3 Sätze / 15 Wdh. / 40 Sek. Pause

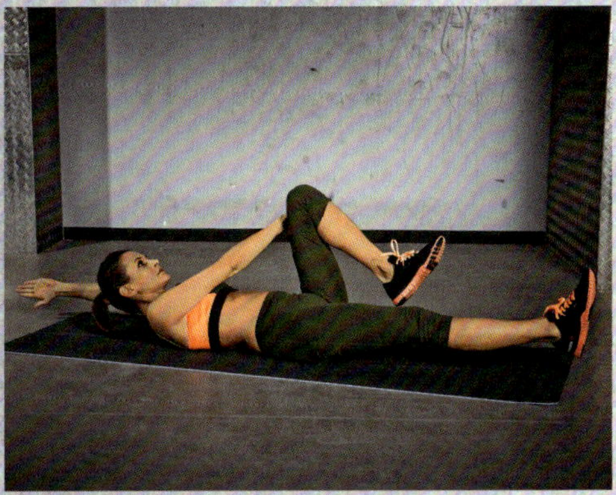

4. Criss-Cross (siehe Seite 62)
3 Sätze / 15 Wdh. / 40 Sek. Pause

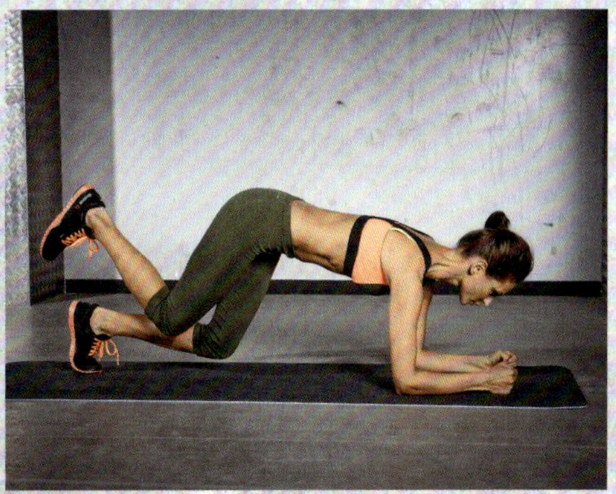

6. Hacker (siehe Seite 84)
3 Sätze / 30 Wdh. / 40 Sek. Pause

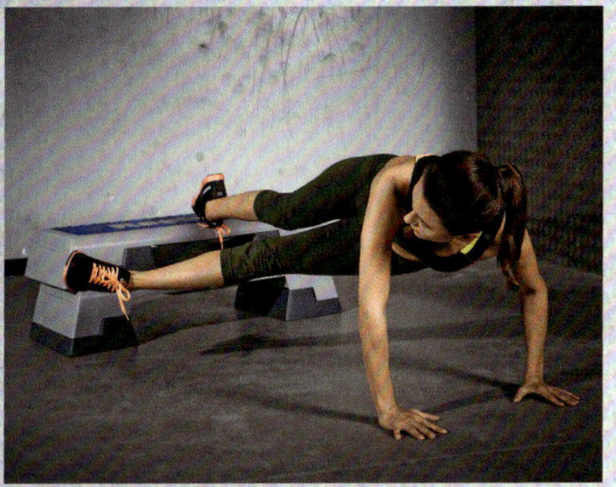

5. Hüftdrehen (siehe Seite 92)
3 Sätze / 15 Wdh. / 40 Sek. Pause

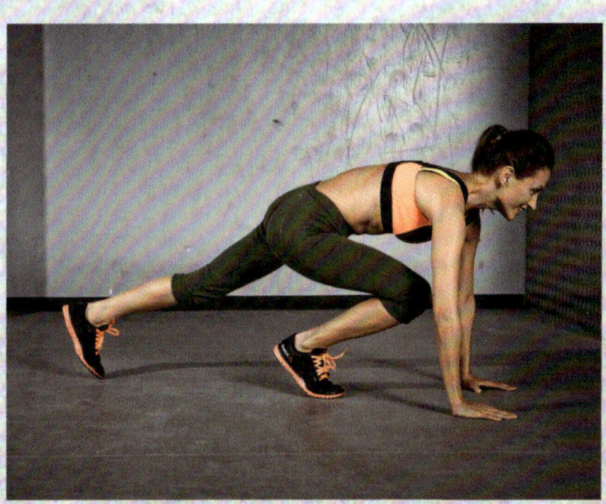

7. Bergsteiger (siehe Seite 122)
3 Sätze / 15 Wdh. / 40 Sek. Pause

ABNEHM-PROGRAMM: WOCHE 4 BIS 8

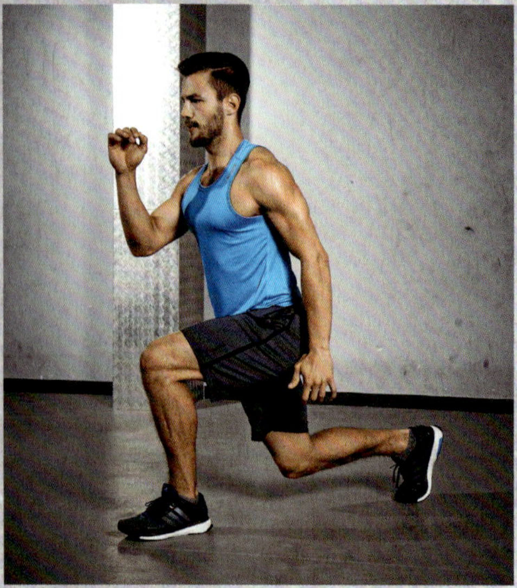

1. Wechselsprung-Ausfallschritt (siehe Seite 102)
3 Sätze / 20 Wdh. / 30 Sek. Pause

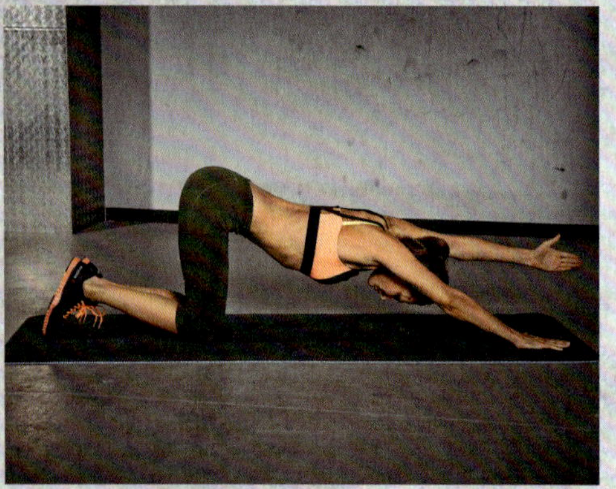

2. Armheber im Kniestand (siehe Seite 45)
3 Sätze / 20 Wdh. / 30 Sek. Pause

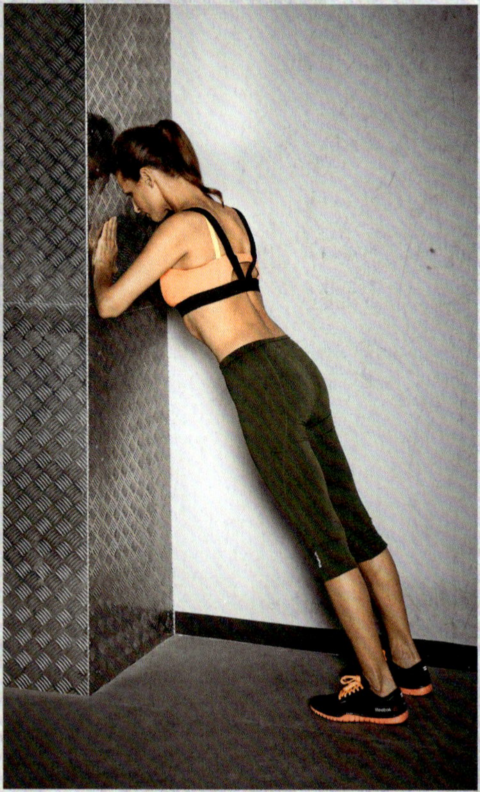

3. Positiver Liegestütz (Stütz in Hüfthöhe) (siehe Seite 57)
3 Sätze / 20 Wdh. / 30 Sek. Pause

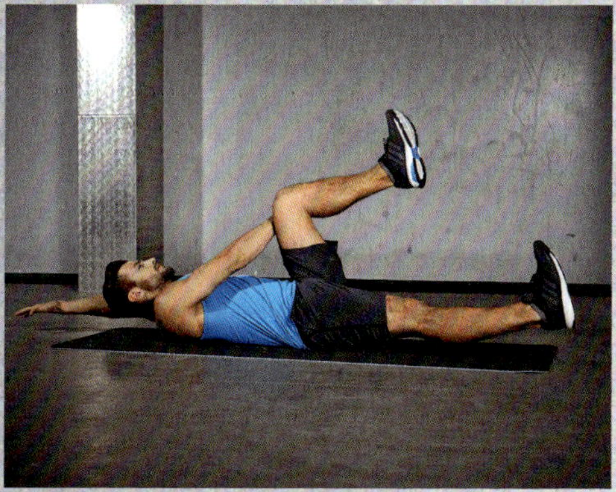

4. Criss-Cross (siehe Seite 62)
3 Sätze / 20 Wdh. / 30 Sek. Pause

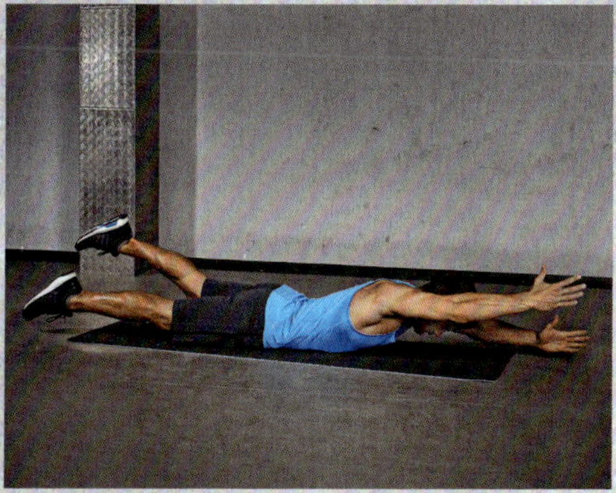

5. Schwimmer (siehe Seite 71)
3 Sätze / 20 Wdh. / 30 Sek. Pause

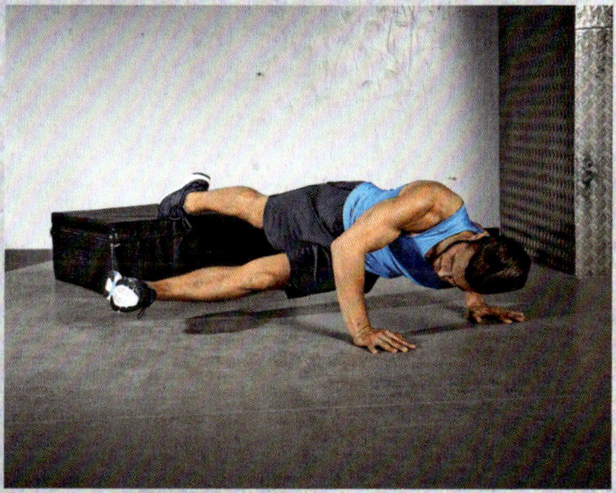

6. Hüftdrehen (siehe Seite 92)
3 Sätze / 20 Wdh. / 30 Sek. Pause

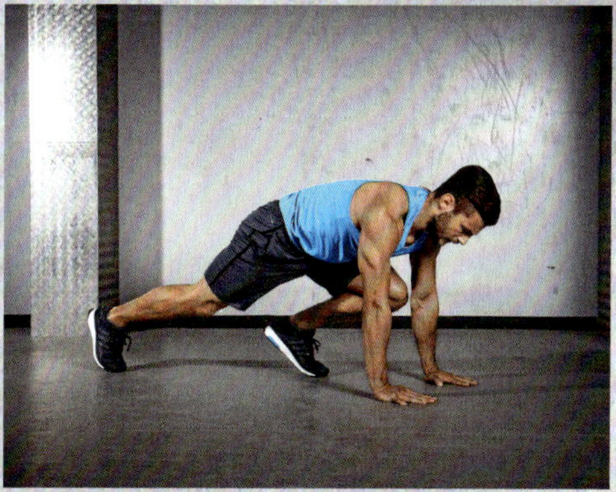

7. Bergsteiger (siehe Seite 122)
3 Sätze / 20 Wdh. / 30 Sek. Pause

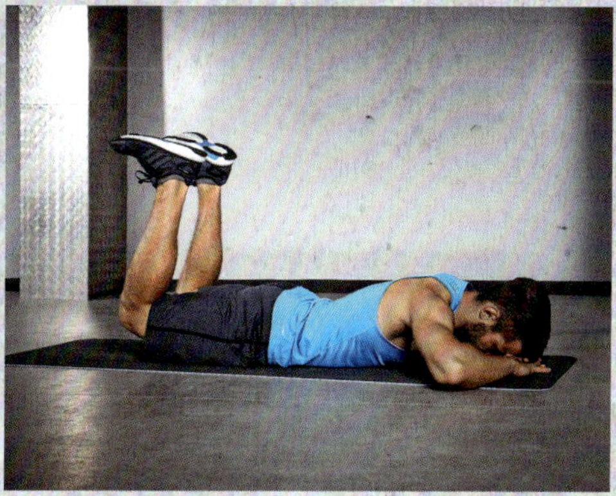

8. Zwei-Bein-Heber (siehe Seite 105)
3 Sätze / 20 Wdh. / 30 Sek. Pause

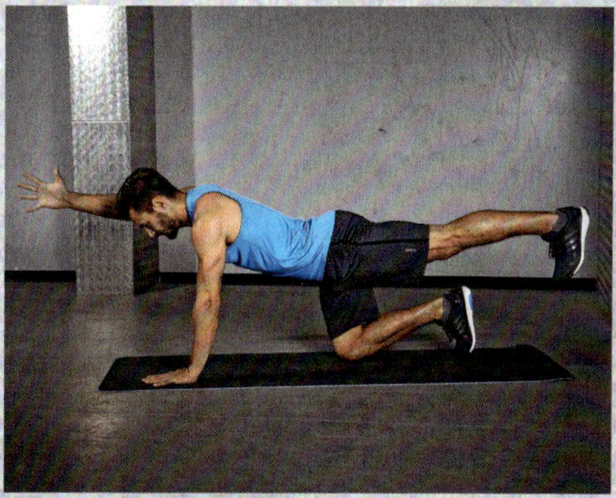

9. Superman (siehe Seite 79)
3 Sätze je Seite / 20 Wdh. / 30 Sek. Pause

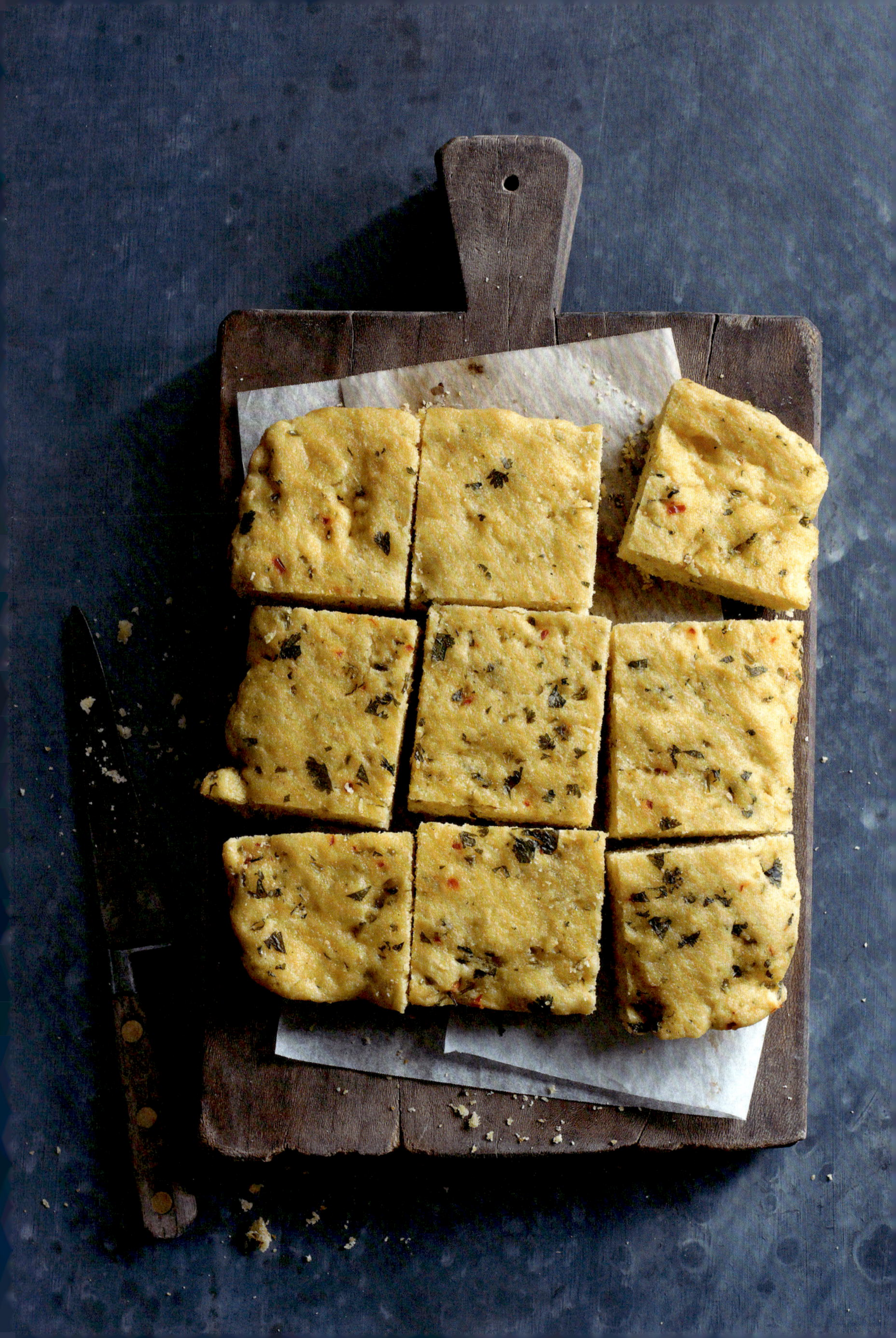

MUSKELN BRAUCHEN NÄHRSTOFFE

Eiweiß, Eiweiß, Eiweiß – wer seinen Muskelaufbau durch die Ernährung unterstützen möchte und sich informiert, wird immer wieder auf diesen Grundnährstoff stoßen, und zwar gerne auch empfohlen in kompakter Form als Drink, Pulver oder Riegel. Denn die Industrie hat dieses Bedürfnis der Fitnesstreibenden schon lange entdeckt und durch diverse Produkte noch gefördert. Tatsächlich stimmt es: Proteine sind für das Wachstum der Muskulatur unverzichtbar, aber das heißt weder, dass sie im Übermaß genossen werden sollten, noch dass sie der einzige wichtige Baustoff für die Muskeln sind. Denn die Muskeln sind eingebettet in das komplexe System unseres Gesamtorganismus und Stoffwechsels und damit natürlich auch von allen anderen Nährstoffen abhängig. Damit Sie nicht dem Eiweiß-Mythos erliegen, sondern für Ihr Training passend essen, schauen wir uns die optimale Ernährung der Muskeln genauer an.

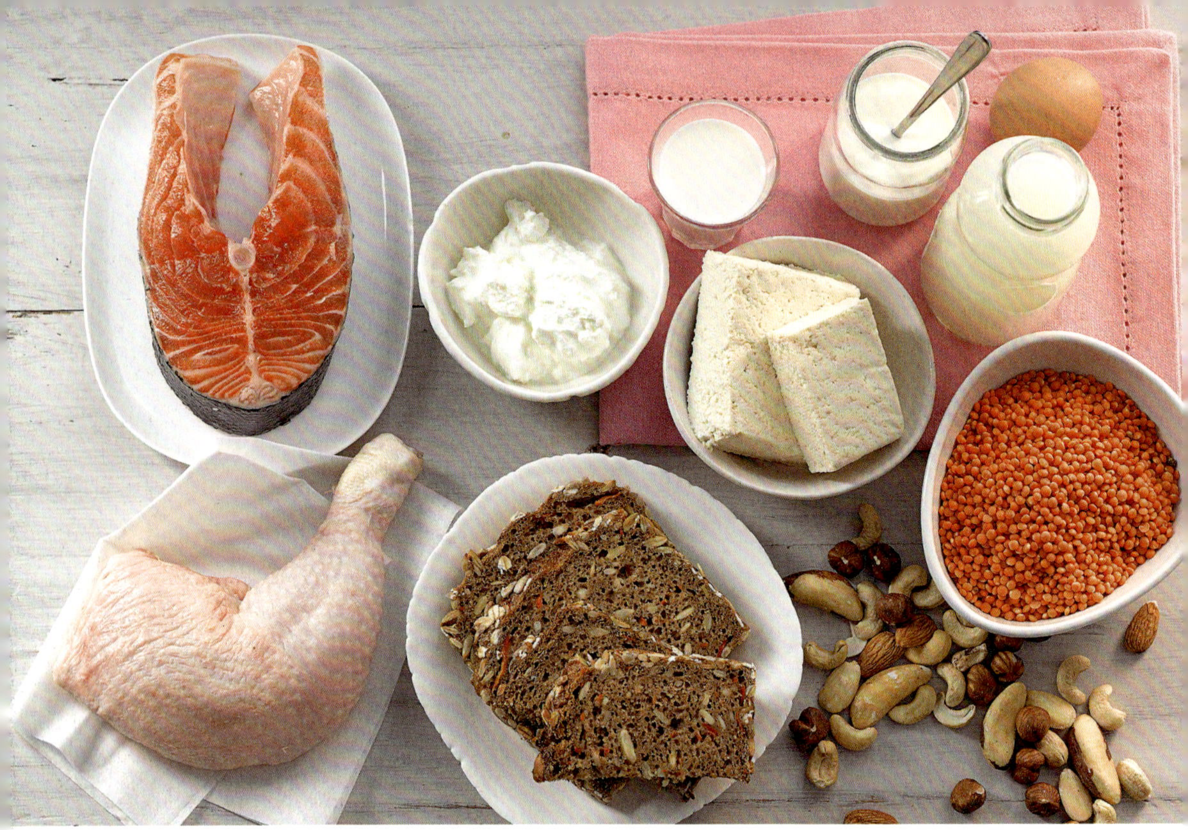

DIE WICHTIGSTEN BAUSTOFFE

Kohlenhydrate, Fett und Eiweiß – das sind die drei Hauptnährstoffe, die unser Körper täglich in größeren Mengen braucht. Dazu kommen noch die sogenannten Vitalstoffe, also Vitamine, Mineralstoffe und Spurenelemente, von denen zwar kleine bis kleinste Mengen ausreichen, die aber trotzdem nicht fehlen dürfen. Mit dieser Mischung kann unser Organismus seine Aufgaben erfüllen: vom Herzschlag und Atmen im Schlaf, über die Zellerneuerung und den Muskelaufbau, das Durchdenken komplizierter Fragestellungen bis hin zu Hausarbeit, Sport und Ähnlichem. Wie Sie diese Nährstoffmischung hinbekommen? Ganz einfach: mit ausgewogener Ernährung! Auf gut Deutsch bedeutet das: wenig Zucker und andere kurzkettige Kohlenhydrate wie in Fast Food und Weißmehl, dafür viel Gemüse, Obst, Hülsenfrüchte und Vollkorn. Das alles möglichst abwechslungsreich kombiniert mit Fisch oder Fleisch.

KOHLENHYDRATE – DIE ENERGIELIEFERANTEN

Völlig zu Unrecht so stark in Verruf geraten sind die Kohlenhydrate. Dabei liefern sie uns gerade morgens beim Frühstück zuverlässig die Energie, die unser Körper und vor allem unser Gehirn für die Leistungen des Tages und auch für das Training benötigen. Deswegen sind Müsli

und Brot, am besten aus Vollkorn, ein perfekter Start in den Tag. Die Verdauung wandelt diese komplexen Kohlenhydrate um in sogenannte Monosaccharide, also Einfachzucker wie Glukose. So können sie als wasserlöslicher Nährstoff direkt vom Darm ins Blut übertreten und sind als schneller Brennstoff immer dort zur Stelle, wo sie gebraucht werden.
Empfehlenswert sind daher vor allem die langkettigen, die »langsamen« Kohlenhydrate – langsam deshalb, weil der Organismus relativ viel Zeit braucht, um sie in Glukose zu verwandeln. Das hat drei Vorteile:

- Sie bleiben länger satt.
- Ihr Blutzuckerspiegel bleibt niedrig.
- Sie nehmen mehr Vitalstoffe zu sich.

Das schaffen Sie vor allem mit Vollkornbrot, -reis und -nudeln, Frischkornbrei, Müsli sowie Gemüse und Obst, also mit Kohlenhydraten mit einem niedrigen glykämischen Index. (Dieser Wert gibt an, wie schnell ein Nahrungsmittel den Blutzuckerspiegel steigen lässt: je höher der Wert, desto schneller.)
Positiv hinzu kommt, dass die meisten Lebensmittel mit langsamen Kohlenhydraten auch reichlich Ballaststoffe enthalten, die eine gut funktionierende Verdauung fördern und helfen, beispielsweise das Risiko von Krankheiten wie Diabetes Typ II oder Darmkrebs zu verringern.

ZU VIEL HILFT NICHT MEHR

Egal aus welcher Quelle sie kommen: Überschüssige Kohlenhydrate werden leider nicht vom Körper ausgeschieden, sondern für Not- und Hungerzeiten gespeichert, und zwar in der Leber und – nach einem chemischen Umbau – in den ungeliebten Fettpölsterchen. Wollen Sie also mit dem Muskeltraining eine gute Figur erreichen, sollten Sie nicht mehr Kohlenhydrate essen, als Sie auch verbrauchen. Das sind 30 bis 40 Prozent Ihres gesamten Kalorienverbrauchs, also bei 2500 Kilokalorien Gesamtverbrauch 800 bis 1000 Kilokalorien aus Kohlenhydraten. Besonders falls Sie abnehmen wollen, sollten es keinesfalls mehr sein.

TIPP

LANGSAME STATT SCHNELLE KOHLENHYDRATE

Es ist ganz einfach, die eigene Ernährung durch kleine Veränderungen auf langsame Kohlenhydrate umzustellen:

- statt Brötchen und Weizentoast besser Vollkornbrot
- statt Cornflakes besser Getreideflocken
- statt weißem Reis lieber Vollkornreis oder Sonnenweizen
- statt weißen Hartweizennudeln besser Vollkornnudeln
- statt Himbeeren lieber Mangos
- statt Gurken besser Möhren

FETTE – UNVERZICHTBAR UND VIELSEITIG

Energielieferant, Baustoff, Nährstofftaxi, Geschmacksträger, Energiespeicher – schon an der Vielfalt der Aufgaben, die Fette in unserem Organismus übernehmen, können Sie erahnen, dass es kaum ratsam sein kann, auf Fett zu verzichten. Im Gegenteil: Fett ist ein unverzichtbarer Grundnährstoff und so bedeutungsvoll, dass es der Körper in Mangelzeiten sogar aus Kohlenhydraten und Eiweißen selbst herstellen kann. Ohne Fett könnte kein Haar, kein Nagel, keine Zellmembran wachsen. Fett ist notwendig für die Aufnahme der Vitamine A, D, E und K, die im Unterschied zu den übrigen Vitaminen nicht wasser-, sondern fettlöslich sind und deshalb nur mithilfe von Fett transportiert werden können. Ganz ähnlich verhält es sich mit Geschmacksaromen: Auch sie sind fettlöslich, kommen also erst richtig zur Geltung, wenn einer Speise Fett zugegeben wird. Deswegen schmecken sehr viele Nahrungsmittel mit ein wenig (!) Fett einfach besser.

In der Unterhaut schützt der natürliche Fettanteil den Körper vor Auskühlung und für die Kommunikation der Zellen untereinander ist Fett ebenso unabdingbar wie für ein funktionierendes Immunsystem. So fand man heraus, dass die richtige Menge Fett sogar vor Herzerkrankungen schützt, während ein deutliches Zuviel sie dagegen fördert.

Aber vor allem sind Fette natürlich eine erstklassige Energiequelle, hat doch ein Gramm Fett nicht nur 4,1 Kilokalorien wie Kohlenhydrate oder Eiweiß, sondern mehr als doppelt so viele: 9,3 Kilokalorien. Genau das ist allerdings auch der Grund, warum ein regelmäßiges Zuviel an Fett sich bald auf die Hüften legt. Denn Fett kann der Körper hervorragend speichern, zumal er, wenn die vorhandenen Fettdepots voll sind, einfach flugs neue anlegt, indem er frische Fettzellen bildet. Sind die allerdings einmal da, dann bleiben sie auch. Deswegen ist es ratsam, auf Fette nicht komplett zu verzichten, aber auch keinesfalls zu übertreiben und außerdem bei der Ernährung immer nur die »guten« Fette zu bevorzugen.

FETT IST NICHT GLEICH FETT

Fette bestehen immer aus Glyzerin und drei Fettsäuren, die wiederum aus Kohlenwasserstoff und Wasserstoff zusammengesetzt sind. Allerdings unterscheiden sich diese Fettsäuren im Detail: Wenn alle Andockstellen des Kohlenwasserstoffs mit Fettsäuren besetzt sind, spricht man von gesättigten Fetten oder – falls noch eine oder mehrere Stellen frei sind – von einfach oder mehrfach ungesättigten Fetten, die auch oft als »gute« Fette bezeichnet werden. Je nachdem, wie viele dieser Lücken es gibt und wo sie sich befinden, sprechen Chemiker beispielsweise von Omega-3-, -6- oder -9-Fettsäuren.

Lange Zeit waren die gesättigten Fettsäuren, wie sie in Butter vorkommen, als schädlich verpönt. Inzwischen wissen wir es besser: Unser Körper benötigt alle drei Varianten der Fettsäuren – die gesättigten, die einfach gesättigten und die mehrfach gesättigten –, um optimal funktionieren zu können. Da der Normalbürger jedoch gerade von den gesättigten Fetten besonders viel zu sich nimmt, der Organismus genau diese aber selbst herstellen kann, empfiehlt es sich, in der Ernährung die ungesättigten zu bevorzugen. Wie dabei das optimale Verhältnis der unterschiedlichen Fettarten zueinander aussieht, konnte bisher noch nicht wissenschaftlich geklärt werden. Wenn auf Ihrem Speiseplan einmal pro Woche eher fette Fische wie Lachs, Makrele und Hering stehen und Sie zum Kochen und für Salatdressings Oliven-, Raps-, Walnuss-, Soja-, Lein- und Hanföl benutzen, decken Sie Ihren Bedarf problemlos, ohne groß rechnen zu müssen.

So oder so: Keinesfalls sollte der Fettanteil in Ihrer Ernährung höher als 40 Prozent sein.

EIWEISS – DER MUSKELMACHER

Proteine sind die Lieblinge aller Muskelsportler und das nicht ohne Grund: Sie sind tatsächlich sehr wesentlich am Muskelaufbau beteiligt. Wenn nach einem guten Training Ihre Muskeln intensiv brennen, sind in den Muskelfasern mikroskopisch kleine Risse entstanden, die Ihr Organismus nun reparieren muss. Das tut er, indem er die entstandenen Lücken mit Eiweiß

»kittet«. Dabei ist er etwas großzügiger als nötig – und schon ist der Muskel eine Winzigkeit dicker. Im Laufe der Zeit werden die Muskeln dadurch erst straffer und dann größer. Aber Eiweiß erfüllt noch andere Funktionen in unserem Körper: Es ist wichtig für den Zellaufbau, für die Regeneration der Zellen insgesamt, das Hormonsystem und unverzichtbar für unsere Enzyme sowie unser Immunsystem.

AMINOSÄUREN – DIE EIWEISSBAUSTEINE

Proteine bestehen aus zwanzig unterschiedlichen Bausteinen, den sogenannten Aminosäuren. Ist nur eine davon in einem zu geringen Anteil vorhanden, dann werden fatalerweise auch die anderen Eiweißbausteine nicht zum Proteinaufbau genutzt, sondern ebenfalls abgebaut! Das wiederum führt zu beschleunigten Verschleiß- und Abbauprozessen.

DIE MÜSSEN SEIN

Unser Organismus kann mehr als die Hälfte der Aminosäuren selbst herstellen, aber bei acht gelingt es ihm nicht: Diese sogenannten essenziellen Aminosäuren – das sind natürlich ausgerechnet diejenigen, die der Proteinstoffwechsel für den Muskelaufbau braucht – müssen wir mit unseren Mahlzeiten aufnehmen:

- Isoleucin
- Leucin
- Lysin
- Methionin
- Phenylalanin
- Threonin
- Tryptophan
- Valin.

Dazu sind zunächst allerdings keine Pülverchen, Pillen oder Riegel notwendig. Mit Hülsenfrüchten (Linsen, Bohnen, Erbsen), Fisch, Fleisch, Nüssen, Eiern und Milchprodukten (Käse, Quark, Joghurt), also mit einer gesunden ausgewogenen Ernährung, decken Sie Ihren Eiweißbedarf problemlos. Denn bei Normalsportlern reichen dafür am Tag:

- bis 40 Jahre: 1 Gramm Eiweiß pro Kilogramm Körpergewicht,
- 40 bis 50 Jahre: 1,5 Gramm Eiweiß pro Kilogramm Körpergewicht,
- über 50 Jahre: 1,8 bis 2 Gramm pro Kilogramm Körpergewicht.

Das gilt übrigens nicht nur fürs Muskel-, sondern auch fürs Ausdauertraining.

WISSEN

KEIN PROBLEM FÜR VEGETARIER

Alle essenziellen Aminosäuren kommen übrigens auch in Pflanzen vor, weshalb eine geeignete Kombination vegetarischer Eiweißprodukte aus Soja oder Lupinen die Muskeln grundsätzlich ausreichend versorgen kann.

MEHR ENERGIE DURCH KREATIN

Da die Abfallprodukte des Aminosäuren-Stoffwechsels die Erholung der energetischen Prozesse in der Muskulatur beeinflussen, kann Kreatin die Muskelleistung besonders bei kurzzeitigen, maximalen anaeroben Belastungen und schneller Wiederholungsfrequenz, also etwa bei Sprints und in Schnellkraftdisziplinen wie Speerwerfen oder Skispringen, positiv beeinflussen. Allerdings brauchen wir von dieser aus Eiweißstoffen zusammengesetzten Substanz täglich nur etwa vier bis fünf Gramm. Die sind in unserer normalen Ernährung enthalten.

TIPP

NICHT ESSENZIELLE AMINOSÄUREN

Diese Eiweißbausteine kann der Körper bei einer ausgewogenen Ernährung selbst herstellen:

- Alanin
- Arginin (semi-essenziell)
- Asparagin
- Asparaginsäure
- Cystein
- Glutamin
- Glutaminsäure
- Glycin
- Histidin (semi-essenziell)
- Prolin
- Serin
- Tyrosin

Nicht selten kommt es bei der zusätzlichen Einnahme von synthetischem Kreatin zu großflächigen Wassereinlagerungen unter der Haut, die gerade beim Muskeltraining die Muskeln »schwammig« wirken lassen – also genau das, was Sie nicht wollen!

MEHR KRAFT DURCH TAURIN

Kein Eiweiß, aber ein Abbauprodukt der nichtessenziellen Aminosäure Cystein und des essenziellen Eiweißstoffs Methionin, ist Taurin. Forschungen konnten nachweisen, dass dieser Stoff die Kraftentwicklung der weißen Muskelfasern verbessert. Die Ursache dafür vermutet man im antioxidativen – also zellschützenden – Effekt von Taurin. Ähnliche Wirkungen scheinen die nicht-essenzielle Aminosäure Alanin und das Dipeptid Carnosin zu besitzen.

DARAUF KOMMT ES AN: VIELFALT UND QUALITÄT

Achten Sie drauf, dass Sie Eiweiß immer aus unterschiedlichen Quellen zu sich nehmen, denn durch die Vielfalt der Nahrung erhöhen sich Qualität und Wertigkeit der Proteinzufuhr. Dabei sollte für den Muskelaufbau am besten jede Mahlzeit Protein enthalten. Mindestens 30 Gramm pro Mahlzeit sind ein Wert, der als Richtgröße gelten kann. Allerdings müssen Sie nicht zu jeder Mahlzeit eine identische Eiweißmenge essen.

Morgens und vor dem Training

Morgens sind »schnellverdauliche« Eiweiße wie Milch, Joghurt und Quark vorteilhaft. Dasselbe gilt auch für die Phase direkt nach dem Training, denn dann ist der Bedarf am größten. Um die Effizienz und Schnelligkeit der Eiweißaufnahme nach dem Training zu optimieren, sollten Sie Proteine dann immer zusammen mit Kohlenhydraten zu sich nehmen. Denn die hormonelle Reaktion, die durch die Kohlenhydrate ausgelöst wird, beschleunigt auch die Verarbeitung der Proteine. Aminosäuren werden so schneller zu den Muskelfasern transportiert. Vor dem Zubettgehen setzen Sie am besten »langsame« Proteinquellen ein, um den Körper nachts für lange Zeit mit Aminosäuren zu versorgen. Dafür eignen sich vor allem Gemüse, Hülsenfrüchte (z.B. Linsen), Quinoa und Amaranth oder auch Käse. Dabei sollten Sie auf Kohlenhydrate weitgehend verzichten und die Eiweiße lieber in Kombination mit Fetten zuführen.

Nach dem Training

Nach dem Training ist speziell das sogenannte Whey-Protein (Molkereiprotein) beliebt, weil es das Eiweiß mit der höchsten biologischen Wertigkeit ist. Es ist gut verdaulich und auch die Aufnahme im Magen-Darm-Trakt geht rasch voran. Gerade für Sportler ist es perfekt, weil es

bereits etwa 30 Minuten nach der Belastung im Blutkreislauf nachgewiesen werden kann. Vegetarier dagegen greifen stattdessen zu Soja-Proteinen, die aus der Sojabohne gewonnen werden. Da zur Gewinnung der Proteine aus Soja keinerlei tierische Produkte notwendig sind, eignen sich Sojaproteine auch für Veganer. Sojaproteine besitzen fast alle wichtigen Aminosäuren und beinhalten keinerlei Cholesterin und Laktose. Nach dem Training kombinieren es viele Sportler gerne mit synthetischem Kreatin. Das ist aber eigentlich nicht nötig: Wenn Sie sich abwechslungsreich und ausgewogen ernähren, enthält Ihr Essen – wie erwähnt – bereits genug vom Energiespender Kreatin.
Leider reicht es nicht, die drei Hauptnährstoffe Kohlenhydrate, Fette und Eiweiße in der richtigen Menge und Zusammensetzung aufzunehmen. Damit sie ihre Wirkung auch tatsächlich entfalten können, benötigt unser Organismus

TIPP

FÜR DICKE MUSKELN – MEIN EIWEISSPROGRAMM

Die meisten Leser dieses Buches werden mit dem, was ich bisher zum Thema Proteine erläutert habe, wunderbar klarkommen: Mit dem beschriebenen Training und einer ausgewogenen Ernährung ohne übermäßigen Eiweißgehalt werden Sie mehr Muskeln und einen strafferen, konturierteren Körper bekommen. Nur wer deutlich mehr möchte und eher in Richtung Bodybuilding geht, benötigt tatsächlich täglich mehr Proteine.
Wenn Sie zu diesen Leserinnen und Lesern gehören, sollten Sie mein Eiweißprogramm ausprobieren, das ich speziell für Sie entwickelt habe:

- **Frühstück:**
  Rührei aus drei Eiern mit frischen italienischen Kräutern *oder*
  300 Gramm Soja-Joghurt mit etwa 5 Gramm Haferflocken
- **Mittagessen:**
  200 – 250 Gramm Puten- oder Hühnerbrust mit leichter Tomatensoße aus frischen Tomaten und 50 Gramm Brokkoli oder Rosenkohl *oder*
  frischer Saisonsalat mit Putenbruststreifen oder Rinderfiletstreifen und einem gekochten Ei sowie gerösteten Pinienkernen
- **Abendessen:**
  250 Gramm Thunfischsteak in der Pfanne kross gebraten mit Champignons oder Wakame-Algen (roh) *oder*
  Rind- oder Kalbfleisch-Carpaccio mit Parmesan und Olivenöl *oder*
  Linsencurry

So können Sie auf leckere und gesunde Art und Weise viel Protein, aber auch die anderen Vitalstoffe der Lebensmittel zu sich nehmen und sich das Geld für teure künstliche Eiweißprodukte sparen.

viele unterschiedliche Vitalstoffe in kleinen bis kleinsten Mengen. Dazu gehören Mineralien, Spurenelemente, Vitamine, Ballaststoffe sowie Enzyme und Antioxidanzien. Sie setzen chemische Prozesse im Stoffwechsel in Gang oder beschleunigen sie.

DIE WICHTIGSTEN VITALSTOFFE

Erst der passende Mix aus all diesen Substanzen sorgt dafür, dass alle Vorgänge in unserem Körper reibungslos funktionieren und damit auch unsere Muskeln in die Lage versetzt werden, Höchstleistungen zu vollbringen.
Die gute Nachricht ist auch hier: Mit einer ausgewogenen Ernährung nehmen Sie normalerweise genügend Vitalstoffe auf. Im Folgenden gehe ich nur auf jene Mikronährstoffe ein, die für das Training bedeutsam sind.

MINERALSTOFFE UND SPURENELEMENTE

- **Eisen:** Ein Eisenmangel führt zu einer Abnahme der sauerstofftransportierenden roten Blutkörperchen (Erythrozyten). Der Muskel wird dadurch schlechter mit Sauerstoff versorgt und ermüdet schneller.
- **Zink:** In Studien konnte gezeigt werden, dass Zink die muskuläre Leistung und auch die Ausdauer positiv beeinflusst. Ein Zinkdefizit geht immer mit einer Verringerung des Muskelwachstums einher. Daher sollten Sie immer auf einen ausreichenden Zinkspiegel achten. Mehr als 15 Milligramm pro Tag sollten es aber nicht sein, weil ein Zuviel sich negativ auf den HDL-Cholesterin-Spiegel sowie den Kupferhaushalt auswirkt.
- **Silizium:** Silizium ist ein (ungiftiges) Halbmetall, das direkten Einfluss auf die Synthese und Elastizität des Bindegewebes nimmt. 30 Milligramm täglicher Bedarf garantiert ein elastisches Gewebe sowie einen ausgereiften, stabilen Knochenbau.

VITAMINE

Ihr besonderes Augenmerk sollte Vitamin D gelten – ein Vitamin, das der Körper bei Sonnenlicht in der Haut selbst herstellt und das in fetten Fischen enthalten ist. Vitamin D ist bekannt für seinen Einfluss auf den Knochenstoffwechsel und wird deshalb meist für den Knochenaufbau empfohlen. Heute wird aber immer wieder diskutiert, dass ein Vitamin D-Mangel in engem Zusammenhang zu einer reduzierten Muskelkraft stehen kann und auch in die koordinativen Prozesse der Muskelaktivität einbezogen ist. Die Einnahme von 20 bis 25 Mikrogramm Vitamin D ist daher besonders bei Sportlern mit hohen Belastungen notwendig, und das ganzjährig, nicht nur im Winter, wenn die Sonneneinstrahlung fehlt.

NAHRUNGSERGÄNZUNGSMITTEL – MUSS DAS SEIN?

Immer wieder höre ich, dass ganzjährig, Sportler regelmäßig zu Nahrungsergänzungsmitteln in Form von Vitaminen und Mineralien greifen, um fitter zu sein und die eigene Leistung zu steigern. Die Industrie puscht das natürlich auch, denn schließlich verdienen die Unternehmen gut daran. Doch notwendig und sinnvoll ist das nicht. Wer sich ausgewogen und bewusst ernährt, der braucht keine Nahrungsergänzungsmittel. Wozu auch, denn das meiste wird sowieso vom Körper nicht aufgenommen oder gar verarbeitet und genutzt. Denn diesen künstlichen Produkten fehlen jene Begleitstoffe wie beispielsweise die sekundären Pflanzenstoffe, die rein pflanzliche Produkte besitzen und die notwendig sind, damit unser Organismus die mit der Nahrung aufgenommenen Vitamine und Mineralien auch nutzen kann.

WASSER FÜR DIE MUSKELN

Unsere Muskulatur braucht nicht nur die passende, ausgewogene Ernährung, sondern auch genügend Flüssigkeit: Nur dann bleiben Muskeln, Sehnen, Bänder, Knorpel und Gelenke geschmeidig und elastisch! Wasser ist das Getränk der Wahl, und zwar nicht nur für Sportler, sondern für jeden, der sich und seiner Gesundheit etwas Gutes tun möchte.

TRINKEN SIE GENUG

Viel trinken unterstützt den Stoffwechsel, reinigt den Körper und ersetzt den Flüssigkeitsverlust durchs Schwitzen beim Workout. Außerdem ist Wasser das Transportmittel für den Sauerstoff im Organismus – jener Sauerstoff, den Ihre Muskeln während des Trainings verbrauchen. Wer also Sport treibt oder seine Muskulatur bei der Arbeit stark belastet, sollte unbedingt regelmäßig viel trinken, und zwar möglichst stilles Wasser statt Limo oder Säfte.
Da unser Körper etwa 1,5 bis 2,5 Liter Flüssigkeit am Tag in Form von Schweiß und Urin ausscheidet, müssen wir mindestens diese Menge ersetzen. Als Faustregel gilt:

- 30 Milliliter pro Kilogramm Körpergewicht. Das sind 2,1 Liter bei einem Gewicht von 70 Kilogramm.
- Pro Stunde Sport einen halben bis einen ganzen Liter zusätzlich – je nach Anstrengung und Wetter.

Dabei ist es grundsätzlich gut, wenn Sie Ihr Wasser gleichmäßig über den Tag verteilt trinken und schon morgens vor dem Frühstück mit dem ersten Glas anfangen. Wenn Sie es dann noch in kleinen Schlucken und möglichst nicht zu kalt trinken, ist es perfekt.

MUSKELTRAINING UND ALKOHOL

Wenn es etwas zu feiern gibt, stoßen Sie natürlich auch mit an – keine Frage! Wer aber ein intensives Workout vor sich hat oder mitten in einer anstrengenden Trainings- oder gar Wettkampfphase steckt, verzichtet besser auf zu viel Alkohol, und zwar aus gesundheitlichen und sportlichen Gründen. Der Restalkohol am Tag danach beeinträchtigt immer noch Ihre Reaktionsfähigkeit und Konzentration. Vor allem regeneriert sich der Körper nach der Belastung und anschließendem Alkoholkonsum viel langsamer. Denn Alkohol ist »Gift« für den Körper und deswegen gibt der Organismus dem Abbau die höchste Priorität. Finger weg also von Alkohol, gerade in intensiveren Trainingsphasen.

ENERGYDRINKS, SPORTLERGETRÄNKE, ISOTONISCHE GETRÄNKE

Wer viel trainiert, möchte am liebsten möglichst schnell Effekte sehen. Da ist die Verlockung groß, den Muskelzuwachs nicht nur mit gezielter Ernährung zu unterstützen, sondern auch mit den »vielversprechenden« Energydrinks, Sportlergetränken und isotonischen Getränken der Industrie. Für normale Sportler sind dies vor allem teure Getränke, die nicht sein müssen.
Zu den Zutaten gehören neben Wasser und Zucker meistens Mineralien und Koffein, Vitamine und Farbstoffe. Das Koffein wirkt anregend und fördert die Konzentration, allerdings ist es in Energydrinks nicht nur teurer als im Kaffee oder im schwarzen Tee, sondern auch sehr hoch dosiert. Der Zusatz von anregenden Stoffen wie Taurin, Inosit oder Glucuronolacton macht daraus aber eine riskante Mixtur, die besonders in Verbindung mit Sport oder Alkohol zu Herzrhythmusstörungen, Krämpfen oder Nierenversagen führen kann.

BÜCHER UND ADRESSEN, DIE WEITERHELFEN

BÜCHER AUS DEM GRÄFE UND UNZER VERLAG

Prof. Dr. Froböse, Ingo:
Das Turbo-Stoffwechsel-Prinzip
So stellen Sie den Körper dauerhaft auf »schlank« um

Prof. Dr. Froböse, Ingo:
Rücken-Akut-Training (mit DVD)

Bimbi-Dresp, Michaela:
Pilates (mit DVD)

Boeckh-Behrens, Wend-Uwe:
maxxF – Der Megatrainer (mit DVD)

Lauterbach, Heiner und Viktoria:
Forever fit: Workouts, die wirken, Smoothies, die pushen, Fitness, die bleibt

BÜCHER AUS ANDEREN VERLAGEN

De Stefano, Rob et al.: *Muscle Medicine*
Fireside 2009

Vogel, Steven: *Prime Mover. A natural History of Muscle*
Norton 2001

Rehner, G., Daniel, H.: *Biochemie der Ernährung*
Spektrum 2010

Hyman, Mark: *Ultrametabolism*
Scribner 2006

Müller-Wohlfarth H. W. et al.: *Muskelverletzungen im Sport*
Thieme 2010

Deetjen, P. et al.: *Physiologie*. Elsevier 2005

ADRESSEN, DIE WEITERHELFEN

Deutsche Sporthochschule Köln
Institut für bewegungsorientierte Prävention und Rehabilitation
Zentrum für Gesundheit durch Bewegung und Sport
Am Sportpark Müngersdorf 6
50933 Köln
Tel.: +49 – (0)2 21-49 82-45 70
Fax: +49 – (0)2 21-49 82-83 90

Fitness First Germany GmbH
Hanauer Landstr. 148a
60314 Frankfurt am Main
Hotline: +49 – (0) 18 05-90 61 06
www.fitnessfirst.de

Personal-Training bei unserem Model Erik Jäger
www.keinezeitzumtrainieren.de

SACHREGISTER

VERZEICHNIS DER ÜBUNGEN

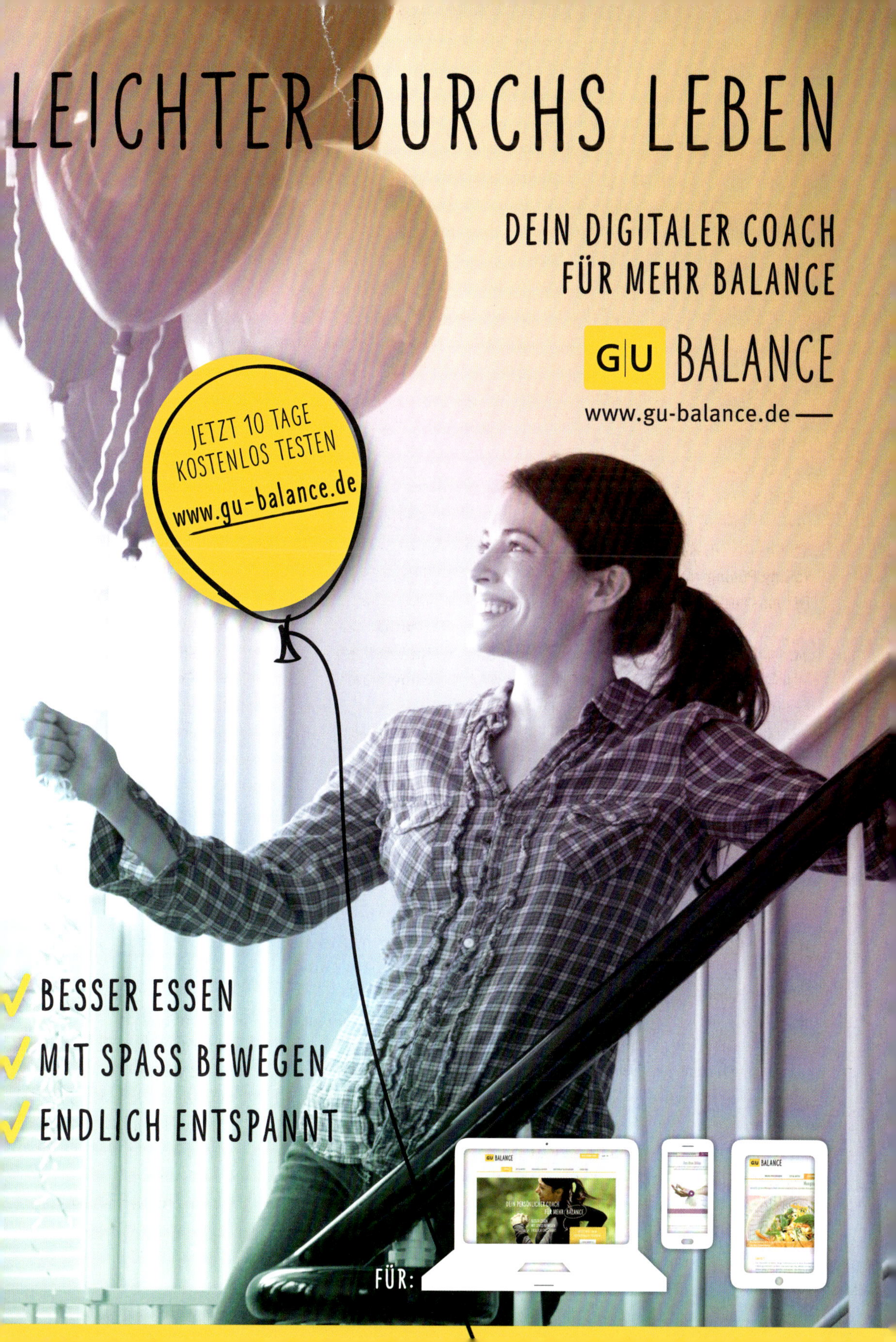
LEICHTER DURCHS LEBEN
DEIN DIGITALER COACH
FÜR MEHR BALANCE
GU BALANCE
www.gu-balance.de
JETZT 10 TAGE
KOSTENLOS TESTEN
www.gu-balance.de
BESSER ESSEN
MIT SPASS BEWEGEN
ENDLICH ENTSPANNT
FÜR:

IMPRESSUM

Projektleitung: Birgit Reiter
Lektorat: Anna Cavelius
Mitarbeit (Text): Ulrike Schöber
Layout & Umschlaggestaltung: independent Medien-Design GmbH, Horst Moser, München
Bildredaktion: Julia Fell
Herstellung: Sigrid Frank
Satz: Kösel Media GmbH, Krugzell
Reproduktion: Longo AG, Bozen
Druck und Bindung: Firmengruppe APPL, apprinta druck, Wemding
Printed in Germany

ISBN 978-3-8338-3809-5
3. Auflage 2014

www.facebook.com/gu.verlag

Die GU-Homepage finden Sie unter www.gu.de

GRÄFE UND UNZER

Ein Unternehmen der
GANSKE VERLAGSGRUPPE

Bildnachweis

Fotoproduktion: Nicolas Olonetzky
Styling: Susa Lichtenstein
Haare/Make-up: Vangelis Tzimikas, Heiko Palach
Models: Erik Jäger (McFit Models), Lena (vivienne model management)
Illustrationen: Martin Haake
Sonstige Bilder: Jana Liebenstein/Jalag Syndication: S. 146; Carsten Eichner/Jalag Syndication: S. 148
Syndication: www.jalag-syndication.de

Eine Dankeschön für die freundliche Unterstützung der Fotoproduktion geht an die Firma *Reebok* und *Fitness First*.

Wichtiger Hinweis

Die Gedanken, Methoden und Anregungen in diesem Buch stellen die Meinung bzw. Erfahrung des Verfassers dar. Sie wurden vom Autor nach bestem Wissen erstellt und mit größtmöglicher Sorgfalt geprüft. Sie bieten jedoch keinen Ersatz für persönlichen kompetenten medizinischen Rat. Jede Leserin, jeder Leser ist für das eigene Tun und Lassen auch weiterhin selbst verantwortlich. Weder Autor noch Verlag können für eventuelle Nachteile oder Schäden, die aus den im Buch gegebenen praktischen Hinweisen resultieren, eine Haftung übernehmen.

QUALITÄTS GU GARANTIE

Liebe Leserin, lieber Leser,

haben wir Ihre Erwartungen erfüllt? Sind Sie mit diesem Buch zufrieden? Haben Sie weitere Fragen zu diesem Thema? Wir freuen uns auf Ihre Rückmeldung, auf Lob, Kritik und Anregungen, damit wir für Sie immer besser werden können.

GRÄFE UND UNZER Verlag
Leserservice
Postfach 86 03 13
81630 München
E-Mail:
leserservice@graefe-und-unzer.de

Telefon: 00800 / 72 37 33 33*
Telefax: 00800 / 50 12 05 44*
Mo–Do: 8.00–18.00 Uhr
Fr: 8.00–16.00 Uhr
(gebührenfrei in D, A, CH)*

Ihr GRÄFE UND UNZER Verlag
Der erste Ratgeberverlag – seit 1722.

DANK

Ein spezieller Dank des Autors geht an Ulrike Schöber, Dortmund, die wesentlich die inhaltliche Gestaltung des Buches geprägt hat, sowie an meine Mitarbeiterin Cornelia Remark, die mit mir gemeinsam akribisch und kompetent die Auswahl der Übungen und deren Beschreibung betrieben hat!